临床营养诊疗
疑难病例集锦

—— 第1辑 ——

主编◎于健春

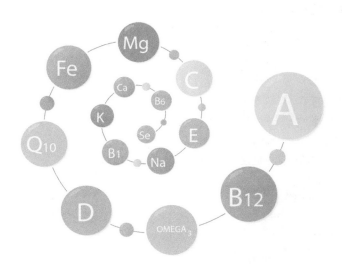

中华医学电子音像出版社
CHINESE MEDICAL MULTIMEDIA PRESS

北 京

图书在版编目（CIP）数据

临床营养诊疗疑难病例集锦 . 第 1 辑 / 于健春主编 . —北京：中华医学电子音像出版社 , 2024.4

ISBN 978-7-83005-283-6

Ⅰ . ①临…　Ⅱ . ①于…　Ⅲ . ①临床营养　Ⅳ . ① R459.3

中国国家版本馆 CIP 数据核字（2024）第 039651 号

网址：www.cma-cmc.com.cn（出版物查询、网上书店）

临床营养诊疗疑难病例集锦（第 1 辑）
LINCHUANG YINGYANG ZHENLIAO YI'NAN BINGLI JIJIN（DI 1 JI）

主　　编：于健春
策划编辑：秦　静
责任编辑：李超霞
责任印刷：李振坤
出版发行：中华医学电子音像出版社
通信地址：北京市西城区东河沿街 69 号中华医学会 610 室
邮　　编：100052
E–Mail：cma-cmc@cma.org.cn
购书热线：010-51322635
经　　销：新华书店
印　　刷：廊坊市佳艺印务有限公司
开　　本：787mm×1092mm　1/16
印　　张：14.75
字　　数：256 千字
版　　次：2024 年 4 月第 1 版　2024 年 4 月第 1 次印刷
定　　价：90.00 元

编委会

杜　哲　北京大学人民医院

李元新　清华大学附属北京清华长庚医院

李晓青　中国医学科学院北京协和医院

李融融　中国医学科学院北京协和医院

吴　迪　中国人民解放军总医院第一医学中心

宋立强　北京大学国际医院

张　宁　中国医学科学院北京协和医院（老年医学科）

张　宁　中国医学科学院北京协和医院（基本外科）

张　鹏　北京大学人民医院

张　鹏　清华大学附属北京清华长庚医院

张　骞　清华大学附属北京清华长庚医院

张　寰　中国人民解放军总医院第一医学中心

张小田　北京大学肿瘤医院

张庆鹏　中国人民解放军总医院第一医学中心

张国鑫　中国医科大学航空总医院

张冠南　中国医学科学院北京协和医院

陈　伟　中国医学科学院北京协和医院

陈　凛　北京大学国际医院

陈志达　中国人民解放军总医院第一医学中心

国明月　中国医学科学院北京协和医院

周宇石　北京大学人民医院

赵宏伟　清华大学附属北京清华长庚医院

郗洪庆　中国人民解放军总医院第一医学中心

姜敏杰　首都医科大学附属北京佑安医院

徐田磊　清华大学附属北京清华长庚医院

郭淑丽　中国医学科学院北京协和医院

席小明　中国医科大学航空总医院

唐　云　中国人民解放军总医院第一医学中心

崔　昊　中国人民解放军总医院第一医学中心

梁　斌　北京大学人民医院

梁文全　中国人民解放军总医院第一医学中心

蔚　田　中国医学科学院北京协和医院

病例点评（按姓氏笔画排序）

于健春　中国医学科学院北京协和医院

王　峰　清华大学附属北京清华长庚医院

王鑫鑫　中国人民解放军总医院第一医学中心

刘晓红　中国医学科学院北京协和医院

李元新　清华大学附属北京清华长庚医院

李海龙　中国医学科学院北京协和医院

杨　红　中国医学科学院北京协和医院

张　鹏　清华大学附属北京清华长庚医院

陈　伟　中国医学科学院北京协和医院

孟庆华　首都医科大学附属北京佑安医院

钱素云　首都医科大学附属北京儿童医院

高恒妙　首都医科大学附属北京儿童医院

唐　云　中国人民解放军总医院第一医学中心

康维明　中国医学科学院北京协和医院

梁　斌　北京大学人民医院

樊跃平　中国医科大学航空总医院

前　言

　　临床营养学发展至今已走过 60 余年，已被人们逐渐认识并在临床广泛应用，为临床疑难病例患者的救治做出了重要贡献。多年来，临床医师、护士、临床营养师及临床药师在临床营养方面不懈努力，在肠衰竭患者个性化救治中汲取了惨痛的教训，同时积累了宝贵的经验，逐步认识到临床营养在危重症及慢性重症患者治疗中的重要性，促进了医学营养与肠外肠内营养理念、技术及医疗护理的发展，同时也促进了临床营养相关产品和仪器设备的研发及其在临床安全有效的应用。

　　进入 21 世纪，人们对生命的长度和生活质量有了更高的需求，然而恶性肿瘤、脑血管疾病、肥胖症等代谢性疾病、炎性肠病、自身免疫性疾病、遗传性先天性代谢性疾病及罕见病等，以及创伤、感染、手术、放化疗等并发症，常导致疾病相关营养不良，增加患者感染、发生并发症及死亡等风险。这些急性和慢性病患者，常面临肠功能障碍或肠衰竭导致的急性或慢性营养不良、感染、器官功能衰竭、抑郁症等并发症，随之而来的是住院时间延长、再入院次数增加及医疗护理费用增加，进一步给患者带来巨大的痛苦，给家庭和社会造成巨大的经济负担。面对这些棘手的问题，临床医务工作者特别需要典型的教学病例、专家指导与指南来指点迷津。

本书精选了 27 例临床营养诊疗疑难病例，内容涵盖普通外科、消化内科、老年科、肿瘤内科、耳鼻喉科、内分泌科、妇产科及临床营养科等，介绍了消化道梗阻、消化道瘘、短肠综合征、放射性肠炎、胃癌术后吻合口瘘、器官移植等临床典型的疑难病例，并配以相关治疗图片，图文并茂、记录清晰；同时，加入专家点评，句句重点、丝丝入扣。在此，由衷感谢所有参编本书的专家的积极支持、智慧分享和无私奉献！特别感谢为病例提供详细诊疗内容的各位临床医师及纳入本书的各位患者对临床营养事业发展的支持和贡献！非常感谢副主编陈伟教授、李元新教授、唐云教授、梁斌教授的辛勤付出！感谢在营养支持治疗中提供各种营养诊疗药物、器械的国内外医药企业的支持！特别感谢中华医学电子音像出版社对本书的专业支持和帮助！

　　相信这些惊心动魄、起死回生、凝结着现代医学技术与宝贵经验智慧的疑难病例分享，将为多学科临床医务工作者、社区医务工作者及医学生带来疑难病例诊疗的破冰曙光，拓展他们临床营养诊疗的新视野。

　　谨以此书纪念并致敬开创中国临床营养事业的黎介寿院士及先辈大师们！

中国医学科学院北京协和医院　于健睿

2024 年 1 月

目　录

慢性放射性肠损伤的围手术期营养支持与评估

徐田磊

清华大学附属北京清华长庚医院

病史及治疗

患者，女性，55 岁。主因"直肠癌前切除术后 2 年，间断腹痛、腹胀 1 年，加重 1 周"于 2022 年 7 月 11 日入院。

2018 年 7 月，患者因直肠癌于当地医院行根治性直肠前切除术。术后病理：直肠腺癌，浸透肌层达外膜，淋巴结（1/12），美国癌症联合委员会第 8 版（the 8th edition of American Joint Committee on Cancer，AJCC 8th）分期为 pT_3N_{1a}。术后行 CAPEOX 方案（卡培他滨＋奥沙利铂）化疗 6 周期，长程放疗，剂量为 50 Gy（每次 2 Gy，每周 5 次）。1 年前无明显诱因出现腹痛、腹胀，伴停止排便，有少量排气，无恶心、呕吐，禁食、禁水后可缓解。2021 年 1 月发作一次，患者未予诊治。2021 年 3 月患者再次出现腹胀，伴恶心、呕吐和停止排气、排便，于当地医院非手术治疗后好转。非手术治疗后患者出现腹泻，每天排便约 7 次，无血便。1 周前再次出现腹痛、腹胀并较前加重，伴停止排气、排便，外院腹部立位 X 线片提示小肠肠梗阻，外院给予禁食、禁水、抗炎、补液、留置胃管和灌肠等非手术治疗后无明显好转，遂就诊于我院（清华大学附属北京清华长庚医院），门诊以"慢性放射性肠损伤伴肠梗阻"收入院。患者既往 2018 年因子宫肌瘤行子宫切除术。

入院评估及辅助检查

查体：神志清，精神差，心肺未及异常，舟状腹，下腹部正中陈旧性切口，长约 15 cm，无红肿破溃，腹软，脐周压痛，无反跳痛和肌紧张，肠鸣音亢进，6 次 / 分。营养评估：体重 35kg，体重指数（body mass index，BMI）

14.57 kg/m²，营养风险筛查 2002（nutritional risk screening 2002，NRS 2002）评分 5 分，按全球领导人营养不良倡议（global leadership initiative on malnutrition，GLIM）标准评估为重度营养不良。

全腹部计算机体层成像（computed tomography，CT）示低位小肠梗阻，放射性肠损伤可能性大，右半结肠、部分小肠壁水肿增厚，重度脂肪肝，胆囊壁水肿增厚，胆汁淤积，腹水，盆腔积液（图 1–1）。胸部 CT 示双侧少量胸腔积液，右下肺叶膨胀不全，心包积液。实验室检查结果：白细胞计数 4.82 × 10⁹/L，血红蛋白 110 g/L，中性粒细胞计数 3.46 × 10⁹/L，血小板计数 133 × 10⁹/L，白蛋白 25.0 g/L，前白蛋白 42.0 mg/L，血钾浓度 4.02 mmol/L，血钠浓度 136.04 mmol/L，血钙浓度 1.88 mmol/L，血磷浓度 0.62 mmol/L，谷丙转氨酶 54.5 U/L，谷草转氨酶 44.0 U/L，总胆红素 20.7 μmol/L，直接胆红素 11.4 μmol/L，血尿素氮 6.8 mmol/L，血肌酐 30.2 μmol/L。

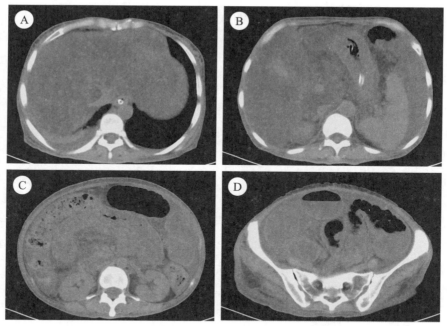

图 1–1　入院时全腹部 CT 表现

注：A. 胸腔积液；B. 腹水；C. 小肠扩张梗阻；D. 小肠梗阻伴腹水。

病史及治疗续一

1. 术前治疗　诊断考虑为慢性放射性肠损伤合并小肠低位肠梗阻、重度营养不良、低蛋白血症、低钙血症和低磷血症。入院后给予纠正水电解质紊乱和营养支持，营养支持方案：脂肪乳氨基酸（17）葡萄糖（11%）注射液1440 ml，非蛋白质热卡（non-protein calorie，NPC）900 kcal，同时给予每天补充葡萄糖酸钙注射液（10 ml：1 g规格）、甘油磷酸钠注射液（10 ml：2.16 g规格）。患者存在低蛋白血症，给予静脉补充人血白蛋白20 g（20%，50 ml规格），每天1次，连续3天。经外周静脉穿刺的中心静脉导管（peripherally inserted central venous catheter，PICC）置入后给予全肠外营养支持，具体配方：结构脂肪乳注射液（C6~24）250 ml，复方氨基酸注射液（18AA-Ⅱ）500 ml，葡萄糖175 g［共计非蛋白质热卡1190 kcal，蛋白质62.5 g；按体重计算为非蛋白质热卡34.0 kcal/（kg·d），蛋白质1.78 g/（kg·d）］。补充生理需要量的电解质（钾、钠、镁、钙）、维生素（水溶性维生素和脂溶性维生素）和微量元素。由静脉用药集中调配中心配制成全合一营养液，PICC滴注。2020年7月14日给予胃镜引导下留置小肠减压管，接墙壁负压持续吸引，压力25 mmHg。留置小肠减压管后，1周内引出肠液量分别为1300 ml、1000 ml、700 ml、400 ml、500 ml、250 ml和300 ml，后逐渐平稳，每天引出肠液量250~400 ml。留置小肠减压管1周内，由于体内电解质丢失量增加，注意静脉补充平衡盐溶液。全肠外营养支持2周后，前白蛋白218 mg/L，白蛋白39.1 g/L，血磷1.04 mmol/L。体重较前增加1 kg。

2. 确定性手术　2020年7月27日患者在全身麻醉下行肠粘连松解术＋放射性损伤肠段切除（部分小肠和回盲部）＋回肠-升结肠侧侧吻合术。术中探查：远端回肠放射性损伤明显，范围约50 cm，并伴有不同程度的狭窄，小肠还与乙状结肠系膜和直肠形成粘连，盆腔处小肠受放射损伤较重，并且有局部冰冻盆腔改变。吻合后留有大约180 cm小肠。

病史及治疗续二

确定性手术后给予全肠外营养支持，具体配方：结构脂肪乳注射液（C6~24）250 ml，复方氨基酸注射液（18AA-Ⅱ）750 ml，葡萄糖150 g［共计非蛋白质热卡1100 kcal，蛋白质63.75 g；按体重计算为非蛋白质热卡30.6 kcal/（kg·d），蛋白质2.04 g/（kg·d）］。补充生理需要量的电解质、维生素和微量元素。由静脉用药集中调配中心配制成全合一营养液。术后第6天患者排气，术后第8天开始给予口服肠内营养支持（肠内营养粉剂，按要求配制成1 kcal/ml），逐渐减少肠外营养，肠外营养支持方案改为脂肪乳氨基酸

（17）葡萄糖（11%）注射液 1440 ml。术后第 11 天起患者每天进食肠内营养液 300 ml（300 kcal），肠外营养更改为脂肪乳氨基酸（17）葡萄糖（19%）注射液 1026 ml。术后第 13 天拔除腹腔引流管，术后第 15 天起患者每天进食约 1000 ml 肠内营养液（1000 kcal），停用肠外营养支持。术后第 18 天出院。出院后 3 个月内以肠内营养为主，逐步恢复饮食。术后 1 个半月门诊复查，体重增加至 42 kg，腹部 CT 提示骨骼肌指数（skeletal muscle index，SMI）较前增加（术前 SMI：21.85 cm^2/m；术后 SMI：29.25 cm^2/m）。

专家点评

根据临床表现和病理分期，放射性损伤可分为急性放射性损伤和慢性放射性损伤 2 类，一般以 3~6 个月为界，约 1/3 的慢性放射性损伤患者需要手术治疗。慢性放射性损伤的病理特点为进行性闭塞性动脉内膜炎和间质纤维化，且具有不可逆性，常合并梗阻、出血和肠瘘等并发症。由于患者的肠道功能因放射性损伤受损，同时合并肠梗阻或肠瘘，因此，慢性放射性肠损伤患者中普遍存在营养不良的风险。营养不良定义：BMI ＜ 18.5 kg/m^2，或 BMI 18.5 ~ 20 kg/m^2，入院前 3 个月体重减轻 3 kg。中国人民解放军东部战区总医院曾报道需要手术的放射性肠损伤患者 156 例，其中超过 1/3 的患者合并营养不良。在本中心（清华大学附属北京清华长庚医院）总结的接受确定性手术的 105 例慢性放射性肠损伤患者中，超过 90% 有营养不良风险（筛查工具为 NRS 2002）。本例患者直肠癌前切除术术后接受辅助放疗导致慢性放射性肠损伤，同时合并小肠梗阻，NRS 2002 筛查工具提示营养不良风险，GLIM 营养评估工具诊断为重度营养不良。

本例患者入院时小肠完全梗阻合并腹水，患者营养状态极差，若行急诊手术势必会升高术中及术后并发症发生率。此外，患者出现严重营养不良时一期吻合也会增加发生吻合口瘘的风险。慢性放射性肠损伤确定性手术的一个难点是准确判断放射性损伤的范围和肠管活性，从而选择最佳切除部位。肠管切除范围过小会导致保留的肠管血供和活性差，进一步增加吻合口瘘和吻合口狭窄的风险，甚至导致放射性肠损伤的复发。然而，若切除范围过大也会升高短肠综合征和肠衰竭的发生率。笔者根据肠管的外观、质地、浆膜和黏膜颜色判断切缘，如果肠管颜色发白、质地僵硬且靠近放射野，那么放射性损伤的可能性极大，建议切除。如果是位于梗阻上方或因炎性反应导致的扩张肠管，可适当保留。本中心此前总结的 105 例接受确定性手术的患者中，16 例（15.2%）因严重梗阻接受术前小肠减压管治疗。因此，本例患者术前留置小肠减压管缓解梗阻，使肠壁水肿消退，有助于术中准确判断切除范围。此外，还可避免急诊手术，为确定性手术前营养支持和一期吻合创造条件。

　　确定性手术前合并营养不良可增加手术并发症和延长住院时间，但目前营养不良的诊断主要通过营养不良风险筛查工具和营养不良诊断工具，这些工具都具有一定的主观性，而且不能用来监测营养支持效果。众所周知，人血白蛋白的半衰期为 20~22 天；相比之下，前白蛋白的半衰期只有 2~4 天。人血白蛋白被认为是反映整体营养状况的一个较好的标志物，而前白蛋白能反映营养状况的急性变化，在判断营养干预是否有效的背景下更有意义。但人血白蛋白和前白蛋白易受炎症和其他因素的影响。近年的研究显示，骨骼肌可以作为营养状态和营养储备的生物标志物，具有客观、可重复等优点。多项研究表明骨骼肌指数可以作为预测术后并发症、肿瘤患者生存时间的生物标志物。此外，GLIM 营养评估标准中将肌肉减少作为诊断营养不良的表型之一。本例患者入院时骨骼肌指数为 $21.85 \text{ cm}^2/\text{m}$，经术前营养支持、术中和术后营养支持后，在术后 1 个半月复查时骨骼肌指数增加至 $29.25 \text{ cm}^2/\text{m}$。骨骼肌指数能否作为营养评估工具和监测营养状态仍需进一步研究。

（清华大学附属北京清华长庚医院　王　峰）

指南背景

　　《慢性放射性肠损伤外科治疗专家共识（2019 版）》对慢性放射性肠损伤患者应规范化进行营养风险筛查和评估，对其中营养不良者常规进行营养治疗，首选肠内营养。此外，慢性放射性肠损伤患者的营养治疗应贯穿整个围手术期。其术后肠功能恢复缓慢，大部分患者术后需要较长时间的营养支持。在术后早期通常需要继续给予肠外营养，根据肠功能恢复情况逐渐过渡至肠内营养。出院后建议继续口服营养补充直至体重恢复或二期手术。

核心体会

　　放射性肠损伤患者治疗全程发生营养不良的风险较高，术前应积极纠正营养不良状态，待患者营养状态改善后再行确定性手术。确定性手术后肠功能恢复较慢，出院后应继续给予家庭肠内营养支持。

参考文献

［1］ LEFEVRE J H, AMIOT A, JOLY F, et al. Risk of recurrence after surgery for chronic radiation enteritis［J］. Br J Surg, 2011, 98（12）: 1792-1797.

［2］ 中华医学会外科学分会胃肠外科学组, 中国研究型医院学会肠外肠内营养学专业委员会. 慢性放射性肠损伤外科治疗专家共识（2019 版）［J］. 中国实用外科杂志, 2019, 39（4）: 307-311.

［3］ ZHU W M, GONG J F, LI Y, et al. A retrospective study of surgical treatment of chronic radiation enteritis［J］. J Surg Oncol, 2012, 105（7）: 632-636.

［4］ 李元新, 王峰, 徐田磊, 等. 确定性手术治疗慢性放射肠损伤的安全性分析［J］. 中华胃肠外科杂志, 2021, 24（11）: 969-976.

［5］ WALOWSKI C O, BRAUN W, MAISCH M J, et al. Reference values for skeletal muscle mass – current concepts and methodological considerations［J］. Nutrients, 2020, 12（3）: 755.

［6］ CEREDA E, KLERSY C, ANDREOLA M, et al. A nutritious, safe, clinically efficient and cost-effective formula for enteral nutrition after major abdominal surgery: outcome in critical care patients［J］. Clin Nutr, 2011, 30（6）: 926-932.

［7］ MCCLAVE S A, TAYLOR B E, MARTINDALE R G, et al. Guidelines for the provision and assessment of nutrition support therapy in the adult critically ill patient: society of critical care medicine（SCCM）and American society for parenteral and enteral nutrition（A. S. P. E. N.）［J］. JPEN J Parenter Enteral Nutr, 2016, 40（2）: 159-211.

［8］ SINGH G, RAM R P, KHANNA S K. Early postoperative enteral feeding in patients with nontraumatic intestinal perforation and peritonitis［J］. J Am Coll Surg, 1998, 187（2）: 142-146.

腹腔感染伴重度营养不良的综合治疗

张 骞

清华大学附属北京清华长庚医院

病史及治疗

患者，男性，49 岁，体重 40 kg，身高 175 cm，体重指数 13.1 kg/m²。主因"腹痛伴发热 2 个月"于 2022 年 1 月入院。

患者于 2 个月前（2021 年 11 月）因抑郁症长期进食障碍导致严重营养不良伴休克，由家属及社区工作人员送至北京大学第三医院急诊，对症给予补液、营养支持等抗休克治疗后生命体征平稳。于 2021 年 11 月 23 日经鼻饲管行肠内营养后突发腹痛，无恶心、呕吐，无皮肤、巩膜黄染，伴发热，体温最高 37.5 ℃，无寒战。完善全腹部 CT 后发现肝周、右肾周、升结肠周围及腹膜后脓肿形成。行 CT 引导下腹腔脓肿穿刺置管引流，药敏试验结果提示大肠埃希菌感染，根据药敏试验结果给予抗感染治疗。并于右下腹留置 2 根腹腔脓肿引流管，每天间断可抽出少量脓液。后患者反复发热，体温波动于 37.8~38.5 ℃，腹腔感染情况未见明显好转，为行进一步治疗就诊于我院（清华大学附属北京清华长庚医院）急诊科。急诊以"腹腔感染、消化道穿孔、休克、营养不良"收入重症监护病房（iuteasive care unit，ICU）进一步检查治疗。患者发病以来睡眠差，食欲差，二便如常，体重近 3 个月减轻 20 kg。患者既往 30 年前曾因胃穿孔行手术治疗，具体手术方式不详。

辅助检查

腹部 CT 示造影术后，肝周见少量积液，未见游离气体，胆囊增大（图 2-1A）。部分肠管内见高密度对比剂；右肾位置轻度前移，双肾大小如常，未见明确异常密度影；右肾盂、肾盏扩张；左肾盂、肾盏，双侧输尿管未见扩张

7

或异常密度影；右肾后间隙、右髂肌和髂腰肌见低密度影及置管影；并见少量气体影；右肾周筋膜增厚，右腰大肌边界模糊似肿胀；右侧腹膜增厚、渗出样改变（图 2-1B 至图 2-1D）。腹膜后脓肿（图 2-1E，图 2-1F）。

胸部 CT 示双肺下叶局限性肺不张，双肺下叶钙化灶，左肺下叶纤维索条，双肺部分支气管扩张，双侧胸腔积液，心包少量积液。

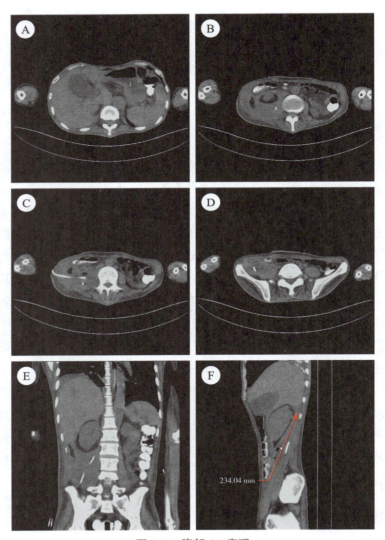

图 2-1　腹部 CT 表现

注：A.肝周见少量积液，未见游离气体，胆囊增大；B~D.右肾位置轻度前移，右肾后间隙、右髂肌和髂腰肌见低密度影及置管影，并见少量气体影，右肾周筋膜增厚，右腰大肌边界模糊似肿胀，右侧腹膜增厚、渗出样改变；E.腹膜后脓肿冠状位；F.腹膜后脓肿矢状位（长径 234.04 mm）。

病史及治疗续一

2022 年 1 月 25 日，对患者进行全身麻醉下开腹探查，未见腹水，腹腔内未见明确脓液，右下腹回盲部周围肠管粘连较重，给予仔细松解粘连，右下腹可见脓肿，使用 10 ml 注射器试穿出脓液，沿穿刺位置打开脓肿，可见大量脓液涌出，伴恶臭，量约 300 ml，彻底打开脓腔，探查脓腔上界不可及，下界达腹股沟区，内侧达脊柱，给予生理盐水、过氧化氢溶液、碘伏冲洗脓腔，并用纱布压迫止血。距离十二指肠悬韧带约 15 cm 逆行放置 10 Fr 一次性使用导尿管，尖端至十二指肠水平部，肠内包埋，左侧腹壁戳孔引出体外并固定，距离十二指肠悬韧带约 20 cm 处放置 10 Fr 一次性使用导尿管至空肠远端，

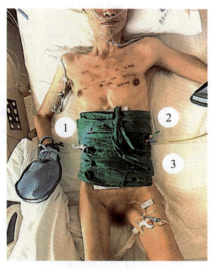

1. 腹膜后黎氏双套管；2. 胃造瘘管；3. 空肠营养管。

图 2-2　腹部引流管情况

局部包埋，左侧腹壁戳孔引出体外并固定。用大量生理盐水冲洗腹腔，移除右下腹脓腔压迫纱布，创面彻底止血，放置右侧腹膜后脓肿双套管、右侧髂窝双套管，自右侧腹壁引出体外并固定。左下腹放置盆腔引流管，自左下腹戳孔引出体外并固定（图 2-2）。

术后第 1 天患者脓腔双套管出现渗血，为暗红色血性，血红蛋白较前下降，停止双套管冲洗，使用双套管接引流管引流，同时给予输血纠正贫血。术后第 2 天双套管内无活动性出血，继续双套管持续冲洗引流。术后脓液细菌培养：肺炎克雷伯菌伴耐碳青霉烯类抗菌药物肠杆菌科细菌（carbapenem-resistant *Enterobacteriaceae*，CRE），根据药敏试验结果给予抗感染治疗（图 2-3）。

鉴定结果: 1. 肺炎克雷伯菌(Klebsiella pneumoniae)　　菌量: 大量　　耐药表型: CRE

抗菌药物	结果	KB(mm)	MIC(mg/L)	敏感[S]	中介[I]	耐药[R]
1. 哌拉西林/他唑巴坦(Pipercillin-ta	[R]		≥128	≤8/4	-	≥32/4
2. 左氧氟沙星(Levofloxacin)	[R]		≥8	≤0.5	1-1	≥2
3. 甲氧嘧啶/磺胺(Trimethoprim/sulfa	[R]		≥320	≤2/38	-	≥4/76
4. 头孢哌酮/舒巴坦(Cefoperazone/Sul	[R]		≥64	≤16	32-32	≥64
5. 粘菌素(Colistin)	【S】		≤0.5	≤2	-	≥4
6. 多西环素(Doxycycline)	【S】		1	≤4	8-8	≥16
7. 替加环素(Tigecycline)	【S】		1	≤4	4-4	≥8
8. 替卡西林/克拉维酸(Ticarcillin/Cl	[R]		≥128	≤16/2	32/2-64/2	≥128/2
9. 头孢他啶(Ceftazidime)	[R]		≥64	≤4	8-8	≥16
10. 头孢吡肟(cefepime)	[R]		≥32	≤2	-	≥16
11. 氨曲南(Aztreonam)	[R]		≥64	≤4	8-8	≥16
12. 亚胺培南(Imipenem)	[R]		≥16	≤1	2-2	≥4
13. 美罗培南(Meropenem)	[R]		≥16	≤1	2-2	≥4
14. 妥布霉素(Tobramycin)	[R]		≥16	≤4	8-8	≥16
15. 阿米卡星(Amikacin)	[R]		≥64	≤16	32-32	≥64
16. 环丙沙星(Ciprofloxacin)	[R]		≥4	≤0.25	0.5-0.5	≥1

鉴定结果: 2. 屎肠球菌(Enterococcus faecium)　　菌量: 中量　　耐药表型: VRE

抗菌药物	结果	KB(mm)	MIC(mg/L)	敏感[S]	中介[I]	耐药[R]
1. 青霉素(Penicillin)	[R]		≥64	≤8	-	≥16
2. 氨卡西林(Ampicillin)	[R]		≥32	≤8	-	≥16
3. 左氧氟沙星(Levofloxacin)	[R]		≥2	≤2	4-4	≥8
4. 奎奴/达福普汀(Quinupristin-dalfo	【S】		0.5	≤1	2-2	≥4
5. 利奈唑胺(Linezolid)	【S】		1	≤2	4-4	≥8
6. 万古霉素(Vancomycin)	[R]		≥32	≤4	8-16	≥32

备注: 伤口

图 2-3　脓液细菌培养及药敏试验报告

病史及治疗续二

1. **术前营养支持治疗**　术前患者基本生命体征平稳, 营养风险筛查 2002 (nutrition risk screening, NRS 2002) 评分 3 分, 腹膜后感染较重, 体温波动于 37.5~38.5 ℃, 白细胞计数 13.99×10^9/L, 中性粒细胞百分比 86.30%, C 反应蛋白 125.37 mg/L, 降钙素原 0.101 ng/ml, 前白蛋白 < 24.00 mg/L。在给予抑酸、抑酶、保肝及抗感染治疗的同时, 实施全肠外营养支持治疗。患者每天显性液体丢失量为 1500~2200 ml (胃液量 200~300 ml, 脓腔引流 100~200 ml, 尿量 1200~1800 ml, 排便量 0), 总液体补充量维持在 2300~2500 ml。目标能量 1000 kcal/d [25 kcal/(kg·d)], 给予低热卡全肠外营养支持, 每天基本配方: 20% 结构脂肪乳注射液 200 ml +ω-3 鱼油脂肪乳注射液 100 ml, 8.5% 复方氨基酸注射液 (18AA) 500 ml, 50% 葡萄糖注射液 200 ml, 补充生理需要量的电解质 (钾、钠、镁、钙)、维生素和微量元素, 由静脉用药集中调配中心配制成全合一营养液 [非蛋白质热卡 850 kcal, 氨基酸 42.5 g; 按体重计算为非蛋白质热卡 21.25 kcal/(kg·d), 氨基酸 1.06 g/(kg·d)], 经外周静脉穿刺的中心静脉导管 (peripherally inserted central venous catheter, PICC) 滴注。

2. 术后营养支持治疗　术后患者出现脓肿腔渗血，给予止血药、补充凝血因子等对症治疗后出血停止，但腹膜后感染比较严重，体温波动于 37.5~38.5 ℃，白细胞计数 25.13×10⁹/L，在给予抑酸、抑酶、保肝及抗感染治疗的同时，术后早期实施全肠外营养支持治疗。患者每天显性液体丢失量为 1700~3200 ml（胃液、十二指肠引流液 300~800 ml，脓腔引流 200~600 ml，尿量 1200~1800 ml，排便量 0），总液体补充量维持在 2300~2500 ml。目标能量 1000 kcal/d［25 kcal/（kg·d）］，给予低热卡全肠外营养支持，每天基本配方：20% 结构脂肪乳注射液 250 ml+ω-3 鱼油脂肪乳注射液 100 ml，8.5% 复方氨基酸注射液（18AA）750 ml，50% 葡萄糖注射液 250 ml，补充生理需要量的电解质（钾、钠、镁、钙）、维生素和微量元素，由 PIVAS 配制成全合一营养液［非蛋白质热卡 1040 kcal，氨基酸 63.75 g；按体重计算为非蛋白质热卡 26 kcal/（kg·d），氨基酸 1.59 g/（kg·d）］，经 PICC 滴注。术后 3 天尝试经空肠营养管泵入肠内营养制剂 350 ml + 5% 葡萄糖注射液 150 ml（15 ml/h 起泵，开始每天泵入量约 360 ml），在感染逐步得到控制且患者排气及排便通畅、无腹胀主诉的前提下，肠内营养缓慢逐步加量，至术后 2 周时达到 1440 ml/d（60 ml/h），并尝试经口进水，该阶段复测静息能量消耗 1600 kcal/d，胃肠外营养方案调整为 8.5% 复方氨基酸注射液（18AA）500 ml，50% 葡萄糖注射液 250 ml（非蛋白质热卡 400 kcal，氨基酸 42.5 g），进行补充性肠外营养支持治疗。

至 2022 年 2 月 23 日出院时，患者胃造瘘管予以拔除，保留肠内营养通路空肠营养管、十二指肠减压管；脓腔双套管持续冲洗引流，尿量 1000~1500 ml/d，排便 1~2 次 / 天（量 200~300 ml/d）。体重自首次手术后的 40 kg 增至 43 kg（体重指数 14 kg/m²），白蛋白 37 g/L，无明显肝、肾等重要器官功能指标异常。出院后延续院内的肠外、肠内营养支持治疗方案。

专家点评一

腹腔感染是腹部外科常见病，可继发于消化道的穿孔、坏死与坏疽，如胃十二指肠消化性溃疡穿孔、胃肠道肿瘤因梗阻和放化疗合并的穿孔、化脓性阑尾炎与阑尾穿孔、肠梗阻与肠坏死。腹腔感染也是腹部外科手术的常见并发症，如胃肠道肿瘤手术后并发的肠外瘘。作为住院患者第二高发的感染性疾病，腹腔感染患者的病死率可达 20%。营养不良风险筛查是营养支持的第一步。目前常用于诊断营养不良风险的指标很多，如白蛋白、前白蛋白、转铁蛋白等血清学指标，眼窝脂肪垫、肱三头肌皮褶厚度、肋下脂肪等体格检查及各种综合评价量表。美国肠外肠内营养学会（American Society for Parenteral and Enteral Nutrition，ASPEN）《成人危重症患者营养支持治疗实施与评价指南》推荐使用 NRS 2002 和危重症营养风险（nutrition risk score in the critically ill，NUTRIC）评分两种量表进行营养不良风险筛查，而 2015 年欧洲肠外肠内营养学会（European Society for Parenteral and Enteral Nutrition，ESPEN）发表的营养不良诊断共识推荐根据体重指数及体重减轻的程度判断患者的营养不良风险。目前结合实践经验，推荐使用 NRS 2002 或 NUTRIC 评分评价腹腔感染患者的营养状况。重症及急诊患者，可先使用血清学指标或体格检查指标评估患者营养状态，待患者病情稳定后再行准确诊断。

感染时间较长的患者，应注意患者营养支持时的再喂养综合征问题。此情况易发生于严重营养不良患者，尤其是数月内体重减轻超过 10% 的患者；其他如长期饥饿或禁食（绝食）、长期嗜酒、神经性厌食、吸收不良综合征、体重明显减轻的病态肥胖者、消耗性疾病（如癌症和艾滋病）、部分术后患者等也为再喂养综合征的高危患者。据 Gonzalez 等的报道，接受营养治疗的癌症患者中再喂养综合征发生率高达 25% 左右，且肠内营养者更易引起并发症；有报道称营养不良的老年患者再喂养综合征的发生率高达 48%。再喂养综合征的病理生理学基础：严重营养不良者通常处于饥饿或半饥饿状态，糖类摄入量明显减少，胰岛素分泌也相应减少，但胰高血糖素释放增加；体内脂肪和蛋白质分解取代外源性糖类而成为能量来源；体内水电解质平衡失调和维生素储备耗竭。

尽管营养不良早期患者的血磷水平仍可能维持于正常范围，但其细胞内磷可能已耗尽。当患者恢复摄食或接受肠内、肠外营养治疗后，外源性葡萄糖的供给使机体的主要供能途径由脂肪分解转为糖酵解和氧化磷酸化，随着胰岛素分泌增加，合成代谢增强，细胞对葡萄糖、磷、钾、镁和水的摄取增加，导致出现明显的低磷、低钾、低镁和维生素缺乏等代谢异常。

再喂养综合征预防的关键在于逐渐增加营养素摄入量，包括口服及静脉途径。禁止摄入含糖量多的食物与饮品，可用少糖奶制品替代；禁止大量输入葡萄糖液，可适当提高能量供应中脂肪的比例，从而降低糖在能量中的占比；还要进行补磷、补钾、补充维生素 B_1，1 周后再恢复至正常需要量。

（清华大学附属北京清华长庚医院　王　峰）

专家点评二

控制感染原是腹腔感染治疗中至关重要的环节，也是治疗成败的关键环节。控制感染原包括充分引流腹腔内及腹膜后积聚的感染性液体（渗液或脓液）、清除坏死的感染组织，以控制继续污染并恢复正常的胃肠道解剖形态和功能。感染原控制的目的不仅是通过去除感染部位以减少细菌和毒素的负荷，还包括改善局部环境以防止进一步微生物生长并优化机体的防御能力。目前，腹腔感染的感染原控制手段有确定性手术、为避免继续污染而采取的手术、以清创和引流为目的手术、穿刺引流和腹腔开放疗法。治疗方式和治疗时机的选择非常重要，应该根据病情需要和所能获得的医疗资源制定合理的治疗方案。

"损伤控制"理念在胃肠外科中最初是应用于创伤患者胃肠道损伤的处理，腹部严重感染的患者也可借鉴此理念。胃肠外科的危重患者如合并严重感染、大出血或严重营养不良时，其机体的病理生理改变和严重创伤有类似之处。正确认识胃肠外科患者的病理生理改变，是理解损伤控制性外科在胃肠外科患者中应用的基础。通过简单缝合或夹闭脏器破损部位、选择消化道合适部位进行减压、造口（瘘）进行感染原控制，同时建立合适的营养通路是损伤控制性外科的基本要求。避免因"求全"造成手术时间延长，导致患者出现"低体温、凝血功能障碍和代谢性酸中毒"螺旋式恶化的生理状态改变，从而提高腹部严重感染患者救治的成功率。

（清华大学附属北京清华长庚医院　李元新）

指南背景

《中国腹腔感染诊治指南（2019 版）》 当患者存在营养不良或营养不良风险时，应给予肠内、肠外营养支持，而不能仅给予普通液体。肠外营养与肠内营养相比，优先考虑肠内营养。肠内营养与肠外营养联合或序贯给予的效果与单纯给予肠内营养相当，因此，仅在单纯肠内营养无法达到目标能量供给时使用。关于营养支持时机方面，推荐早期开展肠内营养，建议在 24~72 h 对可耐受胃肠喂养的患者给予肠内营养，可预防肠外营养导致的相关并发症的发生。

核心体会

　　腹腔感染是腹部外科常见病，控制感染原是腹腔感染治疗中至关重要的环节，也是治疗成败的关键环节。严重腹腔感染患者应借鉴"损伤控制"理念，通过简单、有效的方式控制感染原，尽早进行积极有效的复苏以保护重要脏器的功能。严重腹腔感染的患者应尽早恢复肠内营养支持，预防长时间肠外营养导致的相应并发症。此类患者应警惕再喂养综合征的发生，特别是病程较长的患者，应注意患者营养支持喂养量的调整。

参考文献

［1］任建安. 腹腔感染风险因素分析与对策［J］. 中华消化外科杂志，2017，16（12）：1167-1171.

［2］VINCENT J L，RELLO J，MARSHALL J，et al. International study of the prevalence and outcomes of infection in intensive care units［J］. JAMA，2009，302（21）：2323-2329.

［3］TAYLOR B E，MCCLAVE S A，MARTINDALE R G，et al. Guidelines for the provision and assessment of nutrition support therapy in the adult critically ill patient：Society of Critical Care Medicine（SCCM）and American Society for Parenteral and Enteral Nutrition（A. S. P. E. N.）［J］. Crit Care Med，2016，44（2）：390-438.

［4］CEDERHOLM T，BOSAEUS I，BARAZZONI R，et al. Diagnostic criteria for malnutrition-an ESPEN consensus statement［J］. Clin Nutr，2015，34（3）：335-340.

［5］李宁. 论"损伤控制性外科"理念在胃肠外科中的应用［J］. 中华胃肠外科杂志，2011，14（1）：12-15.

肝移植术后肠瘘的综合治疗

孙孝文

清华大学附属北京清华长庚医院

病史及治疗

患者，男性，43 岁。主因"二次肝移植术后 1 个月，切口渗出粪便样物质 20 天"于 2020 年入院。

患者于 11 年前因"胆汁淤积性肝硬化、肝内多发结石"，于外院行"右半肝活体肝移植"，术后 1 月余顺利恢复出院。术后口服他克莫司抗排斥反应，并定期复查。4 个月前开始出现无明显诱因的腹痛，以钝痛、脐周痛为主，伴发热，不伴恶心、呕吐、腹泻等症状，就诊于当地医院，腹部 CT 提示"肝脏边缘见高密度影，门静脉、脾静脉增宽"，予抗生素抗感染、保肝、利胆等治疗，腹痛症状缓解，行肝脏穿刺活检报告"请结合临床除外新发自身免疫性肝炎及铁代谢相关疾病，病变程度相当于 G2S2-3"。患者就诊于我院（清华大学附属北京清华长庚医院），经非手术治疗后未进一步明确血液系统疾病即出院。1 个月前，患者无明显原因出现皮肤、巩膜黄染，伴尿色加深、腹胀，每天排黄色成形便 8 次左右，无腹痛，无发热，无恶心、呕吐。就诊于当地医院，查肝功能：谷丙转氨酶 219 U/L ↑，谷草转氨酶 346 U/L ↑，总胆红素 613 μmol/L ↑，直接胆红素 433 μmol/L ↑；磁共振胆胰管成像提示肝左叶及肝门部胆管扩张积气。2020 年 11 月 17 日于我院在全身麻醉下行"背驮式原位肝移植手术"，术后 20 天出现腹部伤口愈合差，渗出粪便样物质，完善瘘管造影及全腹部 CT 后考虑十二指肠瘘及结肠瘘。

入院评估及辅助检查

查体：患者腹部有一人字形切口，切口裂开，内可见粪便样物质（图 3-1）。

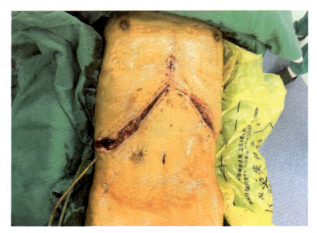

图 3-1　入院时腹部情况

全腹部 CT 示十二指肠和升结肠内可见对比剂，考虑存在十二指肠瘘及结肠瘘（图 3-2）。

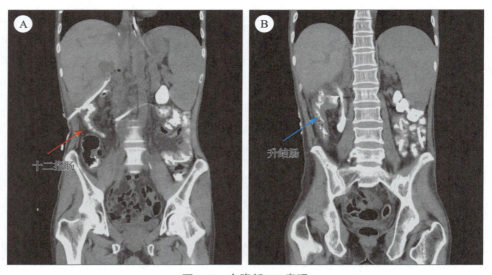

图 3-2　全腹部 CT 表现

注：A. 十二指肠（红色箭头处）内可见对比剂；B. 升结肠（蓝色箭头处）内可见对比剂。

病史及治疗续一

　　2020 年 12 月 15 日患者在全身麻醉下行"肠粘连松解、十二指肠减压管置入、回肠末端造口，瘘口旁放置双套管"，术中右上腹致密粘连，无法分离，距十二指肠悬韧带 20 cm 处行十二指肠减压，距肠 – 肠吻合口 20 cm 处行空肠造瘘，距回盲部 30 cm 处行回肠单腔造口，以大量温生理盐水冲洗腹盆腔，留置右侧肝下双套管（此引流管可保证从十二指肠及结肠引出液体）、腹腔引流管（引流原左侧切口下积液），皮下多根引流条（图 3-3）。

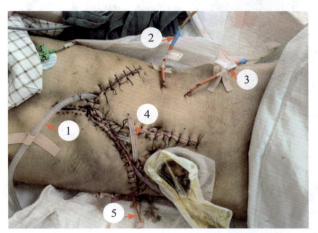

1.腹腔引流管；2.十二指肠减压管；3.小肠营养管；4.皮下引流条；5.肝下双套管。

图 3-3　术后腹部情况

病史及治疗续二

患者身高 170 cm，术后体重 45 kg，体重指数 15.6 kg/m²，术后第 3 天，患者生命体征平稳，回肠造瘘已有肠液分泌，在给予抑酸、保肝、抗排斥药及抗感染治疗的同时，开始经空肠营养管滴入 5% 葡萄糖氯化钠注射液 20 ml/h；术后第 5 天开始行肠内营养，经空肠营养管泵入肠内营养混悬液（SP）20 ml/h（约 500 kcal/d）；此后每 3 天增加 10 ml/h，最终增至 50 ml/h（约 1200 kcal/d），并尝试经口进水。1 个月后患者原 30 号双套管逐渐替换为 14 号双套管，并经生物蛋白胶封堵，带十二指肠减压管及空肠营养管出院（图 3-4），出院时维持肠内营养 60 ml/h（约 1500 kcal/d），并可经口进水。

患者出院后仍进行 3 个月全肠内营养，3 个月后逐渐经口进食，出院4 个月后过渡到完全经口进食，出院半年后拔除十二指肠减压管及空肠营养管。

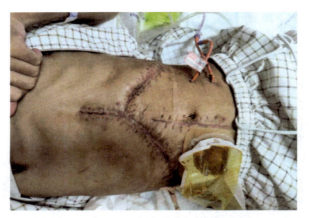

图 3-4　出院时腹部情况

阶段小结

患者身高 170 cm，自 2020 年 3 月起，体重 50~60 kg，体重指数稳定在 19 kg/m² 左右，每天造口排便约 500 ml。

专家点评

肠外瘘（enterocutaneous fistula，ECF）主要发生在腹部手术后，是术后发生的一种严重并发症。手术后肠外瘘可于术后 3~5 天出现症状，先有腹痛、腹胀及体温升高，继而出现局限性或弥漫性腹膜炎征象或腹内脓肿。术后 1 周左右，脓肿向切口或引流口穿破，创口内即可见脓液、消化液和气体排出。严重的肠外瘘可直接在创面观察到破裂的肠管和外翻的肠黏膜，即唇状瘘；或虽不能直接见到肠管，但有大量肠内容物流出。由于瘘口流出液对组织的消化和腐蚀，再加上感染的存在，可引起瘘口部位皮肤糜烂或出血。

经腹壁瘘口行消化道造影是诊断肠瘘的有效手段，通过引流管口或瘘口打入对比剂后，立刻进行 CT 检查，可以明确肠道通畅情况和瘘管情况，协助进行术前评价。由于前次手术为肝移植，十二指肠瘘部位粘连严重，可进行十二指肠肠瘘部肠袢旷置术，并行十二指肠减压及肠瘘外口附近放置腹腔双套管持续冲洗引流，待平稳后将十二指肠瘘经腹腔双套管塑造成管状瘘，再应用医用黏合剂堵塞瘘管。

（清华大学附属北京清华长庚医院　李元新）

指南背景

《中国成人患者肠外肠内营养临床应用指南（2023 版）》 接受腹部手术，并且术后需要较长时间肠内营养的患者，建议术中放置空肠造瘘管；由于肠道耐受力有限，管饲肠内营养推荐采用输液泵以较低的滴速（10~20 ml/h）开始，也许需要 5~7 天才能达到目标需要量。

核心体会

肝移植患者，术后早期给予肠内营养可促进肝功能恢复，能够明显改善患者营养状态、减轻炎性反应；单纯肝移植患者，由于未涉及胃肠道，术后第 1 天即可行管饲肠内营养，后可逐渐过渡至全肠内营养。本患者为肝移植术后合并十二指肠瘘，由于采用了空肠插管造瘘放置肠内营养管及十二指肠肠瘘部肠袢旷置术，可用肠段若恢复肠功能，可早期行肠内营养，有效降低中心静脉导管感染发生率，并减轻全身炎症反应，促进患者尽快恢复。

参考文献

［1］ 任建安，黎介寿. 重视肠瘘的早期诊断与快速治疗［J］. 中华胃肠外科杂志，2006，9（4）：279-280.

［2］ 任建安，王革非，王新波，等. 肠外瘘病人肠内营养支持临床应用研究［J］. 肠外与肠内营养，2000，7（4）：204-209.

［3］ 江志伟，李宁，黎介寿. 快速康复外科的概念及临床意义［J］. 中国实用外科杂志，2007，27（2）：131-133.

［4］ 吕少诚，史宪杰，梁雨荣，等. 肝移植术后的早期肠内营养支持治疗：附 86 例报告［J］. 中华肝胆外科杂志，2012，18（9）：692-695.

［5］ 武正山，王学浩，张峰，等. 肝移植术后早期肠内营养支持的研究［J］. 中华普通外科杂志，2006，21（1）：19-20.

病例 4 急性肠系膜缺血术后的营养治疗

张　鹏　李元新
清华大学附属北京清华长庚医院

病史及治疗

患者，女性，46 岁。主因"间断腹痛 1 个月，加重 2 天"于 2019 年 6 月入院。

患者 1 个月来间断上腹胀痛，餐后明显，无恶心、呕吐，无呕血、便血，无发热。外院胃镜检查提示胃炎，腹部平扫 CT 提示胆囊炎，经输液抗感染治疗后稍缓解。2 天来腹痛加重，输液不缓解，无呕血、便血，来我院（清华大学附属北京清华长庚医院）急诊就诊。既往血小板增多症病史 5 年，曾用羟基脲治疗，停药半年。

入院评估及辅助检查

查体：左侧腹及下腹部压痛（＋），反跳痛（＋），肌紧张（＋），移动性浊音（＋），肠鸣音 1 次 / 分。

实验室检查结果：白细胞计数 35×10^9/L，C 反应蛋白 117 mg/L，中性粒细胞百分比 90%，血小板计数 510×10^9/L，血红蛋白 140 g/L，乳酸 1.5 mmol/L，D- 二聚体 6.51 mg/L，肌酸激酶 82 IU/L，肌酸激酶同工酶 2.47 ng/ml，肌红蛋白 32.07 ng/ml，肌钙蛋白 I 0.007 ng/ml。

腹部计算机体层血管成像（computed tomography angiography，CTA）提示门静脉、肠系膜上静脉血栓形成，腹腔内见小肠肿胀及腹水（图 4-1）。

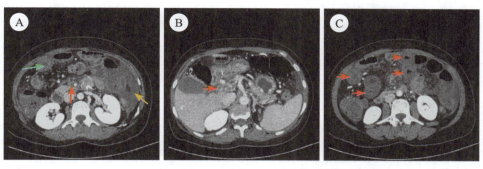

图 4-1　腹部 CTA 表现

注：A. 可见肠系膜上静脉堵塞（红色箭头所指）、小肠肠管肿胀（绿色箭头所指）、腹水（黄色箭头所指）；B. 可见门静脉血栓堵塞（箭头所指）；C. 可见小肠肿胀（箭头所指）。

病史及治疗续一

患者急诊入院后于 2019 年 6 月 24 日在全身麻醉下行"腹腔镜探查＋中转开腹＋小肠部分切除＋双造口术"。术中见腹腔积血，距十二指肠悬韧带 50~150 cm 处小肠缺血坏死，切除坏死肠管，剩余肠管近端 50 cm、远端 170 cm，分别行远侧小肠断端拖出造口（图 4-2）。

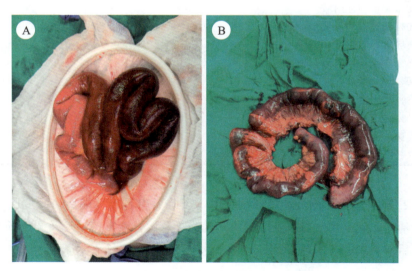

图 4-2　术中及术后所见

注：A. 术中可见坏死小肠；B. 切除的坏死小肠标本。

病史及治疗续二

1. **术后营养支持治疗** 术后第 2 天起开始全肠外营养（total parenteral nutrition，TPN），患者体重 52 kg，总能量 1562 kcal/d，共 12 天（表 4-1）。糖脂比 5.5∶5.0，热氮比 112∶1。治疗过程中尿量 1200~2000 ml/d，造口排便量 500~1000 ml/d。术后第 13 天改为肠外营养 + 肠内营养，远侧造口插管灌注肠内营养混悬液（SP）（1 kcal/ml），速度自 20 ml/h 过渡到 40 ml/h，逐渐减少肠外营养用量。治疗过程中尿量约 2000 ml/d，近侧造口排便量 500~1000 ml/d。术后第 21 天改为全肠内营养（total enteral nutrition，TEN）50 ml/h，远端造口持续灌注肠内营养混悬液（SP）（1 kcal/ml）+ 远端造口灌注丙氨酰谷氨酰胺注射液。排便量 800~1200 ml/d。术后 4 周出院，并行家庭肠内营养支持。

表 4-1　全肠外营养配方

药品	体积 /ml	能量 /kcal
20% 脂肪乳注射液	250	500
ω-3 鱼油脂肪乳注射液	100	112
8.5% 复方氨基酸注射液（18AA）	1000	350
丙氨酰谷氨酰胺注射液	100	—
10% 葡萄糖注射液	1000	400
50% 葡萄糖注射液	100	200
胰岛素注射液	0.5（20 IU）	—
15% 氯化钾注射液	30	—
10% 氯化钠注射液	60	—
25% 硫酸镁注射液	4	—
10% 葡萄糖酸钙注射液	10	—
安达美	10	—
总计	2664.5	1562

注：—. 无内容。

2. **居家营养支持及造口还纳手术** 出院后患者经远端造口家庭肠内营养支持治疗。间断出现腹胀及电解质紊乱，经急诊补液支持治疗及调整肠内营养速度后症状缓解。术后 5 个月时患者返院进行造口还纳手术。手术顺利，术后患者恢复良好。

阶段小结

患者 2019 年 6 月住院时身高 158 cm，体重 53 kg，体重指数 21.2 kg/m^2。

因居家肠内营养效果不佳，2022 年 11 月再次入院时体重 41 kg，体重指数 16.4 kg/m²。全部治疗过程中营养支持方案变化及主要实验室指标变化如下（图 4-3 至图 4-6）。

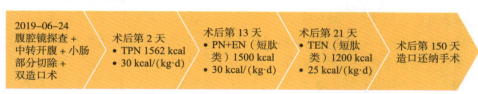

图 4-3　患者自住院至再次入院造口还纳期间营养支持方案

注：TPN. 全肠外营养；PN. 肠外营养；EN. 肠内营养；TEN. 全肠内营养。

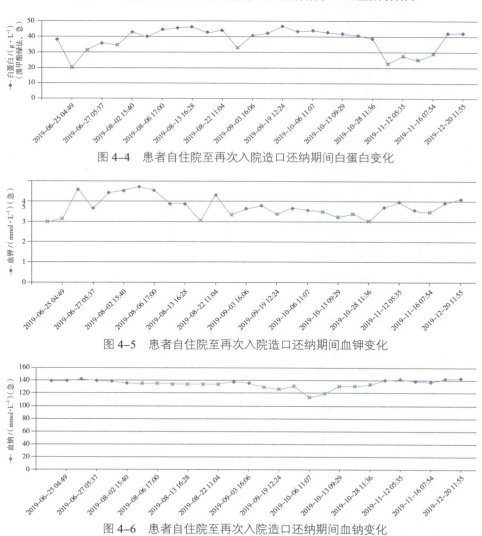

图 4-4　患者自住院至再次入院造口还纳期间白蛋白变化

图 4-5　患者自住院至再次入院造口还纳期间血钾变化

图 4-6　患者自住院至再次入院造口还纳期间血钠变化

专家点评一

急性肠系膜缺血是一种罕见的外科急腹症，按照发病原因可以分为非闭塞性肠系膜缺血、肠系膜动脉栓塞、肠系膜动脉血栓形成和肠系膜静脉血栓形成 4 类。欧美国家文献统计结果显示，该病占急诊住院患者的 0.1%。瑞典一项基于尸检的研究表明，其发病率为 12.90/100 000。由于缺乏特异性的临床表现及化验项目，该病难以做到早诊断、早治疗，其病死率高达 50%~69%。

人体约 30% 的心输出量进入肠系膜血液循环，其中 70% 灌注于肠黏膜和黏膜下层。有研究发现，当肠系膜血供降至正常的 75% 时，小肠可以耐受 12 h 而不会出现全层坏死。但肠道的黏膜层对缺血更为敏感，Cakir 等报道，根据大鼠模型，肠系膜上动脉闭塞后 4 h 发生不可逆的肠黏膜坏死。一旦发生肠坏死，手术切除坏死肠管则为首选。20 世纪 90 年代以来，"损伤控制"理念逐渐深入人心，在 21 世纪初，有学者应用损伤控制性外科（damage control surgery，DCS）理念处理急性肠系膜缺血肠坏死的患者。确定可疑坏死小肠切除的范围一直是临床的难题，若切除过多，会导致短肠综合征的发生；若切除不足并在可疑供血不良的肠管上进行消化道重建，则会导致手术后吻合口瘘及腹腔感染发生率升高。国外学者依据 DCS 理念以直线切割闭合器切除肠管后并不做一期吻合，而是进行简单关腹，将患者尽快转入 ICU 复苏，48 h 内再次二次探查行确定性手术，他们发现这种治疗方式可有效降低患者围手术期的病死率。中国学者对国外的术式加以改良，采用了远近断端肠管双造口的方式治疗，以观察残存小肠的生机，将原本在术后 24~48 h 进行的有计划二次探查确定性手术改在术后 6 个月进行。这样处理不仅可以直观地通过观察造口黏膜颜色判断是否再次出现肠坏死，还可以通过造口建立营养通道，尽快恢复肠内营养。通过对比发现，这样的处理方法可降低短期内确定性手术的术后并发症的发生率。

（清华大学附属北京清华长庚医院　李元新）

专家点评二

肠系膜缺血术中通常在对肠管的颜色、蠕动情况、系膜血管搏动情况进行判断后决定是否保留肠管，因此无法直接明确保留肠管的黏膜是否坏死。而小肠黏膜的坏死会影响术后的肠内营养吸收，引发营养不良或电解质紊乱，甚至短肠综合征，严重者会出现营养相关死亡或与肠外营养通路（中心静脉置管）相关感染死亡。此类患者术后早期均较危重，处于严重腹腔感染和手术创伤后，需在 ICU 复苏救治。在患者生命体征平稳后应尽早开始肠外营养支持。全肠外营养的给予还应注意对严重创伤和感染状态的机体应激反应进行代谢调理。

对此类患者给予营养支持，特别是尽早恢复肠内营养是改善患者预后的关键。有研究表明，早期的肠内营养支持可以降低患者术后 30 天病死率。早期肠内营养支持并添加肠黏膜上皮特殊营养物质（如谷氨酰胺），可促进残存小肠从缺血再灌注损伤中康复。由于肠管黏膜受损，肠内营养制剂宜选择更利于小肠吸收的短肽型肠内营养制剂，如肠内营养混悬液（SP）或肠内营养混悬液（TPF–DM）。灌注的方式宜选择营养泵持续泵入，这样可以最大限度地减少患者肠内营养的管饲相关并发症，如腹胀、腹泻等；也可节省人力，有利于患者进行家庭肠内营养。国外自 20 世纪 70 年代起就开始推行家庭肠内营养支持治疗，波兰的研究表明，2013 年进行家庭肠内营养的患者较 2008 年显著增多。但在家庭肠内营养支持过程中应注意定期随访，一旦发生电解质紊乱，可早期给予处理。

（清华大学附属北京清华长庚医院　张　鹏）

指南背景

《急性肠系膜缺血：世界急诊外科学会指南》(*Acute mesenteric ischemia: guidelines of the World Society of Emergency Surgery*)、《欧洲创伤与急诊外科学会指南：急性肠系膜缺血》(*ESTES guidelines: acute mesenteric ischaemia*)均提及了损伤控制外科手术在急性肠系膜缺血患者治疗中的重要地位。《欧洲临床营养与代谢学会关于家庭肠内营养的指南》(*ESPEN guideline on home enteral nutrition*)、《中国短肠综合征诊疗共识（2016 年版）》和《重症病人胃肠功能障碍肠内营养专家共识（2021 版）》强调了术后早期肠内营养治疗的重要性，也积极推荐术后家庭肠内营养的实施。

核心体会

急性肠系膜缺血是一种罕见但致命的外科急腹症，一旦出现肠坏死应当立即手术。手术方案以损伤控制性手术为佳。术后早期给予营养支持，特别是尽快恢复肠内营养可以改善预后，可添加肠黏膜上皮特殊营养物质（如谷氨酰胺），以促进残存小肠从缺血再灌注损伤中康复。由于肠黏膜受损，肠内营养制剂宜选用短肽型制剂。有条件的患者可以进行家庭肠内营养支持，但一定要定期随访。

参考文献

［1］ STONEY R J, CUNNINGHAM C G. Acute mesenteric ischemia［J］. Surgery, 1993, 114（3）: 489-490.

［2］ ACOSTA S. Epidemiology of mesenteric vascular disease: clinical implications［J］. Sem Vasc Surg, 2010, 23（1）: 4-8.

［3］ HAGHIGHI P H, LANKARANI K B, TAGHAVI S A, et al. Acute mesenteric ischemia: causes and mortality rates over sixteen years in southern Iran［J］. Indian J Gastroenterol, 2008, 27（6）: 236-238.

［4］ TSAI M S, LIN C L, CHEN H P, et al. Long-term risk of mesenteric ischemia in patients with inflammatory bowel disease: a 13-year nationwide cohort study in an Asian population［J］. Am J Surg, 2015, 210（1）: 80-86.

［5］ CARVER T W, VORA R S, TANEJA A. Mesenteric ischemia［J］. Crit Care Clin, 2016, 32（2）: 155-171.

［6］ VAN PETERSEN A S, KOLKMAN J J, MEERWALDT R, et al. Mesenteric stenosis, collaterals, and compensatory blood flow［J］. J Vasc Surg, 2014, 60（1）: 111-119.

［7］ CAKIR M, YILDIRIM D, SARAC F, et al. In the experimental model of acute mesenteric ischemia, the correlation of blood diagnostic parameters with the duration of ischemia and their effects on choice of treatment［J］. J Invest Surg, 2019, 32（6）: 507-514.

［8］ FREEMAN A J, GRAHAM J C. Damage control surgery and angiography in cases of acute mesenteric ischaemia［J］. ANZ J Surg, 2005, 75（5）: 308-314.

［9］ 孙世龙，丁威威，刘宝晨，等. 小肠双腔造口术治疗肠系膜缺血性疾病的临床分析［J］. 中华外科杂志，2018，56（8）：603-606.

［10］ YANG S F, GUO J M, NI Q H, et al. Enteral nutrition improves clinical outcome and reduces costs of acute mesenteric ischaemia after recanalisation in the intensive care unit［J］. Clinical Nutrition，2019，38（1）：398-406.

［11］ KLEK S, PAWLOWSKA D, DZIWISZEK G, et al. The evolution of home enteral nutrition（HEN）in Poland during five years after implementation：a multicentre study［J］. Nutr Hosp，2015，32（1）：196-201.

［12］ BALA M, KASHUK J, MOORE EE, et al. Acute mesenteric ischemia：guidelines of the World Society of Emergency Surgery［J］. World J Emerg Surg，2017，12：38.

［13］ TILSED J V, CASAMASSIMA A, KURIHARA H, et al. ESTES guidelines：acute mesenteric ischaemia［J］. Eur J Trauma Emerg Surg，2016，42（2）：253-270.

［14］ BISCHOFF S C, AUSTIN P, BOEYKENS K, et al. ESPEN guideline on home enteral nutrition［J］. Clin Nutr，2020，39（1）：5-22.

［15］ 李幼生，蔡威，黎介寿，等. 中国短肠综合征诊疗共识（2016年版）［J］. 中华医学杂志，2017，97（8）：569-576.

［16］ 亚洲急危重症协会中国腹腔重症协作组. 重症病人胃肠功能障碍肠内营养专家共识（2021版）［J］. 中华消化外科杂志，2021，20（11）：1123-1136.

病例 5 急性腹腔感染患者的损伤控制与营养支持

张 骞

清华大学附属北京清华长庚医院

病史及治疗

患者，男性，65 岁。主因"全身多处电烧伤 3 天，腹部伤口间断溢出粪便样物 1 天"于 2021 年 6 月入院。

患者于 2021 年 5 月 30 日不慎被 380 V 电压电伤，无意识丧失，腹部、右侧髋关节、左侧膝关节、右手掌及腕关节大面积烧伤，就诊于当地医院，给予对症治疗。1 天前患者腹部伤口溢出粪便样物，伴发热，体温最高达 38.5 ℃。既往体健。

入院评估及辅助检查

查体：腹壁全层烧伤、炭化（Ⅲ度烧伤），大小约 25 cm×20 cm，腹壁部分缺损，可见消化液涌出；右侧髂关节烧伤、炭化，股骨转子外露（Ⅲ度烧伤），大小约 30 cm×25 cm；左侧膝关节髌骨炭化，关节囊外露、破裂（Ⅲ度烧伤），大小约 15 cm×8 cm；右上肢Ⅲ度烧伤，大小约 10 cm×5 cm；全身Ⅲ度烧伤面积约 10%，重度烧伤（图 5-1）。

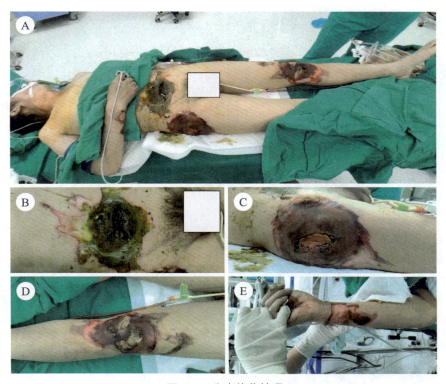

图 5-1　患者烧伤情况

注：A. 全身烧伤情况，Ⅲ度烧伤，烧伤面积约 10%，重度烧伤；B. 腹壁全层烧伤、炭化，大小约 25 cm×20 cm，腹壁部分缺损，可见消化液涌出；C. 右侧髋关节烧伤、炭化，股骨转子外露，大小约 30 cm×25 cm；D. 左侧膝关节髌骨炭化，关节囊外露、破裂，大小约 15 cm×8 cm；E. 右上肢Ⅲ度烧伤，大小约 10 cm×5 cm。

全腹部 CT：腹盆腔可见游离气体影；右臀部皮肤不连续，可见裂隙与外界相通，盆壁软组织可见积气；右下腹壁局部不连续，见造瘘口样结构，并与邻近小肠肠管相通；腹盆腔小肠肠管扩张、积气、积液；腹腔脂肪密度模糊增高，但未见明显积液或包裹积液（图 5-2）。

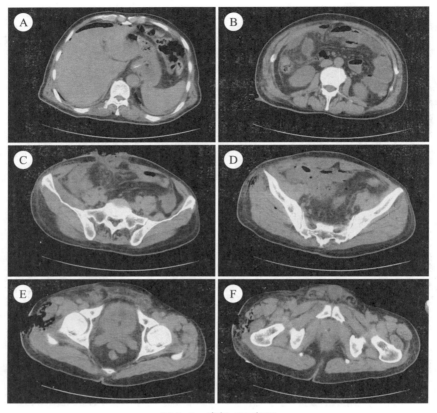

图 5-2　腹部 CT 表现

注：A. 腹盆腔可见游离气体影；B. 腹盆腔小肠肠管扩张、积气、积液；C. 右下腹壁局部不连续，见造瘘口样结构，并与邻近小肠肠管相通；D. 盆壁软组织可见积气；腹腔脂肪密度模糊增高，但未见明显积液或包裹积液；E、F. 右臀部皮肤不连续，可见裂隙与外界相通。

病史及治疗续一

患者于 2021 年 6 月 2 日在全身麻醉下行"开腹探查＋坏死肠管切除术＋回肠造口术＋回肠插管造瘘术＋腹壁修补术＋右侧髋关节清创术＋左侧膝关节清创术＋右上肢清创术"。术中见患者腹壁皮肤、皮下、肌肉层烧伤、炭化，肌肉层变性，入腹后腹腔和盆腔可见大量脓液及消化道内容物，仔细松解肠粘连，吸净腹腔、盆腔脓液及消化液，量约 2000 ml，给予温生理盐水 3000 ml 冲洗腹腔及盆腔。彻底松解肠粘连后见距离回盲部约 50 cm 处小肠破裂，局部坏死，伤口长约 10 cm；距离回盲部约 70 cm 处小肠坏死穿孔，破口长约 10 cm；近端小肠约 260 cm。进一步探查膀胱后壁增厚，未见明确破裂，切除坏死小肠，按原腹壁皮肤烧灼损伤范围切除变性及炭化腹壁，进一步探查腹壁及肌肉层，再次扩大切除判断变性肌肉，腹壁缺损范围约 20 cm × 30 cm，左侧腹壁筋膜内可见脓液溢出，彻底打开筋膜感染腔，放置双套管于最低位置，于左上腹行近端小肠造口，逐层切开皮肤、皮下、鞘膜层及腹膜，理顺肠系膜，将近端小肠断端提出体外，将小肠浆膜层及系膜固定于腹膜、鞘膜层及皮下，近端小肠排列于缺损腹壁处，将间断放置 10 Fr 一次性使用导尿管行插管肠造口，自左侧腹壁戳孔引出体外并固定，左右侧结肠旁沟、盆腔放置双套管，大网膜覆盖缺损处小肠，表面覆盖防粘连材料，上覆盖凡士林纱布后覆盖碘伏纱布。判断无法关闭腹腔，遂应用疝补片封闭腹腔，补片下放置双套管，间断固定疝补片于周围皮肤，表面覆盖碘伏纱布，近端小肠造口予以开放，丝线固定造瘘于皮肤（图 5-3）。

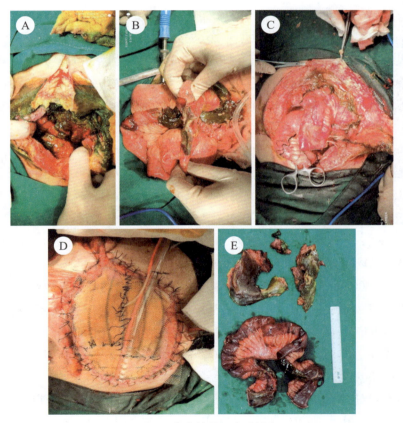

图 5-3　术中情况及术后标本

注：A. 腹壁皮肤、皮下、肌肉层烧伤、炭化，肌肉层变性；B. 小肠坏死、变性、穿孔；C. 扩大切除判断变性肌肉，腹壁缺损范围约 20 cm × 30 cm；D. 应用疝补片封闭腹腔，补片下放置双套管，间断固定疝补片于周围皮肤，表面覆盖碘伏纱布；E. 切除术后标本。

病史及治疗续二

1. 术后支持治疗 术后患者基本生命体征平稳，但腹腔感染仍较重，体温波动于38~38.5 ℃，白细胞计数15.04×10⁹/L，谷丙转氨酶91 U/L，总胆红素64.1 μmol/L，直接胆红素44 μmol/L，提示肝功能受损。在给予抑酸、抑酶、保肝及抗感染治疗的同时，实施全肠外营养支持。患者每天显性液体丢失量为2200~3200 ml：胃管引流液300~800 ml，腹腔引流液200~600 ml，尿量1200~1800 ml。目标能量给予1200 kcal/d［计算标准为20 kcal/（kg·d）］，给予低热卡全肠外营养支持，每天基本配方：20%结构脂肪乳注射液250 ml+ω–3鱼油脂肪乳注射液100 ml，8.5%复方氨基酸注射液（18AA）750 ml，50%葡萄糖注射液250 ml，10%葡萄糖注射液500 ml［非蛋白质热卡1240 kcal，氨基酸63.75 g；按体重计算为非蛋白质热卡20.67 kcal/（kg·d），氨基酸1.06 g/（kg·d）］，补充生理需要量的电解质（钾、钠、镁、钙）、维生素和微量元素，由静脉用药集中调配中心配制成全合一营养液，经外周静脉穿刺的中心静脉导管（peripherally inserted central venous catheter，PICC）滴注。此阶段持续给予全肠外营养，监测肝肾功能和电解质水平，每2~4周复查维生素和微量元素。

术后1周（2021年6月10日）尝试经鼻胃管泵入肠内营养制剂［肠内营养混悬液（SP）］350 ml+生理盐水150 ml［20 ml/h起泵，开始每天入量约480 ml，耐受后调整为肠内营养混悬液（SP）500 ml/d，泵入］，在不增加每天引流量和小肠肠液量的前提下，缓慢、逐步加量，并尝试经口进水及口服肠内营养粉剂，至术后3周时达到1200 ml/d，同时术后2周在远端小肠插管造口处泵入肠内营养混悬液（SP）25 ml/h补充能量及水分，该阶段复测静息能量消耗为1600 kcal/d，肠外营养方案调整为：20%结构脂肪乳注射液250 ml，8.5%复方氨基酸注射液（18AA）750 ml，50%葡萄糖注射液250 ml（非蛋白质热卡950 kcal，氨基酸62.75 g）；逐步过渡至补充性肠外营养：8.5%复方氨基酸注射液（18AA）500 ml，50%葡萄糖注射液250 ml（非蛋白质热卡500 kcal，氨基酸42.5 g）。

2. 伤口处理情况 右上肢、腹部、髋关节、膝关节伤口予以隔天换药，打开腹部伤口补片，清除碘伏纱布及凡士林纱布，用生理盐水冲洗裸露肠管以清除坏死炎性组织，彻底清创后覆盖凡士林纱布及碘伏纱布，防止发生小肠空气瘘，并将疝补片进行修剪、缝合，防止伤口进一步扩大。右上肢、髋关节、膝关节烧伤伤口保持清洁干燥，并定期清创以清除坏死组织防止感染（图5-4）。

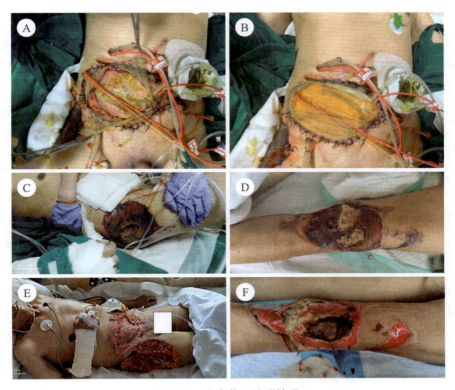

图 5-4　患者伤口处理情况

注：A. 腹部伤口换药打开疝补片时伤口情况；B. 腹部伤口清创后覆盖凡士林纱布及碘伏纱布，并将疝补片进行修剪、缝合，防止伤口进一步扩大；C. 髋关节烧伤伤口早期情况，保持清洁干燥；D. 膝关节烧伤伤口早期情况，保持清洁干燥；E. 腹部、髋关节清创换药治疗后的恢复情况；F. 膝关节烧伤创面给予清创换药后的恢复情况。

病史及治疗续三

　　患者术后长期维持肠外肠内营养支持治疗，膝部及髋部伤口于骨科和烧伤科进一步治疗。

专家点评一

　　损伤控制性外科（damage control surgery，DCS）是近 20 多年来在创伤外科强调应用的一项技术方法，用于救治严重创伤、大量失血患者。当患者全身情况差，生理耐受程度低时，可早期简化手术，然后复苏，待患者生理紊乱适当纠正，全身情况改善后再行确定性手术。这样可以较大程度地减少生理紊乱对患者的损害，降低患者病死率。

1993 年 Rotondo 等首次将"损伤控制"理念应用于医疗救治之中，并制定了腹部外伤患者实施损伤控制手术的操作规范，DCS 理论初步形成。DCS 的主要任务是在早期进行挽救生命性治疗而不是确定性的手术损伤修复，以保全生命，提高临床生存率。作为外科处理流程，DCS 更多强调了整体观念，其理论基础为严重创伤和多发伤患者的救治不依赖手术恢复解剖关系，而取决于对严重内环境紊乱的全面快速纠正，外科手术只是复苏整体过程中的一部分，而不是治疗的终结。DCS 在腹部创伤患者治疗中的应用挽救了许多患者的生命，因此受到外科学界的普遍推崇。

并不是所有的腹部外伤患者都要按照 DCS 模式处理，大多数腹部外伤患者可按常规手术方式处理，腹部严重创伤患者则必须采取 DCS 模式处理。腹部严重创伤患者因内环境严重紊乱、生理功能接近或已达极限，即使技术上能达到一期修复和 / 或重建，机体也难以承受复杂和长时间的修复重建手术，在此种情况下必须采取 DCS 模式处理。DCS 模式适应证不同于一般创伤手术适应证。其客观指征包括：体温＜ 35 ℃、酸中毒（pH ＜ 7.2、碱缺失＞ 15 mmol/L）、凝血功能障碍（凝血酶原时间＞ 19 s 或活化部分凝血活酶时间＞ 60 s）、预计失血量＞ 4 L、输血量＞ 10 U、输液液体量＞ 12 L、手术时间预计＞ 90 min、收缩压＜ 70 mmHg（1 mmHg=0.133 kPa）、血乳酸＞ 5 mmol/L、术中出现心律失常；也包括损伤情况，如严重的肝脏及肝周血管伤［美国创伤外科协会（American Association for the Surgery of Trauma，AAST）损伤分级 4~5 级］，肝损伤 AAST 损伤分级 3~4 级合并脾损伤 AAST 损伤分级 4~5 级，髂血管损伤，严重胰十二指肠损伤，以腹部为主的多发伤［创伤严重度评分（injury severity score，ISS）≥ 25 分］。

损伤控制性剖腹手术（damage control laparotomy，DCL）的目的是止血和减少感染，并尽量缩短手术时间，为后续复苏争取机会。进行腹腔探查时，应迅速判断患者的出血部位并采用结扎、填塞、分流甚至钳夹等方式进行止血，不做任何解剖修复；同时，探查自十二指肠悬韧带至直肠的消化道、空腔脏器的损伤，损伤肠道以吻合器切除或关闭为主，不做吻合；胆道、膀胱和输尿管等损伤，可置管引流而不做修补或吻合；最后行简单、迅速行暂时性腹腔关闭（temporary abdominal closure，TAC）。

DCS 患者腹部严重创伤后，不可避免地造成腹腔污染、器官水肿和腹内压升高，特别是当肠管暴露与外界相通时，会导致其干燥、坏死，大量蛋白质及体液的流失，也会带来严重的不良后果，因此行 TAC 非常必要。目前 TAC 的方法包括局部负压（topical negative pressure，TNP）或真空辅助闭合、Wittmann 补片或临时网、筋膜张力方法（如筋膜牵引缝线）等。首选负压辅助筋膜关闭技术临时关闭腹腔。若条件有限，则可采用简单的连续缝合或用多把巾钳临时钳夹关闭腹腔，甚至可用 3 L 塑料输液袋剪开覆盖或包扎。临时关闭腹腔的特殊优点在于能减轻内脏粘连、避免腹膜回缩，为延迟性关闭腹腔创造条件。在 TAC 过程中一经发现腹腔间室综合征，应敞开腹腔，且 TAC 尽量在 8 天内进行，一旦超过 8 天，腹壁组织缺陷，腹内脏器的回缩或水肿等将影响延迟性关闭腹腔。

（清华大学附属北京清华长庚医院　王　峰）

专家点评二

肠内营养输入途径主要取决于患者胃肠道解剖的连续性、功能的完整性、肠内营养实施的预计时间、有无误吸可能等因素。常用的途径包括口服、鼻胃管、鼻肠管、胃造口、空肠造口等多种，临床上应用最多的是鼻胃管和空肠造口。口服与管饲的区别在于管饲可以保证营养液的均匀输注，充分发挥胃肠道的消化吸收功能。口服对胃肠道功能的要求较高，只适用于能口服摄食但摄入量不足者。最常用的管饲途径是鼻饲管，管端可置于胃、十二指肠或空肠等部位。鼻饲管主要用于短期患者（一般短于 4 周），优点是并发症少、价格低廉、容易放置。此法也可作为长期患者的临时措施。营养支持时间需超过 30 天或胃十二指肠远端有梗阻而无法置管者，则采用空肠造口术。鼻胃管喂养的优点在于胃的容积大，对营养液的渗透压不敏感，适用于胃肠道连续性完整的患者。鼻十二指肠管或鼻空肠管是指导管尖端位于十二指肠或空肠，主要适用于胃或十二指肠连续性不完整（胃瘘、幽门不完全性梗阻、十二指肠瘘、十二指肠不完全性梗阻等）和胃 / 十二指肠动力障碍的患者。此法可基本避免营养液的反流或误吸。经胃造口管喂饲肠内营养可避免鼻腔刺激，而且可用于胃肠减压、pH 监测、给药等。胃造口可采取手术（剖腹探查术或腹腔镜手术）或非手术方式。经皮胃镜下胃造口术无须全身麻醉，创伤小，术后可立即灌食，可置管数月至数年，满足长期喂养的需求。空肠造口可以在剖腹手术时实施，包括空肠穿刺插管造口或空肠切开插管造口，也可以直接在内镜下进行。优点在于可避免反流与误吸，并可同时实行胃肠减压，尤其适用于十二指肠或胰腺疾病者，以及需要长期营养支持的患者。临床应选择一种合适的肠内营养通路，为患者提供合适的肠内营养支持，可减少由长时间应用肠外营养支持治疗导致的并发症，同时减轻患者的经济负担。

（清华大学附属北京清华长庚医院　李元新）

指南背景

《中国腹腔感染诊治指南（2019 版）》推荐使用营养风险筛查 2002（nutritional risk screening 2002，NRS 2002）或危重症营养风险（the nutrition risk in the critically ill，NUTRIC）评分评价腹腔感染患者的营养状况。腹腔感染患者若存在营养不良风险，推荐使用肠内或肠外营养对其进行营养治疗，以改善其预后。对于能够进行胃肠喂养的腹腔感染患者，应考虑在早期（24~72 h）给予肠内营养治疗；对于无法进行胃肠喂养或胃肠喂养不耐受的腹腔感染患者，应尽早给予肠外营养治疗；若单纯给予肠内营养无法达到目标能量供给，则可联合肠外营养进行治疗。对重度腹腔感染患者进行肠内营养治疗时，建议初始给予的非蛋白热卡为 20~25 kcal/（kg·d），在患者可耐受的前提下逐步恢复至正常需要量；若无法实施肠内营养，则可先给予低热卡肠外营养 [≤ 20 kcal/（kg·d）]，随后需要根据患者的耐受性，实施肠内营养并增加肠内营养的量（BPS）。对轻中度腹腔感染患者进行肠外营养治疗时，蛋白质给予量建议为 1.5 g/（kg·d）；而对于重度腹腔感染患者，蛋白质给予量建议为 1.5 ~2.0 g/（kg·d）。对于需要肠外营养治疗的腹腔感染患者，可使用含谷氨酰胺的免疫营养制剂。对于需要特殊营养治疗的重症腹腔感染患者，可使用具有抗氧化作用的维生素（维生素 E 和维生素 C）。对腹腔感染患者进行营养治疗时，推荐常规使用含鱼油的免疫营养制剂，不推荐常规使用含精氨酸的免疫营养制剂。

核心体会

伴有腹部严重损伤的患者，应注意遵循损伤控制性外科理念，即控制出血、感染后建立合适的营养通路，为后续的营养支持提供机会。严重腹部损伤的患者，关腹力求简单，一方面为后续的复苏争取时间，另一方面为控制腹压、二次探查提供条件。腹壁缺损的患者可以采用局部负压或真空辅助闭合、

Wittmann 补片或临时网、筋膜张力方法（如筋膜牵引缝线）等，但要注意早期的肠壁护理，避免肠道空气瘘的发生。

参考文献

［1］ROTONDO M F，SCHWAB C W，MCGONIGAL M D，et al．"Damage control"：an approach for improved survival in exsanguirinating pene-trating abdominal injury［J］．J Trauma，1993，35（3）：375-382．

［2］LAMB C M，MACGOEY P，NAVARRO A P，et al．Damage control surgery in the era of damage control resuscitation［J］．Br J Anaesth，2014，113（2）：242-249．

［3］ROBERTS D J，BOBROVITZ N，ZYGUN D A，et al．Indications for use of damage control surgery and damage control interventions in civilian trauma patients［J］．J Trauma Acute Care Surg，2015，78（6）：1187-1196．

［4］MATSUMOTO H，MASHIKO K，SAKAMOTO Y，et al．A new look at criteria for damage control surgery［J］．J Nippon Med Sch，2010，77（1）：13-20．

［5］李培源，孙士锦，张连阳．多发伤救治中损害控制性剖腹术33例［J］．中华创伤杂志，2016，32（1）：55-58．

［6］MILLER RS，MORRIS JA Jr，DIAZ JJ Jr，et al．Complications after 344 damage control open celiotomies［J］．J Trauma，2005，59（6）：1365-1371．

克罗恩病伴肠瘘患者的营养治疗

庄卓男

清华大学附属北京清华长庚医院

病史及治疗

患者，男性，27 岁。主因"发现脐部包块 5 月余，术后切口流脓 4 个月"来我院（清华大学附属北京清华长庚医院）就诊。

患者于 2020 年 5 月无明显诱因触及脐周包块，突出皮面，间断局部疼痛，无发热、恶心、呕吐、腹胀、腹泻，排便正常。于外院诊断"脐尿管囊肿伴感染"。2020 年 7 月 10 日于外院行开腹脓肿引流术，术中探查发现：脓腔上至脐水平，下至耻骨联合上方，充分冲洗后开放引流。规律换药，伤口渗出逐渐减少，半个月后缝合切口，愈合不佳，复流出灰黄色脓性液体。2020 年 8 月 29 日于外院行开腹探查术，术中探查发现：脐尿管囊肿壁与周围组织粘连水肿，伴脓性渗出，与膀胱壁界限不清，膀胱壁水肿增厚，行根治性切除脐尿管囊肿及部分膀胱，彻底清创。术后病理符合脐尿管囊肿。术后创面留置凡士林纱布条引流，持续引流出灰黄色脓性液体。2020 年 11 月 8 日外院全腹部增强 CT 检查提示：中下腹部病变，考虑腹腔感染伴脓肿形成可能性大，病灶与脐部相连，累及邻近小肠及乙状结肠，少量腹水和盆腔积液。肠系膜多发肿大淋巴结，考虑反应性增生可能性大。2022 年 11 月 8 日之后患者出现间断低热，体温最高达 38.2 ℃。患者既往体健。

入院评估及辅助检查

查体：体温 36.5 ℃，心率 65 次 / 分，呼吸 17 次 / 分，血压 115/60 mmHg，身高 178 cm，体重 55 kg，体重指数 17.4 kg/m²。腹部平坦，脐周手术瘢痕，创面可见灰白色液体流出，周围皮肤无红肿；未见胃肠型及蠕动波，未见腹壁静脉曲张，腹部柔软，脐周压痛，无反跳痛及肌紧张；肝脾肋下未及；墨菲征阴性；腹部未触及明显肿物；腹部叩诊呈鼓音，移动性浊音阴性，肝区及胆囊区叩击痛阴性，肾区及输尿管区叩击痛阴性；肠鸣音 4 次 / 分，未闻及高调肠鸣音及气过水声。

2020 年 11 月 19 日我院全腹部增强 CT 检查提示如下。

（1）描述：下腹部见软组织密度影，呈分叶状，与周围小肠及乙状结肠分界不清，大小约 85 mm×35 mm×89 mm，增强扫描

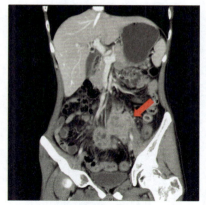

图 6-1　全腹部增强 CT 表现

注：红色箭头处提示腹腔肠瘘、局部渗出、腹膜炎改变。

可见环形强化，邻近部分小肠肠壁增厚，见明显强化，周围见多发肿大淋巴结，大者约 10 mm，下腹壁可见切口影。

（2）诊断：下腹部肿块影，考虑腹腔感染伴脓肿；下腹部术后改变；盆腔少量积液（图 6-1）。

2020 年 11 月 21 日在我院行结肠镜检查：提示循腔进镜回盲部环形狭窄，回盲瓣变形、狭窄。回盲部多发虫蚀样溃疡及假息肉样增生，于溃疡处活检 2 块组织；横结肠、降结肠未见异常；距肛门 20 cm 处乙状结肠可见隆起型溃疡，表面白苔，活检 1 块组织；直肠未见异常（图 6-2）。

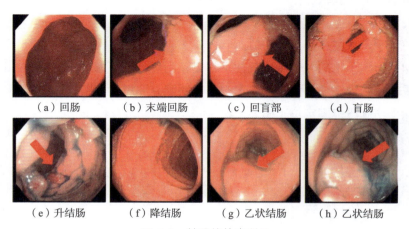

（a）回肠　　　（b）末端回肠　　　（c）回盲部　　　（d）盲肠

（e）升结肠　　　（f）降结肠　　　（g）乙状结肠　　　（h）乙状结肠

图 6-2　结肠镜检查所见

注：红色箭头处提示末端回肠、回盲部、盲肠、升结肠、乙状结肠处病变，呈结节、溃疡。

2020 年 11 月 25 日行瘘管造影术：经盆腔注入对比剂，腹盆腔及部分肠管显影，显示小肠瘘、结肠瘘（图 6-3）。

2020 年 11 月 28 日我院检查结果如下。

（1）肠镜病理活检：升结肠病变，大肠黏膜组织慢性炎伴急性炎，间质散在大量急慢性炎细胞浸润，可见大片肉芽

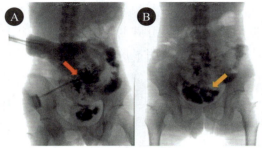

图 6-3　瘘管造影术示小肠瘘、结肠瘘

注：A. 红色箭头处提示部分渗入腹腔；B. 黄色箭头处提示对比剂进入肠道。

组织，未见肉芽肿性病变；乙状结肠病变，送检组织为炎性肉芽组织，伴坏死，未见肉芽肿结构。

（2）免疫组化：升结肠病变，AE1+AE3（-2212）、CD68-5（组织细胞 +）、CD34（血管 +）、巨细胞病毒（-）；乙状结肠病变：巨细胞病毒（-）。

（3）特殊染色（升结肠病变及乙状结肠病变）：抗酸（-）。

（4）原位杂交（升结肠病变及乙状结肠病变）：EBER（-）。

病史及治疗续一

1. 手术治疗

（1）拟行手术名称：肠瘘切除肠吻合术、肠粘连松解术、小肠部分切除术、结肠部分切除术、横结肠造口重建术。

（2）手术范围：小肠及乙状结肠。

（3）手术入路：腹正中切口。

（4）影响手术的关键点：既往手术史，肠瘘、克罗恩病病史明确，腹腔粘连严重，小肠内病变不清，需要术中肠镜明确克罗恩病范围及严重程度，为手术切除损伤肠段范围定位（图 6-4）。

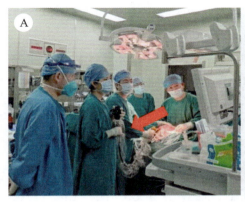 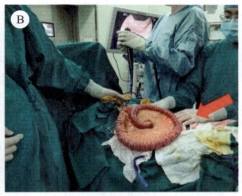

图 6-4　胃肠外科与消化内科联合手术操作

注：A、B.红色箭头示外科手术中联合消化内科的术中内镜共同探查全肠道。

（5）手术经过与发现：距回盲部 150~220 cm 处的小肠病变，小肠系膜内炎性反应严重，乙状结肠可见瘘口，乙状结肠粘连于病变小肠系膜。行病变小肠切除、乙状结肠部分切除，小肠侧侧吻合，降结肠造口术，留置左侧结肠旁沟双套管，右侧盆腔引流管（图 6-5）。

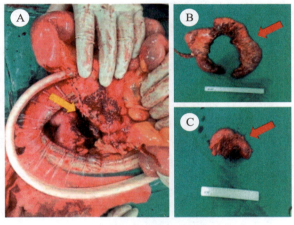

图 6-5　术中探查肠瘘区域及切除标本

注：A. 黄色箭头所指为肠瘘区域，累及肠系膜根部；B、C.红色箭头所指为切除标本。

2.术后病理　小肠及系膜、部分乙状结肠病理活检提示：小肠、结肠多发性溃疡，呈节段性分布，可见肠壁炎及全壁炎，结肠可见裂隙样溃疡，其中一个为透壁性溃疡，伴脓肿及肠瘘形成；黏膜下层显著增宽，淋巴管扩张；可见肠壁各层淋巴细胞聚集增多；黏膜下层、肌层神经束及神经节细胞增生；局部浆膜下见不典型小肉芽肿，部分肠壁纤维组织增生；急性浆膜炎。触及肠周淋巴结 5 枚，呈反应性增生。免疫组化：CD68（+++）、CD138（+）、Kappa（+）、Lambda（+）。综上所述，结合临床，病变符合克罗恩病，合并乙状结肠瘘。

病史及治疗续二

围手术期的肠康复治疗 患者因肠瘘术前禁食、禁水，予以抑酸、补液、肠外营养支持治疗。静脉治疗小组给予经外周静脉穿刺的中心静脉导管（peripherally inserted central venous catheter，PICC）建立与维护，患者目前身高 178 cm，体重 55 kg，体重指数 17.4 kg/m²；营养风险筛查 2002（nutritional risk screening 2002，NRS 2002）评分 3 分，每天给予全胃肠外营养（total parenteral nutrition，TPN）治疗，总能量 1553 kcal（糖类 175 g，总氮量 12 g，糖脂比 1.7；28 kcal/kg）。术后 1~7 天给予 PICC 肠外营养支持治疗（糖类 175 g，总氮量 12 g，糖脂比 1.7，总能量 1553 kcal）。对炎症性肠病（inflammatory bowel disease，IBD）患者的镇痛治疗忌用非甾体抗炎药，一般可选择弱阿片类镇痛药。炎症性肠病患者通常有凝血功能异常，肠黏膜多发病变，术后应预防消化道出血、颅内出血等，及时应用维生素 K_1 等治疗。术后第 8 天患者造口排气、排便通畅，开始经空肠营养管管饲滴水试验（0.9% 氯化钠注射液，20 ml/h）；术后第 9 天开始经空肠营养管管饲肠内营养混悬液（SP）（自 30 ml/h 起，每天增加 10 ml/h，最终至 60 ml/h）；术后第 10 天拔除盆腔引流管；术后第 11 天开始全肠内营养［经空肠营养管管饲肠内营养混悬液（SP）＋半流食］，体重 58 kg，白蛋白 35 g/L；术后第 12 天转入消化内科继续针对克罗恩病治疗。

病史及治疗续三

内科治疗期间、居家肠康复治疗 炎症性肠病的治疗不是内科或外科单一科室的治疗，应该在 IBD 多学科协作（multi-disciplinary team，MDT）联合会诊制度下进行治疗。该患者外科治疗结束，转入消化内科继续 IBD 相关治疗，给予英夫利西单抗生物制剂治疗方案。因为患者仍处在克罗恩病活动期，考虑恢复普通饮食会导致腹泻、腹痛，不利于肠黏膜炎症的恢复。营养方面暂行半流食辅助肠内营养制剂方案。肠内营养混悬液（SP），预消化短肽型制剂，适用于有胃肠道功能或部分胃肠道功能而不能或不愿吃足够数量的常规食物以满足机体营养需求的肠内营养治疗的患者。本品为复方制剂，其主要成分为水、麦芽糊精、乳清蛋白水解物、植物油、维生素和微量元素等人体必需的营养要素。用法用量：首次给予本品 5 mg/kg，在首次给药后的第 2 周和第 6 周及以后每隔 8 周各给予一次相同剂量。对于疗效不佳的患者，可考虑将剂量调整至 10 mg/kg。

该患者于 2021 年 1 月 11 日、2021 年 1 月 25 日、2021 年 2 月 22 日、2021 年 4 月 20 日给予英夫利西单抗 300 mg 4 周期治疗。营养饮食方案为半流食 + 肠内营养混悬液（SP）2500 ml/d 管饲；患者身高 178 cm，体重 60 kg，体重指数 18.9 kg/m²。患者经 4 周期英夫利西单抗治疗后肠镜评估：小肠、大肠病变溃疡，仍处在活动期。检测英夫利西单抗血浓度为 2.6 μg/ml，抗英夫利西单抗抗体血清浓度 < 4 ng/ml，肿瘤坏死因子 –α（tumor necrosis factor-α，TNF-α）88 pg/ml，考虑英夫利西单抗药物浓度不足，调整英夫利西单抗使用频率，缩短治疗疗程为 6 周 / 次。该患者进行抗艰难梭菌治疗。

2021 年 6 月 1 日、2021 年 7 月 13 日、2021 年 8 月 2 日、2021 年 10 月 8 日行第 5~8 周期英夫利西单抗，营养饮食方案仍为半流食 + 肠内营养混悬液（SP）2500 ml/d 管饲。患者经 8 周期英夫利西单抗治疗后肠镜评估：回肠纵行溃疡，大肠、小肠病情活动。考虑英夫利西单抗治疗效果不佳，调整为维得利珠单抗治疗。

2021 年 10 月 11 日、2021 年 10 月 25 日、2021 年 11 月 22 日、2022 年 1 月 17 日、2022 年 3 月 14 日、2022 年 5 月 9 日行 6 周期维得利珠单抗治疗。营养方式仍保持：半流食 + 肠内营养混悬液（SP）2500 ml/d 管饲。患者身高 178 cm，体重 60 kg，体重指数 18.9 mg/kg。继续治疗。

阶段小结

该患者为克罗恩病导致肠瘘，同时伴有营养不良。入院时评估具备手术指征，但同时内镜下评估处于克罗恩病活动期。经过消化中心多学科会诊，决定行手术治疗，以及术后营养治疗和克罗恩病内科生物制剂治疗。手术中在解除肠瘘的同时，还需内镜评估全消化道病变情况，近端肠造口。术后予以营养支持治疗，生物制剂英夫利西单抗治疗，后过渡到维得利珠单抗治疗。患者病情逐步恢复，目前处于康复期，后期待克罗恩病处于稳定期并维持半年后，再行肠造口还纳手术。

专家点评一

营养治疗是炎症性肠病的基础治疗，肠内营养对 IBD 具有治疗作用。正确的肠内营养可以诱导和维持症状缓解，促进肠道黏膜愈合，从而改善营养状况、提高生活质量、促进儿童生长发育。IBD 患者多患有肠功能（动力、消化、吸收）不全，建议使用预消化短肽型制剂。IBD 活动期患者的营养方案应当以低膳食纤维、低脂制剂为主，可以达到缓解症状的效果。肠内营养混悬液（SP）或短肽型肠内营养制剂适用于 IBD 患者，其成分包括 70% 糖类、15% 脂肪、15% 深度水解乳清蛋白。其优点在于"80% 短肽 +15% 氨基酸"便于快速吸收，高效利用；低脂配方可以提高克罗恩病诱导缓解效果；不含膳食纤维。对于活动期的 IBD 患者，笔者推荐：肠内营养混悬液（SP）（500 毫升 / 瓶，1 kcal/ml）；超过 600 kcal/d 时采用全肠内营养管饲；从稀到浓，先慢后快，由少到多，匀速泵入；第 1 天 20 ml/h 泵入 20 h，第 2 天 30~50 ml/h 泵入 20 h，第 3 天 50~100 ml/h 泵入 15 h，第 4 天 100~150 ml/h 泵入 15 h；手术患者根据肠功能恢复状态适当减缓泵入速度。对于缓解期的 IBD 患者，笔者推荐：短肽型肠内营养剂（粉剂 125 克 / 袋，500 千卡 / 袋）；在洁净容器中，注入 50~100 ml 冷 / 温水，加入 1 袋（125 g）短肽型肠内营养剂，充分混合。待粉剂完全溶解后，再加温水至 500~600 ml，轻轻搅拌混匀即可。口服使用：每天 1 袋，每袋可分成 2~3 次服用，冲调后 24 h 内使用；可混入粥、汤等饮食中使用。处于治疗阶段的 IBD 患者，能量需求可以根据静息能量消耗（resting energy expenditure，REE）进行计算。缓解期的 IBD 患者活动量大，能量需求可以根据患者活动量，按 REE 的 1.2~1.5 倍进行每天总能量消耗计算。无热量测定仪时，缓解期成人 IBD 的每天总能量需求与普通人群类似，可按照 25~30 kcal/（kg·d）（1 kcal=4.184 kJ）给予。患者伴有合并症时可具体调整：体温每升高 1 ℃，REE 提高 10%~15%；合并脓毒症时 REE 约提高 20%。建议按照非蛋白质热卡：氮量（150~100 kcal）：1 g 的比例提供氮量。总能量构成中，脂肪应占非蛋白质热卡的 30%~50%。推荐使用 ω–3 鱼油脂肪乳注射液，对肠黏膜恢复有帮助。

（清华大学附属北京清华长庚医院　王　峰）

专家点评二

目前我国大多数 IBD 患者主要是消化内科首诊，非手术治疗失败或已出现手术指征后才会转到外科治疗。具备手术指征的 IBD 患者，多合并肠瘘、肠梗阻、严重营养不良、贫血等，同时还有急腹症、水电解质紊乱甚至生命体征不平稳，再加上糖皮质激素、免疫抑制剂等药物的使用，没有丰富经验的外科医师通常束手无措。标准的治疗方案，应该由胃肠外科医师、消化内科医师、临床营养师、影像科医师、超声科医师、病理科医师等 MDT 制定。基于现代医学理念，目前国内许多大型医疗中心已建成 IBD 多学科合作诊疗模式，制定 IBD 整体治疗方案，帮助患者选择合适的外科治疗时机。

　　具备手术指征的克罗恩病患者，在围手术期准备和外科手术策略方面，有以下几个特点：①克罗恩病患者术前多有营养不良、贫血等问题，与肠道炎症、水肿、梗阻或者肠瘘相关。建议术前 1 周建立中心静脉通道，不能饮食的患者行全肠外营养支持治疗，可以饮食的患者行部分肠外营养＋部分肠内营养＋流食，使肠道炎症减退，便于手术。②恩罗恩病患者的肠道通常有多处活动病变区域，术中应行全消化道探查。笔者推荐手术中联合消化内科应用内镜行全小肠探查。对于部分多节段发病的克罗恩病患者，术前胃镜检查评估其食管情况也是推荐的。克罗恩病肠瘘、肠梗阻患者的术中粘连多为病变区域的局部粘连，与腹腔结核粘连、放射性肠炎粘连等相比粘连不重，仅行区域肠段切除即可，尽可能多保留小肠。③关于是否行一期手术进行肠吻合的问题，笔者推荐根据克罗恩病活动期决定，若患者处于克罗恩病活动期则尽可能不做一期吻合，先行肠造口恢复消化道通畅性和功能性，待消化内科治疗进入稳定期半年后，再行造口还纳手术。病情处于稳定期的患者可行一期吻合，吻合方式建议选择顺蠕动侧侧肠吻合术，术后严密监测观察肠瘘的发生情况。④对于低位回肠造口的克罗恩病患者，从术后营养支持缓缓过渡至饮食。内科治疗阶段的活动性克罗恩病患者不建议完全恢复普食，全肠内营养更有利于肠道炎症的恢复。《炎症性肠病营养支持治疗专家共识（2013·深圳）》推荐：营养支持治疗在用于诱导活动期克罗恩病缓解时，推荐采用专用肠内营养。全肠内营养（total enteral nutrition，TEN）诱导缓解率高于部分肠内营养（partial enteral nutrition，PEN）。儿童和青少年患者的推荐疗程为 6~12 周，成人为 4~6 周。使用肠内营养维持克罗恩病缓解时，可采用 TEN 或 PEN。为提高患者的依从性，可采用 PEN 维持缓解，病情活动时转为 TEN。PEN 的推荐量为每天总能量需求的 50% 以上，常用方法包括：在正常饮食基础上口服补充；白天正常进食，夜间鼻饲半量肠内营养；每 4 个月进行 1 个月的肠内营养。对于空肠造口或者高位回肠造口的克罗恩病患者，收集消化液及再回输至关重要。此类患者术后生活质量较差，应当细心宣教患者如何护理造口，如何回输肠液，如何评估机体的营养、水平衡。⑤其他注意问题：克罗恩病患者多存在营养元素丢失问题，应注意补充营养元素，同时进行预防出血、纠正电解质紊乱、改善贫血等治疗。术后可选用维生素 K_1 预防出血，可适度补充铁、叶酸、维生素等改善贫血，选弱阿片类镇痛药而严禁使用选择性环氧合酶 2 抑制剂。

多数克罗恩病患者行外科治疗留有肠造口，因此术后营养支持和造口护理都是需要重视的。肠内营养供给量低于每天总热能需求的 60%，且持续 3 天以上时，应补充肠外营养，常见于不完全性肠梗阻、肠动力障碍、围手术期、高流量肠外瘘或高位肠造口等患者。口服补充对胃肠道功能要求较高，患者耐受力有限，依从性也较差。口服补充肠内营养超过 600 kcal/d 时建议管饲。管饲方法包括鼻胃管、鼻肠管、经皮内镜下胃造口（percutaneous endoscopic gastrostomy，PEG）和手术胃造口等。除非十分必要，不推荐克罗恩病患者做手术空肠插管造口。管饲期间应监测胃排空情况，避免发生呕吐和误吸。鼻饲管患者如果不耐受，推荐选择 PEG。克罗恩病患者使用 PEG 并不增加胃瘘和其他并发症发生的风险。有胃排空障碍、幽门或十二指肠狭窄、高位克罗恩病（十二指肠或高位空肠）等误吸风险的患者，推荐采用鼻空肠管进行幽门后喂养。胃镜引导下放置鼻空肠管是最常用的方法之一。建议采取持续泵注的方法进行管饲。与间断输注相比，持续泵注能够提高胃肠道耐受性，改善吸收，增加输注量，减少肠内营养并发症。

肠内营养制剂的种类与选择：整蛋白配方、低聚肽（短肽）配方或氨基酸单体（要素膳）配方均可选择。总的来说，应用这 3 类配方进行营养支持治疗时，疗效并无明显差异，但不同个体、不同情况对不同配方的耐受性可能不同。ω-3 多不饱和脂肪酸（polyunsaturated fatty acid，PUFA）能够降低活动期溃疡性结肠炎的内镜和组织学评分，具有激素节省效应，并可提高临床缓解率；补充谷氨酰胺可以改善活动期克罗恩病患者的肠道通透性，但不能改善临床结局。通过益生菌治疗缓解储袋炎的疗效确切，但治疗 IBD 的证据仍不充分。联合应用益生菌和益生元可能对溃疡性结肠炎和克罗恩病有益。

（清华大学附属北京清华长庚医院　李元新）

指南背景

《炎症性肠病营养支持治疗专家共识（2013·深圳）》解释了 IBD 患者需要改善营养不良的必要性。

（1）IBD 患者营养不良的原因主要有以下几个方面：①进食可能诱发腹痛、腹泻、梗阻和出血等胃肠道症状，造成患者进食恐惧，导致营养摄入量减少。②肠管炎症、溃疡和腹泻导致肠黏膜表面丢失的营养物质增加。③肠道不同部位和范围的病变对营养摄入有不同程度的影响，如小肠吸收营养的作用大于结直肠，回肠的作用大于空肠。肠外瘘、肠内瘘以及反复小肠（尤其是回肠）切除会导致肠管吸收面积减少，肠内瘘形成的盲袢使细菌过度繁殖，不利于营养物质吸收。④活动期或合并感染的患者存在高分解代谢状态，会增加能量消耗。⑤治疗药物（如激素、柳氮磺吡啶等）也会对营养和代谢产生不良影响。

（2）营养不良的后果：营养不良会削弱患者的抗感染能力，影响手术切口和肠吻合口愈合，延长住院时间，提高手术并发症发生率和病死率，降低患者的生活质量。营养不良也是造成 IBD 儿童和青少年生长发育迟缓和停滞的主要原因。

（3）营养支持治疗的目的：IBD 营养支持不但能够改善患者的营养状况，提高生活质量，减少手术并发症，还能够诱导和维持克罗恩病缓解，促进黏膜愈合，改善自然病程。因此，将 IBD 的营养支持称为营养支持治疗更合适。

（4）营养支持治疗与药物治疗的关系：营养支持治疗与药物治疗在 IBD 治疗中相辅相成，药物治疗是基础，药物治疗控制病情可以改善营养状况，但某些药物也可导致营养不良。营养支持治疗能改善 IBD 对药物治疗的反应性。

核心体会

患者因自发肠瘘入院，术前 IBD 联合会诊考虑克罗恩病不除外，评估该患者处于克罗恩病活动期，行肠瘘手术及肠造口。术后恢复良好，营养支持由肠外营养过渡到肠内营养＋半流食。后期转入消化内科继续克罗恩病内科治疗。该患者内科治疗以英夫利西单抗为起始，因患者对英夫利西单抗治疗不敏感，药物浓度不高，评估 2 次均未转为内镜缓解期。营养方面主要以肠内营养＋半流食为主，患者体重无明显变化。后期转为维得利珠单抗治疗，因患者仍处于活动期，营养方式暂时仍为肠内营养＋半流食。

参考文献

[1] SASAKI M, JOHTATSU T, KURIHARA M, et a1. Energy metabolism in Japanese patients with Crohn's disease [J]. J Clin Biochem Nutr, 2010, 46 (1): 68-72.

[2] BAROT L R, ROMBEAU J L, FEURER I D, et a1. Caloric requirements in patients with inflammatory bowel disease [J]. Ann Surg, 1982, 195 (2): 214-218.

[3] DOLZ C, RAURICH J M, IBÁÑEZ J, et a1. Energy consumption in patients with Crohn's disease: an evolutionary study during hospitalization [J]. Nutr Hosp, 1995, 10 (2): 81-86.

[4] 许平平, 任黎, 许剑民. 炎症性肠病外科治疗理念的变化 [J]. 中华普通外科学文献 (电子版), 2015, 9 (5): 340-343.

[5] JOHNSON T, MACDONALD S, HILL S M, et al. Treatment of active Crohn's disease in children using partial enteral nutrition with liquid formula: arandomized controlled trial [J]. Gut, 2006, 55 (3): 356-361.

[6] CRITCH J, DAY A S, OTLEY A, et al. Use of enteral nutrition for the control of intestinal inflammation in pediatric Crohn disease [J]. J Pediatr Gastroenterol Nutr, 2012, 54 (2): 298-305.

[7] SANDHU B K, FELL J M, BEATTIE R M, et al. Guidelines for the management of inflammatory bowel disease in children in the United Kingdom [J]. J Pediatr Gastroenterol Nutr, 2010, 50 Suppl 1: S1-S13.

[8] ZACHOS M, TONDEUR M, GRIMTHS A M. Enteral nutritional therapy for induction of remission in Crohn's disease [J]. Cochrane Database Syst Rev, 2007 (1): CD000542.

[9] HEBUTERNE X, BOZZETTI F, MORENOVILLARES J M, et al. 104 Home enteral nutrition in adults: a European multicentre survey [J]. Clin Nutr, 2003, 22 (3): 261-266.

[10] YMAMOTO T, NAKAHIGASHI M, UMEGAE S, et al. Enteral nutrition for the maintenance of remission in Crohn's disease: a systematic review [J]. Eur J Gastroenterol Hepatol, 2010, 22 (1): 1-8.

[11] LOCHS H, DEJONG C, HAMMARQVIST F, et al. ESPEN guidelines on

enteral nutrition: gastroenterology [J]. Clin Nutr, 2006, 25（2）: 260–274.

[12] TAKAGI S, UTSUNOMIYA K, KURIYAMA S, et al. Effectiveness of an half elemental diet'as maintenance therapy for Crobn's disease: a randomized controlled trial [J]. Aliment Pharmacol Ther, 2006, 24（9）: 1333–1340.

[13] SEIDMAN E, JONES A, ISSENMAN R, et al. Relapse prevention/growth enhancement in pediatric Crohn's disease: muhi center randomized controlled trial of intermittent enteral nutrition versus alternate day prednisone [J]. J Pediatr Gastroenterol Nutr, 1996, 23（8）: 344.

[14] WEIMANN A, BRAGA M, HARSANYI L, et al. ESPEN guidelines on enteral nutrition: surgery including organ transplantation [J]. Clin Nutr, 2006, 25（2）: 224–244.

[15] HEBERER M, BODOKY A, 1WATSCHENKO P, et al. Indications for needle catheter jejunostomy in elective abdominal surgery [J]. Am J Surg, 1987, 153（6）: 545–552.

[16] REIGNIER J, MERCIER E, LE GOUGE A, et al. Effect of not monitoring residual gastric volume on risk of ventilator–associated pneumonia in adults receiving mechanical ventilation and early enteral feeding: a randomized controlled trial [J]. JAMA, 2013, 309（3）: 249. 256.

[17] O'KEEFE S J. A guide to enteral access procedures and enteral nutrition [J]. Nat Rev Gastroenterol Hepatol, 2009, 6（4）: 207–215.

[18] ANSTEE Q M, FORBES A. The safe use of percutaneous gastrostomy for enteral nutrition in patients with Crohn's disease [J]. Eur J Gastroenterol Hepatol, 2000, 12（10）: 1089–1093.

[19] NIGHTINGALE J. Gastrostomy place mentin patients with Crohn's disease [J]. Eur J Gastroenterol Hepatol, 2000, 12（10）: 1073–1075.

[20] RUBIO A, PIGNEURB, GARNIER–LENGLINÉ H, et al. The efficacy of exclusive nutritional therapy in pediatric Crohn's disease, comparing fractionated oral *vs*. continuous enteral feeding [J]. Aliment Pharmacol Ther, 2011, 33（11）: 1332–1339.

[21] ASLAN A, TRIADAFILOPOULOS G. Fish oil fatty acid supplementation in active ulcerative colitis: a double–blind, placebo–controlled, crossover study [J]. Am J Gastroenterol, 1992, 87（4）: 432–437.

［22］ DE LEY M，DE VOS R，HOMMES D W，et al. Fish oil for induction of remission in ulcerative colitis ［J］. Cochrane Database Syst Rev，2007，17 （4）：CD005986.

［23］ HAWTHORNE A B，DANESHMEND T K，HAWKEY C J，et al. Treatment of ulcerative colitis with fish oil supplementation：a prospective 12 month randomized controlled trial ［J］. Gut，1992，33（7）：922-928.

［24］ FUJIMORI S，TATSUGUCHI A，GUDIS K，et al. Highdose probiotic and prebiotic cotherapy for remission induction of active Crohn's disease ［J］. J Gastroenterol Hepatol，2007，22（8）：1199-1204.

［25］ ISHIKAWA H，MATSUMOTO S，OHASHI Y，et al. Beneficial effects of probiotic bifidobacterium and galacto-oligosaccharide in patients with ulcerative colitis：a randomized controlled study ［J］. Digestion，2011，84（2）：128-133.

病例 7 复杂肠瘘患者肠内营养通路的建立与治疗策略

徐田磊　李元新

清华大学附属北京清华长庚医院

病史及治疗

患者，女性，65 岁。主因"小肠切除术后 1 个半月，引流管流出粪渣 2 周"于 2022 年 1 月入院。

1 个半月前患者因小肠穿孔、坏死在外院行空肠部分切除术、空肠 – 空肠功能性侧侧吻合，术中发现空肠起始段距十二指肠悬韧带 20 cm 处小肠坏死，坏死范围 20 cm，术中留置鼻空肠管放置在吻合口远端，吻合口远端留置小肠减压管。术后予以流食、肠内营养支持治疗，术后 5 天发现引流管引出粪渣样物质，随即恢复禁食、禁水状态，患者无腹痛、恶心、呕吐等不适，外院医师考虑吻合口瘘，予以肠外营养、抗感染等对症治疗。为进一步治疗，转入我院（清华大学附属北京清华长庚医院）。患者既往 3 个月前无明显诱因出现黑便，行内镜下套扎止血，同时发现小肠不完全性肠梗阻；2 个月前因进食后出现停止排气、排便，腹部 CT 示肠梗阻、腹水，予以穿刺引流，穿刺后 3 天发现引流液中出现粪便残渣，行腹部 CT 提示肠穿孔，并发现血糖升高。1 年前因肺结节切除右上肺叶，病理结果不详。既往高血压病史 2 年，血压最高 170/105 mmHg，平素口服硝苯地平缓释片，血压控制可；9 年前发现脾大，同时发现肝硬化（肝硬化病因不明，乙型肝炎表面抗原阴性，乙型肝炎核心抗体阳性）；行脾切除术后 7 年，术后发现门脉血栓，长期口服抗凝和抗血小板药物，2019 年 10 月之前服用华法林、双嘧达莫、阿司匹林，后改用利伐沙班、阿司匹林至今。

入院评估及辅助检查

　　查体：神志清，精神差，腹部正中切口，长约 20 cm，切口尾侧及切口中部愈合不良，伴黄绿色液体渗出。切口两侧可见减张缝合线，左、右各一根吻合口旁引流管，引出墨绿色液体。腹部正中切口尾侧可见负压封闭引流（vacuum sealing drainage，VSD）引流管。左下腹可见小肠减压管，引出墨绿色液体（图 7-1A）。腹部平扫 CT 示：中腹部可见小肠高密度吻合线，吻合线周围肠壁显示不清；腹腔及腹壁多根引流管置入术后，前腹壁切口引流管周围较多积液、积气；腹腔脂肪间隙模糊，腹膜增厚（图 7-2）。胸部 CT 示：双肺少许炎症，右侧少量胸腔积液。超声心动图示：二尖瓣少量反流，左室射血分数 61%。实验室检查示：C 反应蛋白 63 mg/L，白细胞计数 12.23 × 10⁹/L，血红蛋白 99 g/L，中性粒细胞计数 8.07 × 10⁹/L，降钙素原 1.79 ng/ml，N 端脑钠肽前体 687 pg/ml，肌钙蛋白 T 0.0250 ng/ml，白蛋白 31.0 g/L，血钾 3.27 mmol/L，血钠 136.3 mmol/L，谷丙转氨酶 26.3 U/L，谷草转氨酶 36.8 U/L，总胆红素 8.1 μmol/L，直接胆红素 5.7 μmol/L，血尿素氮 4.9 mmol/L，血肌酐 32 μmol/L。

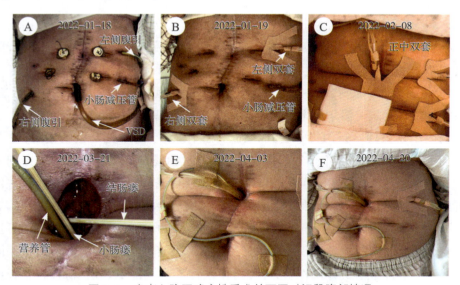

图 7-1　患者入院至确定性手术前不同时间段腹部情况

注：A. 入院时腹部伤口情况及外院留置左、右腹腔引流管、腹部正中伤口引流管和小肠减压管情况；B. 入院后更换左、右腹腔引流为腹腔双套管，拔除腹部正中引流管；C. 腹部正中伤口头侧留置腹腔双套管；D. 腹部正中伤口头侧伤口情况和棉棒指示结肠瘘口、小肠瘘口和空肠营养管位置；E. 经冲洗换药处理后腹部正中头侧伤口较前明显缩小；F. 确定性手术前腹部伤口愈合情况和腹部引流管情况，左侧和右侧腹腔双套管分别位于瘘口处，伤口正中留置空肠营养管。

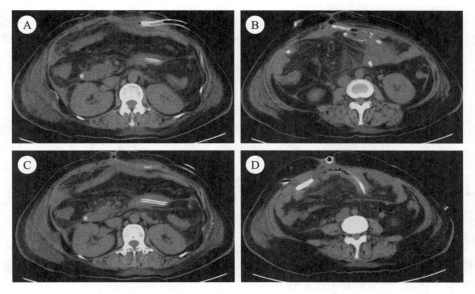

图 7-2　患者入院时腹部平扫 CT 评估腹部情况

注：A. 左侧吻合口旁引流管引流不畅，伴周围积液；B. 中腹部可见小肠高密度吻合线，吻合线周围肠壁显示不清，切口下方感染；C. 吻合口下方肠管水肿；D. 左侧腹腔引流管位置不佳，腹部正中伤口下方可见引流管。

病史及治疗续

　　考虑肠瘘急性期伴腹腔感染，低钠血症和低钾血症，心、肝、肺、肾功能尚可，入院评估后，首先给予补钾、补钠，维持水电解质平衡，根据腹部 CT 提示吻合口周围 2 根腹腔引流管位置欠佳（图 7-2B、图 7-2D），病房将其更换为双套管控制感染原（图 7-1B）。腹部正中切口尾侧伤口与腹腔内瘘口相通，拔除外院留置负压封闭引流管，更换为双套管。给予广谱抗生素（厄他培南 1 g，每天 1 次）控制感染。考虑高流量高位肠瘘，给予奥曲肽和奥美拉唑控制瘘口流量。待水电解质紊乱纠正后开始给予全肠外营养（total parenteral nutrition，TPN）支持，患者每天显性液体丢失量约为 2500 ml：双套管吸引 1000 ml，尿量 1000~1500 ml，排便量 300~500 ml；总液体补充量维持在 2500 ml。每天营养支持基本配方：结构脂肪乳注射液（C6~24）350 ml+ω-3 鱼油脂肪乳注射液 100 ml+ 复方氨基酸（15）双肽（2）注射液（蛋白含量 67 g）500 ml+ 复方氨基酸注射液（18AA- Ⅱ）250 ml+ 葡萄糖 210 g［非蛋白质热卡 1617 kcal，蛋白质含量 88.25 g；按体重计算为非蛋白质热卡 24.88 kcal/（kg·d），蛋白质 1.40 g/（kg·d）]，补充生理需要量的电解质（钾、钠、镁、钙）、维生素和微量元素，由静脉用药集中调配中心配制成全合一营养液，经外周静脉穿刺的中心静脉导管（peripherally inserted central venous catheter，PICC）滴注。2 周后肝功能改善，谷丙转氨酶 83.1 U/L，谷草转氨酶 39.2 U/L。将全肠外营养配方中非蛋白质热卡降至 1300 kcal，蛋白质补充方案调整为复方氨基酸注射液（3AA）500 ml + 复方氨基酸注射液（18AA-Ⅱ）500 ml。1 周后转氨酶逐渐降至正常。

2022 年 1 月 28 日开始评估瘘管解剖，根据造影及造影后 CT 考虑空肠 - 空肠吻合口瘘，伴周围脓腔，瘘管长度小于 2 cm（图 7-3A），尝试更换双套管塑形瘘管，逐渐退管拔除腹部正中切口尾侧双套管，但腹部正中切口头侧（吻合口腹侧）有肠液渗出，遂经此处重新留置 30 Fr 双套管（图 7-1C），同时拔出左侧腹部的小肠减压管，更换为 14 Fr 双套管，冲洗 1 周，冲洗液清亮后拔除。2022 年 2 月 8 日再次造影证实吻合口旁脓腔已基本消失，但瘘口在腹壁下方、高流量瘘，无法缩减双套管并塑形管状瘘，自愈可能性小，且瘘口近端小肠长约 20 cm，远端小肠长约 300 cm（图 7-3B）。2022 年 2 月 9 日遂在介入下经瘘口放置 10 Fr 营养管（图 7-3C），开始肠内营养支持，营养制剂选择预消化短肽型制品 [肠内营养混悬液（SP）（短肽型），1 kcal/ml]，泵速从 20 ml/h 开始并逐步增加至 60 ml/h。启动肠内营养后，全肠外营养逐渐减量，营养支持方案为肠内营养 + 肠外营养，肠外营养变更为成品制剂脂肪乳氨基酸（17）葡萄糖（19%）注射液 1026 ml。待肠内营养增加至 60 ml/h，停用肠外营养，每天经静脉补充液体 1000 ml。考虑自愈可能性不大，瘘口流量控制可，瘘口周围皮肤保护良好，遂经口补充少量肠内营养（每天 100~150 ml），同时口服盐酸洛哌丁胺胶囊控制流量，监测尿量。2022 年 3 月 21 日患者出现腹部正中切口双套管处皮肤红肿伴双套管引出较稠粪便，造影提示横结肠内对比剂显影，考虑高位肠瘘同时伴横结肠瘘（图 7-1D、图 7-3D 至图 7-3F）。经换药后伤口逐渐缩小，造口师评估后考虑小肠瘘同时合并结肠瘘，瘘口造口化有困难。继续双套管引流小肠瘘口，每天以开塞露灌肠，随时清理结肠瘘口粪便并保持伤口干燥。经 10 天左右换药，腹部正中伤口逐渐缩小、愈合（图 7-1D、图 7-1E）。

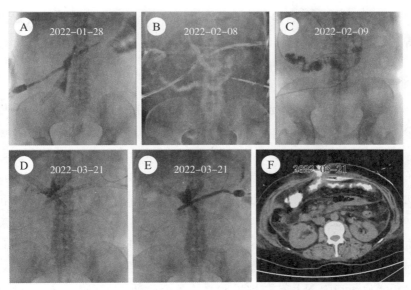

图 7-3　患者入院后至接受确定性手术前不同时间段造影图像和造影后腹部 CT 图像

注：A. 入院后拔除腹腔引流管，造影提示小肠瘘，左、右两侧引流管相通，瘘口周围脓腔；B. 更换双套管后造影提示左、右两侧引流和腹部正中引流位置可，瘘口周围脓腔较前缩小，瘘口远端肠管通畅；C. 介入下经瘘口放置空肠营养管至瘘口远端肠管；D~F. 造影及造影后腹部 CT 证实小肠瘘合并结肠瘘。

阶段小结

稳定期间以肠内营养支持为主，用双套管控制瘘口引流物，造口周围皮肤护理满意（图 7-1F）。白蛋白稳定在 35 g/L 左右，血红蛋白持续上升，炎性指标白细胞、C 反应蛋白和降钙素原基本正常。患者体重稳定在 67.5 kg 左右，体力逐渐恢复，每天步行约 1 km。2022 年 2 月底患者出现脱发，考虑患者高位空肠瘘，尽管应用肠内营养，部分微量元素和维生素在近段空肠吸收，遂于 2022 年 2 月底开始给予患者口服维生素 D_3、复合维生素，同时术前 3 周开始肌内注射维生素 K_3。

患者于 2022 年 4 月 21 日在全身麻醉下行"肠粘连松解＋空肠－空肠吻合口残端瘘闭合＋横结肠部分切除吻合＋回肠造口＋经回肠造口逆行肠排列＋近段空肠插管造口"。术中证实 2 处肠瘘，分别为空肠－空肠功能侧侧吻合残端瘘，吻合口距十二指肠悬韧带 20 cm；横结肠中段唇状瘘，大小约 2 cm×3 cm，伴黏膜外翻。根据术前讨论结果，肠瘘切除、消化道重建的肠瘘确定性手术分 2 期完成，一期切除肠瘘并行回肠造口，恢复肠内营养或口服饮食，旷置已切除并吻合的横结肠瘘。一期手术后患者恢复顺利，恢复口服饮食，等待二期造口还纳手术。

专家点评

笔者根据肠外瘘（enterocutaneous fistula，ECF）的病理生理过程将其分成急性期、稳定期和确定性手术 3 个阶段，每个阶段的治疗目标不同。ECF 急性期的治疗目标是控制脓毒症（sepsis control，S）和稳定病情（stabilization，S），使患者安全过渡至肠瘘稳定期阶段。稳定期阶段患者病情相对稳定，应详细进行解剖学评估（anatomy assessment，A）和伤口护理（wound care，W），给予充分营养支持和消除影响不自愈因素以促进自愈（promote spontaneous closure，P）。ECF 确定性手术（definitive surgery，D）阶段的目标是恢复消化道连续性和腹壁完整性。营养支持（nutrition support，N）贯穿 ECF 治疗的各个阶段。ECF 作为复杂性疾病，自愈和确定性手术治愈的患者应密切随访和指导（guidance，G）。

1. 肠外瘘急性期治疗 本例患者于急性期入院，ECF 初始治疗的关键是控制感染和稳定病情，快速治疗包括抗菌药物治疗、控制感染原、维持水电解质平衡和稳定器官功能。尽早给予抗菌药物治疗极其重要，2021 年《拯救脓毒症运动：2021 脓毒症和感染性休克管理国际指南》建议，一旦腹腔感染所致脓毒症或脓毒症休克诊断明确，应在 1 h 内开始经验性抗感染治疗，每延迟 30 min 病死率升高 1.021 倍（95% CI 1.003~1.038）。此外，还需要遵循降阶梯治疗策略。感染原控制是 ECF 急性期治疗成败的关键。关于感染原控制时机，早期控制感染原的理念已广为接受。2017 年世界急诊外科学会（World Society of Emergency Surgery，WSES）指南推荐，大多数腹腔感染引起的脓毒症或脓毒症休克的患者应该接受紧急的感染原控制；在适当的情况下，病情较轻的患者，可以延迟感染原控制。感染原控制的方式选择应根据患者病史、体征、实验室检查（降钙素原、C 反应蛋白、乳酸等）和腹部 CT 影像等评估确定。控制感染原的手段主要有手术（肠造口、以清创和引流为目的的手术、腹腔开放疗法），影像引导下穿刺引流和更换为黎氏双套管或内吸管的主动引流。在脓毒症治疗的同时，还必须迅速纠正液体、电解质和酸碱紊乱。高流量的近端 ECF 患者常伴随容量耗尽，并有显著的电解质异常和严重的浓缩性碱中毒。无法控制的感染和败血症的患者可能会出现严重的酸中毒，少数患者会出现严重的感染性休克。本例患者急性期控制感染原的手段为更换主动吸引的黎氏双套管和早期应用广谱抗生素，在感染原得到控制后逐渐停用抗生素，以免引起耐药和真菌感染。入院后迅速评估容量、水电解质和酸碱平衡并进行积极纠正，同时评估心、肺、肾等重要器官的功能，必要时可转入重症监护病房进行高级生命支持。经过感染原控制和稳定患者病情后，患者顺利过渡至稳定期阶段。

2. 肠外瘘稳定期治疗　ECF 稳定期阶段需要完成瘘管解剖学评估、伤口护理管理、尝试建立肠内营养通道、评估能否自愈和充分的营养支持。在 ECF 的稳定期阶段，可以在瘘管造影、造影后腹部 CT 或腹部磁共振成像（magnetic resonance imaging，MRI）、胃肠镜和纳米炭的帮助下确定瘘管解剖。需要注意的是，应仔细回顾患者之前的手术记录，尤其是患者在其他医院或由其他外科医师进行的手术。ECF 解剖学评估包括瘘口位置，是单发瘘还是多发瘘，瘘管的长度以及瘘管周围有无脓肿形成，瘘口距离幽门、回肠、肛门有多远，可利用小肠长度和瘘口远端肠管通畅程度，根据这些信息绘制消化道与瘘管关系解剖图。本例患者在稳定期后通过造影和造影后 CT 评估明确为空肠 - 空肠吻合口瘘，单发瘘，瘘口近端小肠约 20 cm，瘘口远端小肠残存长度约 300 cm，瘘口周围伴随脓腔，大小约 3 cm×5 cm，窦道长度约 1.5 cm。ECF 作为复杂性疾病，通常需要动态性评估，除可明确瘘管相关解剖、评估瘘管塑形情况、评估自愈可能外，动态性评估还可以避免漏掉潜在 ECF。本例患者在随后的动态性评估过程中发现还伴有结肠瘘，同时横结肠可疑缺血性狭窄。若未经过动态性评估，行确定性手术将造成灾难性后果。

伤口护理管理是 ECF 治疗的巨大挑战之一，特别是高流量 ECF 的护理。ECF 的流出物会严重侵蚀瘘口周围的皮肤，引起疼痛和继发性感染，给患者造成巨大的身体和心理创伤。ECF 伤口护理的目标为瘘口周围皮肤和组织的保护、患者舒适度和灵活度、流量和异味控制。管状瘘通常可以自愈，通过黎氏双套管主动引流控制。唇状瘘通常不能自愈，在 ECF 稳定期阶段可应用多种造口护理手段使瘘口造口化。本例患者经造口师评估认为瘘口造口化有难度。伤口护理主要是采用黎氏双套管控制肠内容物流量，减少对皮肤的腐蚀。

3. ECF 营养支持　ECF 患者在其治疗过程中极易发生营养不良，营养状态对 ECF 患者的临床结局有重要影响，最佳营养支持与 ECF 患者病死率、自愈率和术后并发症发生率密切相关，纠正并防止进一步营养不良贯穿 ECF 治疗整个过程。控制感染、逆转休克和酸碱平衡的正常化是营养管理中的关键一步，因为它们在改变炎症状态中起重要作用。在这种控制达到之前，尝试逆转分解代谢状态将不充分。在 ECF 急性期阶段，应该尽快从 TPN 开始。在 TPN 期间，如果肠外营养给予量过大或氮提供量过多，同时还合并腹腔感染的情况，患者非常容易发生 TPN 相关的肝功能损害。本例患者在接受 TPN 期间，曾发生肝功能异常（转氨酶升高），经引流腹水并调整 TPN 配方，使肝功能恢复正常。在 ECF 稳定期阶段，一旦瘘管解剖学评估完成，应尽快建立肠内营养通路，进行营养评估、监测和改善患者营养状态，为自愈和确定性手术创造条件。1978 年，黎介寿院士提出 ECF 患者营养支持的原则，即优先给予肠内营养，辅以肠外营养。无论是肠内营养还是肠外营养，营养支持的目的是改善和预防营养不良。与肠外营养相比，肠内营养被认为可以改善肠道屏障功能，降低危重患者感染并发症的发生率和维持免疫功能。因此，目前越来越多的临床医师尝试对处于稳定初期的 ECF 患者实施肠内营养。然而，口服肠内营养通常不推荐用于输出量大的肠瘘患者，特别是流量大于 1.5 L/d 的情况。一旦瘘管解剖学评估完成，患者情况允许，应尽早尝试给予肠内营养，同时要保证避免便秘和远端梗阻。尽管在 ECF 患者中建立肠内营养通路可能是困难的，但是应积极建立肠内营养通路。目前有多种肠内营养通路，根据患者不同情况选择建立不同的营养通路：①鼻肠管可用于十二指肠瘘等上消化道瘘，导管尖端可置于瘘口下方。②从近端瘘口收集肠液，然后从瘘口远端肠管输注。当瘘口位置很低时仍可进行肠内营养，但应在瘘口周围建立良好的引流系统，肠内营养配方选用短肽型。③对于多发瘘，可使用接力灌注。④用特制的装置阻断 ECF，然后灌注肠内营养。无论是通过肠内营养或肠外营养给予充足的营养支持，对尝试 ECF 自愈以及为手术干预（如果需要）做准备都是至关重要的。

（清华大学附属北京清华长庚医院　王　峰）

指南背景

美国肠内肠外营养学会（American Society for Parenteral and Enteral Nutrition，ASPEN）指出，ECF 标准医疗管理侧重控制败血症、伤口护理、优化液体、

电解质和营养管理。营养管理的目标是通过评估营养需求，维持液体和电解质平衡，并且一旦条件适宜即应促进肠外瘘自发闭合。肠外营养和肠内营养联合使用以提供必要的营养，同时尝试减少肠流量，维持液体和电解质平衡，促进肠外瘘自发闭合。生长抑素类药物也用于减少患者肠液漏出并促进肠外瘘自发闭合。根据肠外瘘的部位和长度，现有研究已提出将肠内营养作为 ECF 患者的营养支持和维持肠黏膜完整性的手段。因此，ECF 患者需要长期医疗管理，包括肠内营养和肠外营养，强化液体和电解质管理以及复杂伤口护理，同时等待手术的最佳时期。

核心体会

本例患者经造影和造影后 CT 评估后，瘘口远端小肠约 300 cm，在遵循优先使用肠内营养的前提下，尝试建立肠内营养通路。患者外院留置鼻肠营养管，预估患者肠内营养支持时间大于 3 个月且患者诉鼻肠管无法耐受，且瘘管解剖评估后患者自愈可能性小，遂在介入下经瘘口留置 10 Fr 营养管，肠内营养选择预消化短肽型制剂，自 20 ml/h 开始，逐步增加至 60 ml/h。在肠内营养通道建立后，逐步停用肠外营养，同时监测尿量，静脉间断补充肠外营养。在随后的评估中，本例患者自愈可能性不大（不自愈因素：远端狭窄、高流量、瘘管短于 2 cm、肠道病变），在控制瘘口流量前提下恢复经口肠内营养。尽管建立瘘口远端肠内营养通道，但是因部分维生素主要在上段空肠吸收，要同时注意经口补充维生素，在术前补充维生素 K_1 可以减少患者在确定性手术中的渗血。

参考文献

［1］ SCHECTER W P, HIRSHBERG A, CHANG D S, et al. Enteric fistulas: principles of management ［J］. J Am Coll Surg, 2009, 209 (4): 484-491.

［2］ HUANG J J, REN H J, JIANG Y G, et al. Technique advances in enteroatmospheric fistula isolation after open abdomen: a review and outlook ［J］. Front Surg, 2021, 7: 559443.

［3］ VISSCHERS R G, OLDE DAMINK S W, WINKENS B, et al. Treatment strategies in 135 consecutive patients with enterocutaneous fistulas ［J］. World J Surg, 2008, 32 (3): 445-453.

［4］ BHAMA A R. Evaluation and management of enterocutaneous fistula ［J］. Dis Colon Rectum, 2019, 62 （8）: 906–910.

［5］ RHODES A, EVANS L E, ALHAZZANI W, et al. Surviving sepsis campaign: international guidelines for management of sepsis and septic shock: 2016 ［J］. Intensive Care Med, 2017, 43 （3）: 304–377.

［6］ BARIE P S, HYDO L J, SHOU J, et al. Influence of antibiotic therapy on mortality of critical surgical illness caused or complicated by infection ［J］. Surg Infect（Larchmt）, 2005, 6 （1）: 41–54.

［7］ 中华医学会外科学分会外科感染与重症医学学组, 中国医师协会外科医师分会肠瘘外科医师专业委员会. 中国腹腔感染诊治指南（2019 版）［J］. 中国实用外科杂志, 2020, 40 （1）: 1–16.

［8］ JIMENEZ M F, MARSHALL J C, INTERNATIONAL SEPSIS FORUM. Source control in the management of sepsis ［J］. Intensive Care Med, 2001, 27 Suppl 1: S49–S62.

［9］ SARTELLI M, CHICHOM–MEFIRE A, LABRICCIOSA F M, et al. The management of intra–abdominal infections from a global perspective: 2017 WSES guidelines for management of intra–abdominal infections ［J］. World J Emerg Surg, 2017, 12: 29.

［10］ HOLLINGTON P, MAWDSLEY J, LIM W, et al. An 11–year experience of enterocutaneous fistula ［J］. Br J Surg, 2004, 91 （12）: 1646–1651.

［11］ LI J S, REN J A, ZHU W M, et al. Management of enterocutaneous fistulas: 30–year clinical experience ［J］. Chin Med J（Engl）, 2003, 116 （2）: 171–175.

［12］ WANG F, REN J N, WANG G F, et al. Early active drainage by fine tube bundles improves the clinical outcome of anastomotic leak after abdominal surgery: a pilot randomized, controlled trial in two tertiary hospitals in China ［J］. Surg Infect（Larchmt）, 2019, 20 （3）: 208–214.

［13］ MAJERCIK S, KINIKINI M, WHITE T. Enteroatmospheric fistula: from soup to nuts ［J］. Nutr Clin Pract, 2012, 27 （4）: 507–512.

［14］ HOEDEMA R E, SURYADEVARA S. Enterostomal therapy and wound care of the enterocutaneous fistula patient ［J］. Clin Colon Rectal Surg, 2010, 23 （3）: 161–168.

[15] LYNCH A C，DELANEY C P，SENAGORE A J，et al. Clinical outcome and factors predictive of recurrence after enterocutaneous fistula surgery [J]. Ann Surg，2004，240（5）：825-831.

[16] BRENNER M，CLAYTON J L，TILLOU A，et al. Risk factors for recurrence after repair of enterocutaneous fistula [J]. Arch Surg，2009，144（6）：500-505.

[17] DATTA V，ENGLEDOW A，CHAN S，et al. The management of enterocutaneous fistula in a regional unit in the United kingdom：a prospective study [J]. Dis Colon Rectum，2010，53（2）：192-199.

[18] OWEN R M，LOVE T P，PEREZ S D，et al. Definitive surgical treatment of enterocutaneous fistula：outcomes of a 23-year experience [J]. JAMA Surg，2013，148（2）：118-126.

[19] TERZI C，EGELI T，CANDA A E，et al. Management of enteroatmospheric fistulae [J]. Int Wound J，2014，11 Suppl 1：17-21.

[20] EDMUNDS L H Jr，WILLIAMS G M，WELCH C E. External fistulas arising from the gastro-intestinal tract [J]. Ann Surg，1960，152（3）：445-471.

[21] HEYLAND D K，DHALIWAL R，DROVER J W，et al. Canadian clinical practice guidelines for nutrition support in mechanically ventilated，critically ill adult patients [J]. JPEN J Parenter Enteral Nutr，2003，27（5）：355-373.

[22] KUMPF V J，DE AGUILAR-NASCIMENTO J E，DIAZ-PIZARRO GRAF J I，et al. ASPEN-FELANPE Clinical Guidelines [J]. JPEN J Parenter Enteral Nutr，2017，41（1）：104-112.

[23] WANG G F，REN J N，LIU S，et al. "Fistula patch"：making the treatment of enteroatmospheric fistulae in the open abdomen easier [J]. J Trauma Acute Care Surg，2013，74（4）：1175-1177.

病例 **8** 十二指肠巨大穿孔术后并发
十二指肠残端瘘的综合治疗

赵宏伟
清华大学附属北京清华长庚医院

赵宏伟
清华大学附属北京清华长庚医院

病史及治疗

患者，女性，78 岁。主因"摔伤后右侧髋部疼痛 6 天"，急诊以"右侧股骨颈骨折"收入骨科病房，拟行手术治疗。

患者入院当天突发剧烈腹痛，自上腹部开始，迅速弥散至全腹，急诊行腹部 CT 示消化道穿孔，会诊后转入我科继续治疗。既往高血压病史 20 年，糖尿病病史 5 年，发现慢性肾功能不全、心功能不全 1 月余。10 年前行膀胱结石取石术，2 年前在我院（清华大学附属北京清华长庚医院）行膈疝修补术，术后膈疝复发。

入院评估及辅助检查

查体：生命体征平稳，全腹部压痛、反跳痛、肌紧张，以上腹部为重。右侧大腿内侧瘀斑、肿胀、活动受限，外旋短缩畸形，压痛及叩痛阳性。

腹部 CT 见图 8-1。

实验室检查结果：C 反应蛋白 107 mg/L。白细胞计数 2.88×10^9/L，红细胞计数 3.41×10^{12}/L，血红蛋白 97.00 g/L，中性粒细胞计数 2.29×10^9/L，中性粒细胞百分比 79.50%。谷丙转氨酶 16.1 U/L，谷草转氨酶 13.6 U/L，总胆红素 12.2 μmol/L，白蛋白 26.5 g/L，血肌酐 189.7 μmol/L，血糖 14.63 mmol/L。心肌蛋白及脑钠肽：肌红蛋白 136.3 ng/ml，肌钙蛋白 0.044 ng/ml，脑钠肽 1566 pg/ml。

术前诊断：消化道穿孔——十二指肠穿孔可能，急性弥漫性腹膜炎，股骨颈骨折，慢性肾功能不全、心功能不全，高血压，糖尿病，膈疝修补术后复发。

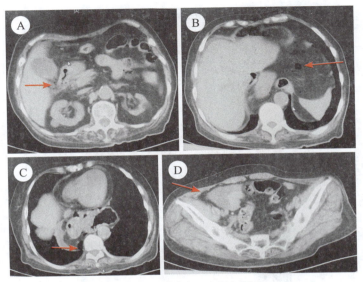

图 8-1 术前腹部 CT 平扫结果

注：A.十二指肠球部肠壁欠规整，似不连续；B.腹腔见散在游离气体；
C.部分胃、腹腔脂肪疝入纵隔，伴有游离气体；D.腹盆腔内可见积液征象。

病史及治疗续

术前联合胃肠外科、麻醉科、重症监护病房、骨科、胸外科行多学科讨论，在全身麻醉下行腹腔镜探查。术中探查见腹腔及盆腔有大量消化液积聚，腹腔及肠间隙存在大量脓胎，确定穿孔部位为十二指肠球部（图 8-2），单纯穿孔修补困难。中转开腹：探查可见十二指肠球前壁巨大穿孔（3.0 cm×2.5 cm）（图 8-3）。手术方式为胃大部切除＋胃－空肠（Rox-en-Y）吻合＋十二场巨大溃疡旷置修补术＋胆囊造口术＋空肠营养管置入术＋十二指肠减压管引流术（图 8-4）。

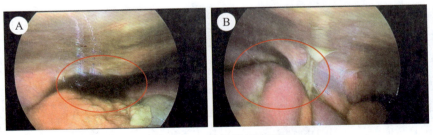

图 8-2 腹腔镜探查所见

注：A、B 中标注部位示腹腔及盆腔有大量消化液积聚，腹腔及肠间隙存在大量脓胎。

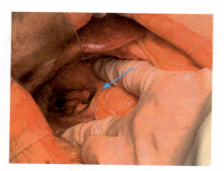

图 8-3　十二指肠球前壁巨大穿孔

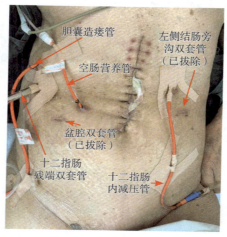

图 8-4　术后引流管情况

术后保持十二指肠内减压、腹腔双套管冲洗；抗感染、胃肠减压、静脉营养支持、使用生长抑素、维持水电解质平衡。术后早期开始肠内营养支持，同时十二指肠消化液经空肠营养管回输，预防消化液丢失；术后病理回报未见肿瘤性病变后，使用生长激素促进组织愈合。

术后第 7 天发现双套管冲洗液有消化液引出，考虑十二指肠残端瘘，行腹部 CT 见十二指肠内减压管打折，腹腔引流管位置良好，腹腔无明显积液（图 8-5）。床旁调整十二指肠内减压管未成功，因术后时间较短，窦道未形成，暂留置，等待窦道形成后进一步调整。保持十二指肠残端双套管引流通畅。术后第 11 天瘘口周围大出血，给予输血、止血、去甲肾上腺素 2 mg＋生理盐水 500 ml＋凝血酶冻干粉 1000 单位＋生理盐水 500 ml 交替持续冲洗，调整双套管位置等治疗后出血停止。术后 14 天，介入下调整十二指肠减压管，经双套管窦道造影明确十二指肠残端瘘（图 8-6）。调整十二指肠内减压管后，十二指肠残端双套管冲洗液变清亮，肠瘘量明显减少。术后 23 天，瘘管造影及十二指肠内减压管造影，提示内减压管在十二指肠降部，位置良好。经瘘管造影仍可见十二指肠瘘（图 8-7）。保持双套管冲洗通畅，冲洗液持续清亮，逐步更换细双套管，为拔管做准备。术后第 30 天，连续腹腔双套管冲洗液清亮，腹部 CT 显示腹腔未见明显积液（图 8-8），考虑十二指肠瘘已自愈，拔除十二指肠残端双套管。术后第 31 天拔除胆囊造瘘管。术后第 33 天，出现心力衰竭、肺部感染、Ⅰ 型呼吸衰竭，给予无创呼吸机辅助呼吸、利尿、抗感染、控制血压等治疗后好转。术后第 35 天查腹部 CT 未见明显腹水，CT 肺动脉造影（computed tomographic pulmonary angiography，CTPA）检查除外肺栓塞。术后第 39 天，患者家属要求自动出院，签字离院。带十二指肠内引流管引流及空肠营养管出院，出院后继续经空肠营养管全量肠内营养支持，术后第 45 天拔除十二指肠减压管及空肠营养管，切口愈合良好。经口进食，排气、排便良好。

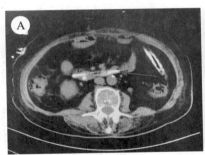
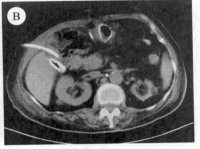

图 8-5　术后第 7 天腹部 CT 表现

注：A、B 示十二指肠内减压管打折，腹腔引流管位置良好，无明显腹水。

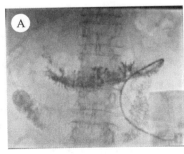
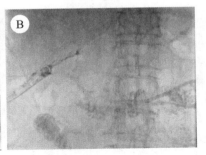

图 8-6　术后 14 天情况

注：A. 介入下调整十二指肠减压管；B. 经双套管窦道造影明确十二指肠残端瘘。

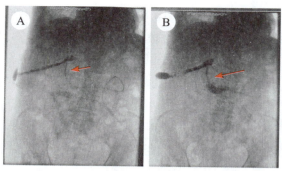

图 8-7 瘘管造影所见

注：A. 术后 23 天，瘘管造影及十二指肠内减压管造影，提示内减压管位置良好；B. 经瘘管造影仍可见十二指肠瘘。

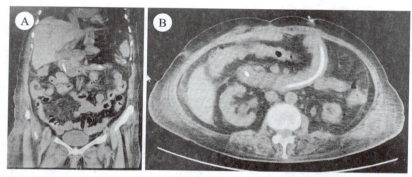

图 8-8 术后第 30 天腹部 CT 表现

注：A、B 示腹腔未见明显积液，十二指肠内减压管位置良好。

术后营养支持 患者术前腹腔感染较重，全身消耗较重，术后查血红蛋白 83 g/L，白蛋白 16 g/L，谷丙转氨酶 19.6 U/L，前白蛋白 92.4 mg/L，谷草转氨酶 41.1 U/L，血肌酐 220.5 μmol/L，估算的肾小球滤过率 17.91 ml/min，C 反应蛋白 309 mg/L，降钙素原 12.99 ng/ml。在给予积极抗感染、抑酸、抑酶、保肝、纠正低蛋白血症治疗的同时，术后早期实施全肠外营养支持治疗。每天目标能量 1000 kcal/d［25 kcal/（kg·d）］，给予低热卡全肠外营养支持，每天基本配方：20% 结构脂肪乳注射液 250 ml，ω-3 鱼油脂肪乳注射液 100 ml，8.5% 复方氨基酸注射液（18AA-Ⅱ）500 ml，5.6% 复方氨基酸注射液（9AA）500 ml，丙氨酰谷氨酰胺 100 ml，葡萄糖 125 g［非蛋白质热卡 1040 kcal，氨基酸 76.48 g；按体重计算为非蛋白质热卡 20 kcal/（kg·d），氨基酸 1.53 g/（kg·d），热氮比 90：1］，补充生理需要量的电解质（钾、钠、镁、钙）、维生素（注射用水溶性维生素＋维他利匹特）和微量元素［多种微量元素注射液（Ⅱ）和甘油磷脂注射液］，由静脉用药集中调配中心配制成全合一营养液，经深静脉置管滴注。因术中留置近端空肠营养管，术后第 3 天，首先经空肠营养管泵入 5% 葡萄糖注射液，每天 500 ml，20 ml/h。术后第 5 天开始过渡到稀释的肠内营养支持，肠内营养混悬液（SP）350 ml+5% 葡萄糖注射液 150 ml，20 ml/h。患者肠内营养耐受良好，使用肠内营养混悬液（TPF-DM）（0.75 kcal/ml），20 ml/h，继续肠内营养支持治疗。患者耐受良好（排气、排便通畅，无腹胀等症状）情况下缓慢、逐渐加量至 50 ml/h，并逐渐减少肠外营养用量，直至停止静脉营养支持。同时因术后并发十二指肠残端瘘，为高位高流量肠瘘，伴有大量消化液丢失，将十二指肠内减压管内引流的肠液，过滤后经空肠营养管回输（100 ml/h），有效预防严重的水电解质紊乱及酸碱失衡。

专家点评一

消化性溃疡很常见，在一般人群中终身患病率为 5%~10%，每年发病率为 0.1%~0.3%。幽门螺杆菌感染、非甾体抗炎药的广泛使用以及酗酒和吸烟等均可提高该病的发病率。在过去的 30 年里，尽管发病率、住院率和病死率大幅下降，但仍有 10%~20% 的患者出现并发症。虽然穿孔不太常见，但它是急诊手术最常见的指征，导致约 40% 的溃疡相关死亡。十二指肠穿孔需积极手术处理。全身情况稳定的穿孔小于 2 cm 的患者，建议采用腹腔镜下单纯缝合修补。穿孔大于 2 cm 较大的十二指肠穿孔，因为缺损太大而无法进行简单修复，需要行胃大部切除术，但术后有可能发生十二指肠残端瘘，容易并发腹腔大出血、腹腔严重感染、水电解质紊乱，危及患者生命。因术前穿孔情况多不能明确，术中正确决策尤为重要。术后正确的营养支持对穿孔及术后肠瘘的愈合至关重要。术后发生十二指肠残端瘘，处理要点为保持腹腔引流及内引流的通畅，营养支持及保持水电解质平衡。

关于十二指肠残端的处理，建议尽可能关闭十二指肠残端，同时保持十二指肠内引流通畅，可有效避免残端瘘的发生，且患者愈合时间明显缩短；消化道重建方式，包括胃 - 空肠（Rox-en-Y）吻合术和毕 Ⅱ 式吻合术，两种方式各有利弊，根据具体情况决定重建方式。如患者有十二指肠病变、胆道病变，建议其行毕 Ⅱ 式吻合，以便术后内镜下进一步处理病变。十二指肠内放置引流管，降低十二肠内压力，能有效预防十二指肠瘘的发生，建议经胃管或空肠造瘘逆行放入十二指内减压管。本例患者术中引流管放置不理想，术后引流不通畅，与术后并发十二指肠瘘有密切关系，建议必要时可行术中 C 臂机造影观察，确保管道在位及通畅；该类型的胃十二指肠穿孔的患者术后发生肠瘘的风险极高，术后充分的营养支持，对预防和治疗十二指肠瘘至关重要。与肠外营养相比，肠内营养被认为可以改善肠道屏障功能，降低危重患者感染并发症的发生率和维持免疫功能，因此，术中肠内营养通道的建立尤为重要，尤其是对于上消化道穿孔术后，无法行经皮内镜空肠造口术（percutaneous endoscopic jejunostomy，PEJ）等传统方式建立肠内营养通道的患者，以及合并心脑血管疾病不能耐受大量静脉输液的高龄老年患者。

（清华大学附属北京清华长庚医院　王　峰）

专家点评二

胃十二指肠穿孔的临床表现通常为突发性腹痛，局限性或广泛性腹膜炎是典型体征，但可能仅在 2/3 的患者中出现。怀疑消化道穿孔时，应首先行腹部 CT。高度怀疑胃十二指肠穿孔，而腹部 CT 没有发现游离气体时，可以使用口服对比剂或通过鼻胃管注入对比剂，以提高诊断灵敏度和特异度。该病例通过腹部 CT 第一时间确诊上消化道穿孔。根据患者腹部 CT 表现考虑为十二指肠穿孔可能。该例患者术中探查与术前判断有差异，发现穿孔为直径约 3 cm 的巨大穿孔。类似患者因溃疡修补及切除困难的术中决断需要考虑以下几个问题：十二指肠残端的处理、消化道重建方式、内引流放置方式、术后肠内营养通道的建立。

术后发生十二指肠残端瘘的处理总体策略是争取瘘自愈，确定性手术是最后的措施。其阶段性治疗策略包括肠瘘的诊断与评估；通畅引流、处理感染与出血并发症；纠正内稳态紊乱和脏器功能支持；营养支持等待肠腔粘连松解；3~6 个月后行确定性手术，切除肠瘘，消化道及腹壁重建。精准评估，充分引流是治疗的基础，控制感染、营养支持及维持内环境稳态是关键。本例患者经过前 3 个阶段的治疗获得痊愈，其中术中放置双套管起了关键性作用，保证了肠液的充分引流，避免了严重的不可控制的腹腔感染的发生。营养支持——通过肠内营养或肠外营养给予充足的营养支持，对预防和治疗肠瘘至关重要，无论是尝试肠瘘自愈还是为手术干预做准备。

营养支持的途径及营养制剂的选择，对改善因急性严重腹腔感染处于应激状态的患者非常重要。早期患者肠功能未恢复，建议开始完全肠外营养支持。使用富含 ω-3 多不饱和脂肪酸的鱼油脂肪乳，调节全身炎症反应及免疫功能。同时注意补充必需脂肪酸。同时根据患者肝肾功能选择适当脂肪乳和氨基酸种类，本例患者存在肾功能不全，选择适合的复方氨基酸注射液（9AA）可避免进一步损伤肾脏功能。同时补充丙氨酰谷氨酰胺保护肠道黏膜屏障。术后尽早恢复肠内营养支持，可以避免长期静脉营养导致的导管感染、肝肾功能异常、心肺功能不全、肠道黏膜屏障破坏等风险，患者可带管出院，进行家庭肠内营养支持，减轻患者经济负担，以及医院床位负担。肠内营养通道的建立是进行肠内营养基础，建议急性腹腔感染、术后高危肠瘘风险的患者，常规建立肠内营养通道。肠内营养制剂的选择可根据患者全身疾病、肠道功能状态来选择，如短肽型、整蛋白型及含有特殊成分的营养制剂。消化液回输可以有效避免高位肠瘘带来的严重并发症，如大量电解质丢失、酸碱平衡紊乱等。

（清华大学附属北京清华长庚医院　李元新）

指南背景

1.《中国腹腔感染诊治指南（2019 版）》

（1）腹腔感染患者应早期行感染源控制［最佳实践声明（best practice statement，BPS）］。

（2）在影像学明确存在腹腔感染性积液前提下，应早期主动行穿刺引流（BPS）。

（3）腹腔感染患者若存在营养不良风险，推荐使用肠内或肠外营养对其进行营养治疗，以改善其预后（极低质量证据，强烈推荐）。

（4）能够进行胃肠喂养的腹腔感染患者，应考虑在早期（24~72 h）给予肠内营养治疗（中等或极低质量证据，强烈推荐）；无法进行胃肠喂养或胃肠喂养不耐受的腹腔感染患者，应尽早给予肠外营养治疗（极低质量证据，强烈推荐）；若单纯给予肠内营养无法达到目标能量供给，可联合肠外营养进行治疗（低或极低质量证据，条件推荐）。

（5）重度腹腔感染患者进行肠内营养治疗时，建议初始给予的非蛋白质热卡为 20~25 kcal/（kg·d），在患者可耐受前提下逐步恢复至正常需要量（低 / 中等质量证据，条件推荐）；若无法实施肠内营养，可先给予低热卡肠外营养 [≤ 20 kcal/（kg·d）]，随后需要根据患者的耐受性，实施肠内营养并增加肠内营养的量（BPS）。

（6）轻中度腹腔感染患者进行肠外营养治疗时，蛋白质给予量建议为 1.5 g/（kg·d）（极低质量证据，条件推荐）；而重度患者，蛋白质给予量建议为 1.5~2.0 g/（kg·d）（中等质量证据，条件推荐）。

（7）需要肠外营养治疗的腹腔感染患者，可使用含谷氨酰胺的免疫营养制剂（低质量证据，条件推荐）。

（8）腹腔感染患者进行营养治疗时，推荐常规使用含鱼油的免疫营养制剂（极低质量证据，强烈推荐），不推荐常规使用含精氨酸的免疫营养制剂（极低质量证据，强烈推荐）。

2.《2020 版世界急诊外科学会指南：消化性溃疡穿孔出血》

（1）消化性溃疡穿孔患者显著气腹或腔外对比外渗或腹膜炎的迹象，建议手术治疗（强烈推荐，基于低质量的证据，1C）。

（2）小于 2 cm 的消化性溃疡穿孔患者，建议进行初次修复。

（3）建议采用一种基于溃疡位置的方法来治疗大于 2 cm 的消化性溃疡穿孔。如果大的胃溃疡怀疑为恶性肿瘤，建议行胃切除术；如果有条件建议完善手术中冷冻切片病理检查。较大的十二指肠溃疡，建议考虑需要切除或修复加 / 减幽门切除 / 胆汁外引流。只在极端情况下进行十二指肠切除术（基于非常低质量的证据，2D）。

3.《2016 版 ASPEN–FELANPE 临床指南：成人肠外瘘患者营养支持》

（1）在液体和电解质平衡稳定后，建议口服饮食或肠内营养，低输出量（＜ 500 ml/d）成人肠外瘘（enterocutaneous fistula，ECF）（提示无远端梗阻）的患者可能是可行和耐受的。然而，高输出量（＞ 500 ml/d）成人肠外瘘的患者可能需要肠外营养来满足液体、电解质和营养需求，以支持自发或手术关闭 ECF（非常低质量的证据）。

（2）根据营养评估结果提供 1.5~2.0 g/（kg·d）的蛋白质，并提供适合患者能量需求的能量摄入。肠空气瘘和瘘输出量高的患者可能需要更多的蛋白质 [高达 2.5 g/（kg·d）]（证据质量：仅基于共识，因为没有最近的证据）。

（3）不推荐多组分免疫增强配方来改善成人肠外瘘患者的预后。认为口服谷氨酰胺可以降低病死率和提高瘘管闭合率（非常低质量的证据）。

（4）建议在高输出量成人肠外瘘的患者中使用生长抑素类似物，作为一种减少肠液分泌和增强自发闭合的方法（中等质量的证据）。

（5）基于专家共识，建议在患者医学稳定、瘘管输出可控时，以及高输出量成人肠外瘘患者可考虑家庭肠外营养支持（证据质量：仅基于共识，因为没有最近的证据）。

核心体会

上消化道穿孔应警惕巨大的、难以修补的穿孔，术前做好预案，术中要想到术后发生十二指肠瘘的可能，做好相关预防措施，腹腔双套管及十二指肠内引流是预防和治疗十二指肠瘘的关键措施。建议急性腹腔感染、术后高危肠瘘风险的患者，常规建立长的肠内营养通道。肠内营养制剂的选择可根据患者全身疾病、肠道功能状态来选择。正确的消化液回输对维持高位肠瘘患者的营养状态及水电解质平衡至关重要。术后在积极控制腹腔感染的同时，还要积极给予营养支持，改善患者营养不良状态，争取好的预后。

参考文献

［1］ LANAS A，CHAN F K L. Peptic ulcer disease［J］. Lancet，2017，390（10094）：613–624.

［2］ KAVITT R T，LIPOWSKA A M，ANVANE-YEBOA A，et al. Diagnosis and treatment of peptic ulcer disease［J］. Am J Med，2019，132（4）：447–456.

［3］ BERTLEFF M J，LANGE J F. Perforated peptic ulcer disease：a review of history and treatment［J］. Dig Surg，2010，27（3）：161–169.

［4］ LAU J Y，SUNG J，HILL C，et al. Systematic review of the epidemiology of complicated peptic ulcer disease：incidence，recurrence，risk factors and mortality［J］. Digestion，2011，84（2）：102–113.

［5］ SØREIDE K，THORSEN K，HARRISON E M，et al. Perforated peptic ulcer［J］. Lancet，2015，386（10000）：1288–1298.

［6］ CIROCCHI R，SOREIDE K，DI SAVERIO S，et al. Meta-analysis of perioperative outcomes of acute laparoscopic vs open repair of perforated gastroduodenal ulcers［J］. J Trauma Acute Care Surg，2018，85（2）：417–425.

［7］ LIN B C，LIAO C H，WANG S Y，et al. Laparoscopic repair of perforated peptic ulcer：simple closure versus omentopexy［J］. J Surg Res，2017，220：341–345.

［8］ 中华医学会外科学分会外科感染与重症医学学组，中国医师协会外科医师分会肠瘘外科医师专业委员会. 中国腹腔感染诊治指南（2019 版）［J］. 中国实用外科杂志，2020，40（1）：1–16.

［9］ HEYLAND D K，DHALIWAL R，DROVER J W，et al. Canadian clinical practice guidelines for nutrition support in mechanically ventilated，critically ill adult patients［J］. JPEN J Parenter Enteral Nutr，2003，27（5）：355–373.

［10］ SOREIDE K，THORSEN K，SØREIDE J A. Strategies to improve the outcome of emergency surgery for perforated peptic ulcer［J］. Br J Surg，2014，101（1）：e51–e64.

［11］ SURIYA C，KASATPIBAL N，KUNAVIKTIKUL W，et al. Diagnostic indicators for peptic ulcer perforation at a tertiary care hospital in Thailand［J］. Clin Exp Gastroenterol，2011，4：283–289.

［12］ THORSEN K，GLOMSAKER T B，VON MEER A，et al. Trends in diagnosis and surgical management of patients with perforated peptic ulcer［J］. J Gastrointest Surg，2011，15（8）：1329–1335.

［13］ GRASSI R，ROMANO S，PINTO A，et al. Gastro–duodenal perforations：conventional plain film，US and CT findings in 166 consecutive patients［J］. Eur J Radiol，2004，50（1）：30–36.

［14］ MALHOTRA A K，FABIAN T C，KATSIS S B，et al. Blunt bowel and mesenteric injuries：the role of screening computed tomography［J］. J Trauma，2000，48（6）：991–1000.

病例 9 短肠综合征的营养治疗

刘伯涛

清华大学附属北京清华长庚医院

病史及治疗

患者，男性，21岁。主因"小肠坏死、广泛切除术后7天"于2021年8月7日收入我院（清华大学附属北京清华长庚医院）胃肠外科。

患者于2021年7月23日无明显诱因出现腹部隐痛，以脐周为主，间断发作，症状自行缓解。7月28日症状加重伴恶心，当地医院予对症支持治疗后症状缓解。7月31日患者腹痛加剧伴发热，当地医院考虑"急性弥漫性腹膜炎伴感染性休克"。予以急诊手术，经既往腹部正中手术瘢痕切口，探查发现距十二指肠悬韧带远端5 cm至回盲部近端30 cm小肠广泛坏死，术中考虑为由肠系膜上静脉栓塞导致的肠管坏死，遂行"小肠次全切、空肠近端插管造口、回肠末端单腔造口术"。术后患者间断发热，最高达39.0 ℃，术后第7天（8月7日）出现肢体活动不利、言语障碍，头部CT见左侧多发脑梗死灶，结合患者既往脾脏切除术史，考虑高凝状态导致的脑血管栓塞，给予甘露醇等对症治疗，为行进一步治疗收入院。患者既往无内科疾病史，2006年（患者当时6岁）因外伤行经腹部正中切口脾脏切除手术。

入院评估及辅助检查

查体：体温36.0℃，脉搏100次/分，呼吸20次/分，血压124/74 mmHg，身高188 cm，体重104 kg，体重指数29.4 kg/m²，营养风险筛查2002（nutritional risk screening 2002，NRS 2002）评分5分。一般情况较差，精神状态萎靡，右侧肢体偏瘫合并言语障碍。腹部可见术后切口，中间处可见脂肪液化，左上腹部可见插管造口的乳胶管，管路周围可见消化液流出，考虑合并残端肠瘘；右下腹见末端回肠造口，黏膜红润；双侧腹部可见腹腔引流管，引流液混浊，考虑合并腹腔感染。

73

实验室检查结果：C 反应蛋白 170 mg/L，白细胞计数 35.5×10^9/L，红细胞计数 3.82×10^9/L，血红蛋白 117 g/L，血小板计数 667×10^9/L，中性粒细胞百分比 70%；谷丙转氨酶 260.5 U/L，谷草转氨酶 58.6 U/L，总胆红素 64.1 μmol/L，直接胆红素 46.3 μmol/L，血清总蛋白 63.5 g/L，白蛋白 34.9 g/L，血钾 3.2 mmol/L，血钠 125.5 mmol/L。腹部 CT：腹壁切口下方感染灶，伴脓肿腔形成。小肠近端剩余约 5 cm，腔内可见插管造口引流管，腹壁引出处可见脓肿腔，远端剩余 30 cm，近侧断端经右下腹单腔造口，胆囊增大明显，胆囊床可见少量渗出（图 9-1）。

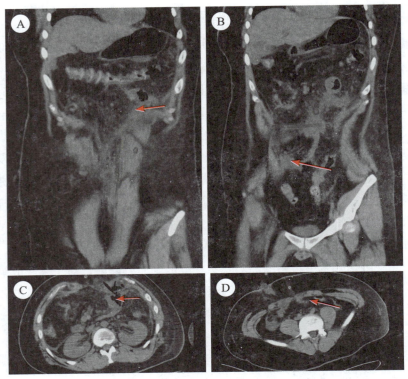

图 9-1　冠状位 CT 提示患者腹腔剩余小肠的情况

注：A. 红色箭头所指为剩余空肠的残端；B. 红色箭头所指为剩余回肠的残端；C. 红色箭头所指为残留空肠，其残端为插管造口并引出腹壁，周围可见感染；D. 红色箭头所指为残留回肠，因长期旷置，肠管挛缩、管腔变细。

综上所述，患者入院诊断考虑：腹腔感染、空肠残端肠瘘、电解质紊乱、短肠综合征（小肠广泛切除术后）、外伤致脾脏切除术后、左侧多发脑梗死、左侧肢体障碍、言语功能障碍。

病史及治疗续一

　　短肠综合征急性期营养支持治疗　短肠综合征是指大段小肠切除术后，残存的肠管不能维持患者营养需要的吸收不良综合征，以营养不良、体重减轻、脂肪泻（如消化道保持连续性的情况下）为临床特点。该患者的病症发生在肠管广泛切除术后，病因考虑为既往脾切除术后机体长期处于高凝状态，发生肠系膜血管病变导致肠坏死；患者在肠切除术的围手术期因高凝状态发生脑梗死。患者入院时为肠切除术后第 7 天，属短肠综合征急性期。由于大量消化液（主要为上消化道来源）经插管造口引流和广泛小肠切除，导致水、电解质紊乱及营养物质不能吸收，尤其以水、电解质紊乱为主。患者术后脑梗死除围手术期感染的因素外，还应考虑短肠综合征急性期大量消化液丢失导致的容量不足。

　　该期处理不当的后果：患者会出现体重减轻；钙、镁吸收不足导致的抽搐；维生素 K 吸收不良导致的凝血功能障碍、全身出血倾向和紫癜；失去反馈机制导致的胃液分泌量增加，进而出现消化性溃疡、胃出血。根据该期的病理生理特点，入院初期的治疗重点如下：静脉营养支持（注意钙、镁、微量元素、维生素的额外补充）、纠正水电解质紊乱、抑制胃酸分泌。另外，针对腹部正中切口及小肠残端瘘，分别予以开放换药、双套管冲洗治疗，以促进愈合。此外，进行左上腹肠瘘、腹壁切口、腹腔引流管等各处细菌培养，早期广谱抗生素治疗（针对肠腔常见的革兰氏阴性杆菌、肠球菌），后期根据药敏试验结果调整为敏感药物。

　　针对患者全身感染、淤胆导致的肝功能异常及胆红素升高，除进行经皮经肝胆囊穿刺置管引流、每天胆囊冲洗外，早期的静脉营养配比应注意糖的比例不要过高，保证糖的供能占比为 40%~50%。该患者早期的静脉营养支持配方：复方氨基酸注射液（18AA–Ⅱ）750 ml，谷氨酰胺 20 g，结构脂肪乳注射液（C6~24）250 ml，10% 葡萄糖注射液 750 ml，50% 葡萄糖注射液 250 ml，普通胰岛素 16 U（限糖尿病患者），氯化钠注射液 500~1000 ml（根据患者尿量调整），浓氯化钠（10 ml：1 g）注射液 30~40 ml（根据血钠结果调整），15% 氯化钾注射液 40~50 ml（根据血钾结果调整），注射用 12 种复合维生素 2 支，甘油磷酸钠注射液 10 ml，硫酸镁注射液（10 ml：1 g）5~10 ml（根据血镁结果调整），葡萄糖酸钙注射液（10 ml：1 g）10~20 ml（根据血钙结果调整），多种微量元素注射液（Ⅱ）20 ml（总能量 1700 kcal，液体量 2600~3200 ml，葡萄糖供能约占 47%，非蛋白质热卡与氮比值约为 200：1）。

病史及治疗续二

短肠综合征慢性期营养支持治疗 急性期患者经历数周至 2 个月可转至慢性期，此时剩余的小肠与机体逐渐代偿。小肠的代偿包括肠腔增大、黏膜增厚。该患者入院后 1 个月，水电解质情况维持平稳、营养不良改善，腹壁切口感染处及左上腹肠瘘得到控制。此外，经康复科治疗，肢体言语障碍也部分恢复。此时，除应用静脉营养外，应考虑利用患者残存的远端回肠及结肠，进行消化液的回输及肠内营养的输注，方便进一步维持患者水电解质平衡状态。经患者右下腹造口进行插管，将近端肠管引流的肠液，过滤、适当稀释后予以回输，再根据患者肛门排泄次数、粪便性状，逐渐加量，并辅助使用止泻药物。最终维持在每天回输肠液 300~500 ml，肠内营养每天 150~350 ml，患者全身营养状态逐渐改善，肝功能异常及胆红素升高也得以纠正。

经上述治疗，入院后 2 个月患者复查实验室检查结果：C 反应蛋白 8.57 mg/L，白细胞计数 7.8×10^9/L，红细胞计数 4.56×10^9/L，血红蛋白 131 g/L，血小板计数 447×10^9/L，中性粒细胞百分比 35%；谷丙转氨酶 120 U/L，谷草转氨酶 42.6 U/L，总胆红素 20.4 μmol/L，直接胆红素 14.4 μmol/L，总蛋白 65.9 g/L，白蛋白 36.8 g/L，血钾 4.1 mmol/L，血钠 138.5 mmol/L。复查腹部 CT 结果见图 9-2。

病史及治疗续三

短肠综合征患者消化道重建及术后营养支持治疗 等待患者腹腔感染消退、腹腔粘连缓解后，我科（胃肠外科）择期为患者进行了空肠造口还纳、残余空肠及回肠吻合、胆囊切除手术。术中探查近端剩余 10 cm（外院手术记录描述为剩余 5 cm，我院术中探查再次测量为 10 cm）、远端（包括回盲瓣在内）剩余 30 cm，行肠管侧侧吻合。得益于术前营养支持、腹壁切口造口护理、康复科功能训练，患者此次手术无术中、术后并发症。术后第 2 天下床，第 7 天肛门排气，第 10 天开始经口进食。但考虑患者剩余小肠仅 40 cm，经口进食无法满足术后的营养，故经鼻放置空肠营养管进行肠内营养连续输注的支持治疗。遵循从低浓度、低速度逐渐加量的原则，采用富含膳食纤维的肠内营养制剂，如肠内营养混悬液（TPF-DM），配合止泻、消化酶制剂药物，经 3 周的时间，患者肠内营养输注速度可稳定在 60~65 ml/h，每天排便 3~4 次，粪便为糊状，完全摆脱静脉营养，予以出院进行家庭肠内营养支持治疗。

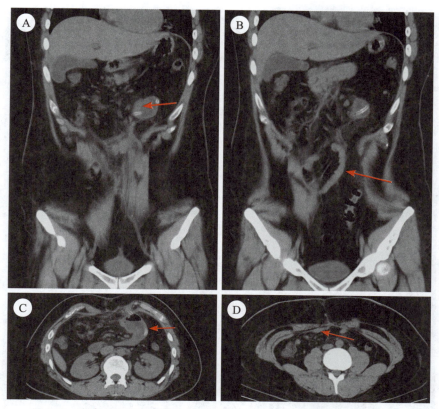

图 9-2　患者入院经过营养支持后复查腹部 CT，腹腔剩余肠管 CT 结果

注：A. 红色箭头所指为剩余空肠的残端；此时患者腹腔、腹壁感染情况较图 9-1 明显改善，之前腹腔感染、肠管及系膜间炎性渗出大部分已消失；B. 红色箭头所指为剩余回肠的残端；C. 红色箭头所指为残留空肠，此时腹壁感染较图 9-1 已完全缓解，证实患者入院后的营养支持及对感染灶的引流是有效的；D. 红色箭头所指为残留回肠。

出院前复查实验室检查结果：C 反应蛋白 18.0 mg/L，白细胞计数 7.18×10^9/L，红细胞计数 3.88×10^9/L，血红蛋白 114 g/L，血小板计数 547×10^9/L，中性粒细胞百分比 30%；谷丙转氨酶 109.4 U/L，谷草转氨酶 46.0 U/L，总胆红素 9.6 μmol/L，直接胆红素 6.8 μmol/L，总蛋白 63.6 g/L，白蛋白 34 g/L，血钾 4.1 mmol/L，血钠 138.4 mmol/L。

复查腹部 CT 结果见图 9-3。

专家点评

短肠综合征常发生在广泛的肠切除术后，常见的病因为小肠扭转、梗阻、腹内疝或腹外疝绞窄、小肠肿瘤、肠系膜血管疾病。此外，大段的肠

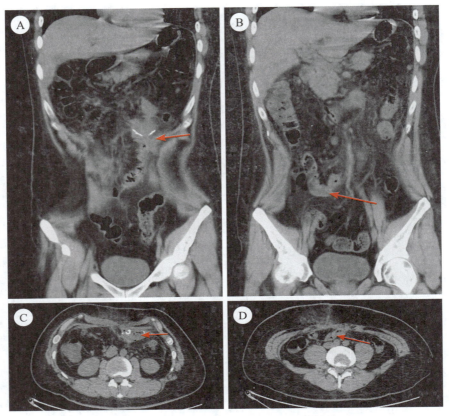

图 9-3　患者术后腹部 CT 提示小肠的情况

注：A. 红色箭头所指为空肠与回肠吻合口；B. 红色箭头所指为既往剩余的回肠及回盲部；C. 红色箭头所指为空肠与回肠吻合口，周围无渗出，证实术后无吻合口周围炎及肠瘘；D. 红色箭头所指为既往剩余的回肠。此时患者消化道重建已完成，恢复经鼻肠内营养支持及肛门排便，残存的回肠较图 9-1 中肠管黏膜增厚、管腔增粗。

管功能损伤如放射性肠炎，不符合解剖的消化道吻合，如胃 – 回肠吻合、空肠 – 结肠吻合，也可以产生类似的临床综合征。因为回盲瓣及结肠在减慢肠内容物通过、吸收水及电解质方面起重要的作用，加之末端回肠具有吸收胆盐、减少结肠液体分泌的功能，因此外科医师在行肠切除术时，应牢记远端肠道比近端肠道在生理上更加重要，而且，短肠综合征患者恢复消化道连续性也异常重要。该患者小肠广泛切除术后，残余远端小肠约 40 cm 并存在回盲瓣。在患者消化液回输、肠内营养输注、消化道重建后减慢内容物通过速度、减少结肠分泌等各方面，均提供了解剖和生理的基础。

　　目前对于短肠综合征治疗形成了以肠道康复和肠道替代为目的的两大治疗方向，具体包括营养支持、促进残存小肠适应性代偿的肠康复内科治疗、非移植外科手术和小肠移植 4 类措施。对于每例短肠综合征患者，都应组织多学科协作（multi-disciplinary team，MDT）对其病情进行详细评估，选择合适的治疗措施以期达到最好的治疗结果。肠道连续性恢复手术在短肠综合征的整体治疗体系中发挥重要作用，在此基础之上，可完成小肠延长手术，可进行促进残存小肠适应性代偿的肠康复内科治疗，也可进行小肠移植桥接手术。既往观点认为残存小肠过短，恐难以摆脱全肠外营养（total parenteral nutrition，TPN）支持，但本例患者在完成恢复消化道连续性的空肠造口还纳、残存空肠回肠吻合术的消化道重建手术，又经过促进残存小肠适应性代偿的肠康复内科治疗后，患者最终摆脱了 TPN 支持，依赖口服低脂饮食维持生存。

　　短肠综合征患者的营养支持应根据其病理生理分期选择不同的营养支持策略。短肠综合征急性期应用 TPN，除可改善患者营养不良、纠正肝功能异常、纠正水电解质紊乱、补充微量元素和维生素外，也为患者的切口愈合、残端肠瘘自愈、全身及腹腔抗感染治疗、肢体偏瘫康复、言语障碍恢复、择期消化道重建提供了基础。过渡至慢性期后，充分利用残存的小肠行肠内营养治疗，恢复远端肠管肠黏膜功能，再次巩固上述治疗效果。基于以上的综合支持治疗，患者择期的造口还纳、消化道重建手术才能顺利进行，并且无术中、术后并发症发生。

　　促进残存小肠适应性代偿的肠康复内科治疗也是以含膳食纤维的肠内营养或膳食指导为基础，结合一些内科药物为治疗方案的。理想的残存小肠康复治疗的目的是促进残存小肠结构和吸收功能的适应性代偿达到最大化，使残存小肠营养吸收功能代偿达到极限，最终能摆脱 TPN，依靠自主饮食或部分肠内营养维持生存，尽可能减少患者病情发展为小肠移植适应证或患者只能依赖 TPN 维持生存的可能。笔者既往应用含膳食的肠内营养、生长激素和谷氨酰胺对短肠综合征患者进行肠康复治疗，使部分患者摆脱肠营养支持，本例患者亦是如此。胰高血糖素样肽 -2（glucagon-like peptide-2，GLP-2）是新近发现的肠上皮特异性生长因子，目前在国外已商品化，其使短肠综合征患者肠康复治疗的疗效有了一定的提高。

　　大多数的短肠综合征患者在广泛肠切除 2 年内，肠功能会部分或完全代偿，其中幼儿、青少年患者代偿能力较年龄大者要好。超过 2 年，残存的短肠虽然可以进一步代偿，但功能改善不会超过之前的 5%~10%。因此，本例患者末次手术后肠功能仍在逐渐代偿，利用鼻饲管进行肠内营养支持治疗，使患者摆脱静脉营养，回归家庭生活。

（清华大学附属北京清华长庚医院　李元新）

指南背景

《中国短肠综合征诊疗共识（2016 年版）》 短肠综合征的治疗，包括肠外和肠内营养支持治疗、改善症状与促进肠道适应的药物治疗，增加肠道有效的吸收面积、针对该综合征出现的并发症，以及严重的肠外营养支持并发症时的小肠延长术或移植手术。临床医师应针对患者的病因、短肠综合征的类型及治疗的有效性选择个体化的治疗方案。该指南针对上述临床问题制定了规范的诊断和治疗。

核心体会

短肠综合征患者常伴有腹泻、脱水、体重减轻、微量元素缺乏等临床表现，很大程度与切除肠管的长度和部位有关。根据剩余肠管的部位、功能和距末次肠管切除手术时间长短的不同，选择不同形式的营养支持治疗，是治疗成功的关键。

参考文献

［1］黎介寿. 肠外瘘［M］. 2 版. 北京：人民军医出版社，2004.

［2］DIBASE J K，YOUNG R J，VANDERHOOF J A. Intestinal rehabilitation and the short bowel syndrome：part 1［J］. Am J Gastroenterol，2004，99（7）：1386-1395.

［3］JOLY F，DRAY X，CORCOS O，et al. Tube feeding improves intestinal absorption in short bowel syndrome patients［J］. Gatroenterology，2009，136（3）:824-831.

［4］MISHKIN S. Daity sensitivity，lactose malabsorption，and elimination diets in inflammatory bowel disease［J］. Am J Clin Nutr，1997，65（2）：564-567.

［5］ MESSING B，CRENN P，BEAU P，et al. Long-term survival and parenteral nutrition dependence in adult patients with the short bowel syndrome ［J］. Gatroenterology，1999，117（5）: 1043-1050.

［6］ AMIOT A，MESSING B，CORCOS O，et al. Determinants of home parenteral nutrition dependence and survival of 268 patients with non-malignant short bowel syndrome ［J］. Clin Nutr，2013，32（3）: 368-374.

病例 **10** 管状瘘快速闭合治疗中营养支持的给予方式

席小明

中国医科大学航空总医院

病史及治疗

患者，女性，29 岁。主因"胰十二指肠切除术后 3 个月，腹腔引流管黄绿色肠液样液体流出 2 个月"收入我院（中国医科大学航空总医院）。

患者因胰腺肿物于外院择期手术行"胰十二指肠切除"，术后病理报告为"胰腺侵袭性纤维瘤病"。术后 1 个月患者出现持续高热，体温最高达 39.0 ℃，同时发现其腹腔引流管内有黄绿色肠液样液体流出，每天 300~500 ml。同时患者伴有明显呛咳症状，咳出黄绿色较稀薄痰液，平卧后更明显，因此不敢平卧。当地医院予禁食水、补液、抗感染治疗，效果不佳，仍高热，状态差。患者诉近来体重减轻明显（减轻 6~7 kg）。既往体健，无特殊疾病。

入院评估及辅助检查

入院时情况：患者入院时由平车推入病房，斜靠半坐于平车上，强迫体位；呛咳明显，见黄绿色液体咳出。体温 39.5 ℃，心率 108 次 / 分，血压 110/75 mmHg。表情木然，精神状态较差，反应较迟钝。左肺呼吸音稍弱，呼吸音较右侧粗。左侧腹部可见 2 根粗乳胶引流管，内可见黄绿色液；左上腹部可见一空肠营养管（图 10-1）；全腹部尚软，左中上腹部轻压痛，反跳痛不明显；肠鸣音可闻及。身高 162 cm，行动不便，一直卧床，体重未测，体重指数未测，体形偏瘦、营养状况一般。入院营养风险筛查 2002（nutritional risk screen 2002，NRS 2002）评分 5 分。

入院诊断：肠外瘘、腹腔感染、胃肠功能障碍、营养不良、中度贫血、血小板减少症、低钠血症、胰十二指肠切除术后。

实验室检查结果：白细胞计数及中性粒细胞百分比未见增高，血小板计数 20×10^9/L，血红蛋白 80 g/L，肝功能及肾功能指标未见异常，血钠 129 mmol/L。

入院后积极完善肠瘘及胃肠道评估、调查。经引流管注入对比剂，见腹腔有一脓腔存在，见对比剂进入小肠；同时见对比剂上行进入左侧胸腔，继而见左侧细支气管、支气管及气管依次显影，见对比剂自患者口腔咳出（图 10-2、图 10-3）。同时行肺部 CT 检查（图 10-4），明确患者存在胃肠吻合口瘘、支气管胸膜瘘、腹腔感染、左侧胸腔脓肿。给予及时更换原腹腔引流管为持续冲洗负压引流式双套管（图 10-5），积极控制感染原。积极静脉滴注药物抗感染治疗。并予左侧胸腔脓肿穿刺、置管引流。

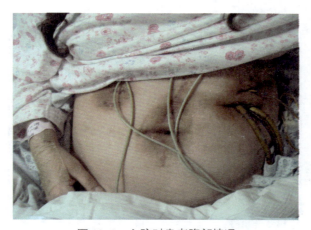

图 10-1　入院时患者腹部情况

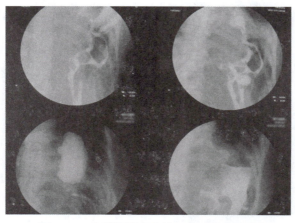

图 10-2　窦道造影示腹腔、胸腔存在脓腔

83

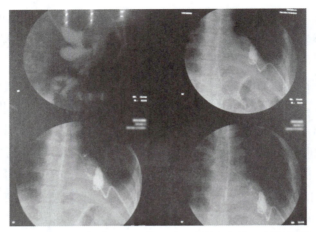

图 10-3　窦道造影示胃肠道显影，左侧支气管、气管显影

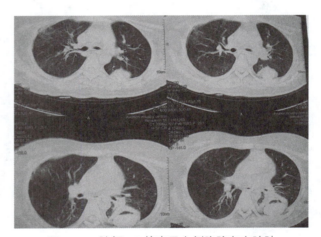

图 10-4　肺部 CT 检查示左侧胸腔存在脓肿

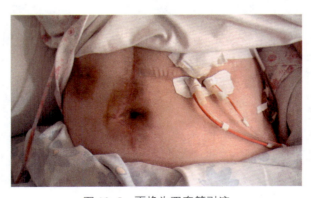

图 10-5　更换为双套管引流

营养支持

1. **第一阶段**　即入院初期，疾病急性期。入院后予禁食水、全肠外营养（total parenteral nutrition，TPN）支持，因患者体重较轻，给予脂肪乳氨基酸（17）葡萄糖（11%）注射液 1440 ml/d，同时于其内加入水溶性维生素注射液 10 ml，脂溶性维生素注射液 10 ml，多种微量元素注射液 10 ml，同时适当补充氯化钾注射液、氯化钠注射液。同时补充平衡盐溶液及葡萄糖溶液保持每天液体摄入量，监测每天尿量及双套管引流量。

2. **第二阶段**　即病情稳定期。经积极非手术治疗，患者体温得到有效控制，双套管引流液颜色逐渐由黄色转变为淡黄色，入院后 10 天，双套管引流液颜色转为清亮。经双套管造影，未见对比剂再次进入肠道。给予逐步恢复肠内营养支持。第 1 天给予短肽型肠内营养制剂肠内营养混悬液（SP），20 ml/h 经患者原有空肠营养管持续鼻饲泵入，同时继续给予肠外营养支持，给予脂肪乳氨基酸（17）葡萄糖（11%）注射液 1440 ml/d。给予肠内营养 20 ml/h 后患者无腹痛、腹泻症状，未见双套管颜色转为黄色。第 2 天调整鼻饲速度为 40 ml/h，相当于肠内营养混悬液（SP）1000 ml/d，停用肠外营养液，给予葡萄糖注射液、平衡盐溶液 1500 ml 静脉滴注。观察患者可耐受 40 ml/h 肠内营养泵入速度，未见双套管引流液颜色转为黄色。第 3 天调整鼻饲速度为 60 ml/h，相当于肠内营养混悬液（SP）1500 ml/d。患者对肠内营养制剂耐受较好，继续调整肠内营养泵入速度至 80 ml/h，给予全肠内营养（total enteral nutrition，TEN）支持。再次造影，见单窦道已形成，未见肠道及支气管显影，予以拔除腹腔双套管。考虑患者既往所行腹腔手术为胰十二指肠切除术，术后并发腹腔感染，可能存在较重粘连，肠瘘位置较高，且肠瘘刚闭合，故继续给予 TEN 支持，以改善患者营养状况，巩固闭合处，使肠瘘愈合。

3. **第三阶段**　即恢复期。给予肠内营养支持 1 个月后，患者病情稳定，体温正常，已无呛咳症状，体重明显增加。开始恢复经口进食，由流食、半流食逐渐过渡至普食，同时口服补充整蛋白型肠内营养制剂营养支持。患者最终经过积极非手术治疗，肠瘘及支气管胸膜瘘愈合。

专家点评

该病例具有以下特点：年轻女性；曾行腹部大手术（胰十二指肠切除术）；术后病理为胰腺侵袭性纤维瘤病；术后合并腹腔感染、肠外瘘；肠瘘情况较复杂，同时存在胸腔脓肿、支气管胸膜瘘；肠外瘘类型为管状瘘；患者血小板计数极低，并已出现了血小板抗体，输注血小板无效，存在消化道出血及窦道出血的风险；合并症较多，包括肺部感染，水电解质紊乱及营养不良。

该病例经积极非手术治疗最终获得痊愈。腹腔感染、肠外瘘患者，急性期应予积极液体复苏、抗感染治疗，积极控制感染原，同时积极进行整个胃肠道及肠瘘的调查、评估，明确胃肠道情况、腹腔感染灶，以及肠外瘘的部位、数量及类型。该例患者经窦道造影证实存在胃肠吻合口瘘及支气管胸膜瘘，明确肠瘘类型为管状瘘，因此实行"肠瘘快速治愈"方案并取得治疗成功。

营养支持在腹腔感染、肠外瘘的治疗中扮演着极其重要的角色。笔者根据患者所处的肠外瘘不同时期，给予不同的营养支持方式。初期积极进行液体复苏，待病情平稳后，给予 TPN 支持，目的如下：①胃肠道、肠瘘的相关调查、评估尚未完成，不能明确患者肠瘘及胃肠道情况，故不能贸然恢复肠内营养支持。②此时期给予 TPN 也是"肠瘘快速治愈"方案的重要部分，旨在减少胃肠液的分泌，使肠道得到"休息"。患者处于应激期，故此时肠外营养可给予工业化配制成品肠外营养液 5~7 天，假如患者需要更长时间 TPN，且患者体重大于 60 kg，可考虑给予个体化配制的全合一营养液（一般由医院的营养液配制中心完成配制），非蛋白质热卡可给予 25~30 kcal/d，氨基酸 1.0~1.5 g/(kg·d)，同时补充水溶性及脂溶性维生素，补充多种微量元素，还要根据患者每天消化液丢失量额外补充平衡盐溶液，保证每天尿量 1000~1200 ml。待患者感染充分控制、病情稳定后，可考虑尝试恢复肠内营养支持。此时由 TPN 过渡至部分肠外营养（partial parenteral nutrition，PPN）＋部分肠内营养（partial enteral nutrition，PEN），根据患者对肠内营养的耐受情况，逐步过渡至 TEN。腹腔感染较重、所行手术较大、腹腔粘连估计严重的患者，建议给予预短肽型肠内营养制剂（属消化型肠内营养制剂）。该制剂对患者胃肠道功能要求不高，无须消化即可吸收，几乎不产生粪便。缺点是渗透压较高，对胃肠黏膜的刺激性不如整蛋白型制剂，故提倡从小剂量开始尝试，并通过鼻饲方式进行。给予肠内营养后要观察患者情况，有无腹痛、腹胀，有无呕吐，有无肠瘘处肠液量明显增加，有无再次出现发热。若患者耐受良好，则可逐步增加肠内营养鼻饲泵入速度，当患者能够较好地耐受肠内营养制剂，泵入速度达 40 ml/h 时便可停用肠外营养支持，逐步过渡至全肠内营养支持。恢复 TEN 后，要根据患者的具体情况决定给予 TEN 的时间。腹腔感染重、腹腔粘连严重的患者，TEN 可以持续到距开腹手术 3 个月后，因为此时腹腔粘连基本已由炎性粘连形成了膜性粘连。经积极非手术治疗肠瘘未闭合的患者，可以一直给予 TEN 至行肠瘘确定性手术。停用肠内营养支持时，也应根据患者情况，可直接过渡至经口进食，有时也需要口服营养补充（oral nutrition supplement，ONS）支持，逐步恢复至经口进食。进行 ONS 时建议给予整蛋白型肠内营养剂，此时患者胃肠功能已基本恢复，可耐受整蛋白型制剂；此外，整蛋白型制剂口感一般较好，患者能够顺利口服。根据患者进食量的增加，逐步减少 ONS 支持的量，最终完全恢复经口进食。

在营养支持中肠内营养支持更重要。腹腔感染、肠外瘘患者假如能够较为顺利地恢复肠内营养，哪怕只是恢复了部分肠内营养，患者的并发症就会明显减少，疾病的治疗就会向前迈出一大步。肠内营养支持治疗不仅可以更好地改善患者的整体营养状况，也可以维护肠黏膜屏障，喂养肠道菌群，维护肠道菌群微生态；同时通过鼻饲方式，肠内营养支持对胃肠道负担较小，也能促进肠道间及肠道与腹腔间良性粘连的形成；促进消化液分泌，促进胆囊收缩，缓解、避免淤胆及肝功能异常。

（中国医科大学航空总医院　樊跃平）

指南背景

《中国成人患者肠外肠内营养临床应用指南（2023 版）》

（1）与单瓶输注相比，全合一肠外营养可减少代谢性并发症的发生，降低相关感染风险，更符合机体生理代谢过程，是肠外营养建议的应用模式（证据 B，强推荐，98.9%）。

（2）肠外营养多腔袋有多种规格，均具有处方较为合理、严格的质量标准和即开即用等特点，可减少处方和配制错误，减少微生物污染和血流感染的发生，满足多数患者的肠外营养需求；规范使用肠外营养多腔袋可节省人力成本，缩短住院时间，减少医疗费用，有较好的卫生经济学效益（证据 B，强推荐，98.3%）。

核心体会

临床营养支持治疗在严重、复杂腹腔感染、肠外瘘的治疗中起着十分重要的作用，有时甚至可能决定临床结局及治疗成败。一定要根据肠瘘患者不同病程阶段及具体病情选择不同的临床营养支持方式，务必个体化、精准化。要充分理解并认识到肠内营养支持对维护肠黏膜屏障的重要作用，充分发挥肠内营养支持的优势。

参考文献

［1］黎介寿. 肠外瘘［M］. 2 版. 北京：人民军医出版社，2003.

［2］于健春. 临床肠外肠内营养治疗指南与共识［M］. 北京：中华医学电子音像出版社，2018.

［3］吴国豪. 外科危重症患者营养支持治疗热点问题及对策［J］. 中华消化外科杂志，2019，18（10）：908–911.

病例 **11** 高位小肠瘘的营养支持——
肠内营养途径的建立

孙龙凤
中国医科大学航空总医院

病史及治疗

患者，男性，47 岁。主因"根治性右半结肠切除 4 周，切口处黄色液流出 3 周"收入我院（中国医科大学航空总医院）。

患者因升结肠肿物于外院限期手术行"腹腔镜下根治性右半结肠切除"，术后病理报告为"高分化腺癌，肿瘤侵袭浆肌层，淋巴结未见转移"。术后 2 周发现腹腔引流管引流液混浊，伴发热，体温 38.6 ℃，再次行开腹手术，未发现明确肠瘘病变，予以腹腔冲洗、置管引流。3 周前发现腹部切口及腹腔引流管均有黄色液体流出，量较大，500~800 ml/d，给予积极非手术治疗，效果不佳，遂转入我院进一步诊治。患者诉近来体重减轻明显，减轻约 5 kg。既往高血压病史 2 年，口服药物控制血压，血压波动不大。否认其他慢性疾病史。

入院评估及辅助检查

入院时情况：患者入院时由 120 救护平车推入病房。体温 36.9 ℃，心率 80 次 / 分，呼吸 20 次 / 分，血压 148/76 mmHg，血氧饱和度 96%~98%。表情欠自然、精神状态一般，面色稍显苍白，慢性病容，对答切题，查体较为配合。中上腹部可见一长约 20 cm 切口，缝线尚未拆除。切口上下端均可见引流管，引流管内见黄绿色液体流出。右侧腹部见 1 根引流管，内见黄色脓液流出；左侧腹部见 2 根引流管，内见淡黄色液体。全腹部较软，压痛及反跳痛不明显，肠鸣音存在（图 11-1、图 11-2）。身高 175 cm，体重 70 kg，体重指数 22.8 kg/m²，入院营养风险筛查 2002（nutritional risk screening 2002，NRS 2002）评分 5 分。

实验室检查结果：白细胞计数及中性粒细胞百分比增高（白细胞计数 12.0×10^9/L，中性粒细胞百分比 83.7%），血小板计数未见异常，血红蛋白 82 g/L；降钙素原略增高，为 0.161 ng/ml；肝功能指标未见明显异常；肾功能指标：尿素氮未见异常，血肌酐降低，为 48.5 μmol/L；白蛋白未见明显降低。

入院后积极完善肠瘘及胃肠道评估、调查。经腹腔引流管注入对比剂，见对比剂进入小肠并同时见结肠显影；经口服对比剂，发现小肠瘘，肠瘘处位置较高，明确为高位小肠瘘。造影提示同时存在高位小肠瘘及回结肠吻合口瘘。给予及时更换原腹腔引流管为持续冲洗负压引流式双套管，积极进行感染原控制。积极静脉滴注药物抗感染治疗，同时给予抑酸药、生长抑素减少消化液分泌。

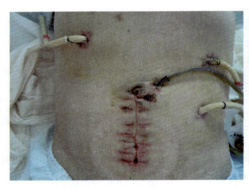 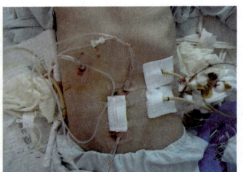

图 11-1　患者入院时腹部情况　　　　图 11-2　更换为双套管引流

营养支持治疗

1. **第一阶段**　即入院初期，疾病急性期。此时尚不明确肠瘘数量、部位及性质。营养支持方面先给予禁食禁水、全肠外营养（total parenteral nutrition，TPN）支持。先给予即用型肠外营养制剂脂肪乳氨基酸（17）葡萄糖（11%）注射液 1440 ml/d，同时于其内加入水溶性维生素注射液 10 ml、脂溶性维生素注射液 10 ml、多种微量元素注射液 10 ml；适当补充氯化钾注射液、氯化钠注射液，补充平衡盐溶液及葡萄糖溶液保证每天液体摄入量，监测每天尿量及双套管引流量，保持出入量及内稳态平衡。

2. **第二阶段**　即病情稳定期。经积极双套管引流，腹部肠瘘处有所局限，双套管引流量 500~800 ml/d。经积极肠瘘及胃肠道造影检查，明确存在多发、复杂肠瘘，即空肠瘘及回结肠吻合口瘘。患者腹部手术术后刚 1 个月，无法考虑行肠瘘确定性手术，故考虑积极恢复肠内营养支持，待术后 3 个月评定腹腔情况，安排肠瘘确定性手术。经鼻胃管造影，明确空肠瘘位置较高，故于介入下放置鼻肠营养管，尽量将营养管头端放置于空肠瘘口以远，以减少反流。

　　鼻肠营养管放置成功后行造影检查，见远端肠道通畅，部分对比剂有反流情况（图 11–3）。开始逐步恢复肠内营养支持。第 1 天给予预消化型短肽型肠内营养制剂肠内营养混悬液（SP），从小剂量开始，以 20 ml/h 经鼻肠营养管持续鼻饲泵入，同时给予肠外营养支持：脂肪乳氨基酸（17）葡萄糖（11%）注射液 1440 ml/d。患者可耐受 20 ml/h 肠内营养泵入速度，双套管引流量未见明显增多，第 2 天调整鼻饲速度为 40 ml/h，相当于肠内营养混悬液（SP）1000 ml/d，同时停用肠外营养液，给予葡萄糖注射液、平衡盐溶液 1500 ml 静脉滴注。给予 40 ml/h 肠内营养泵入后，患者出现腹部不适及双套管引流量有所增多的情况，故第 3 天调整鼻饲速度为 20 ml/h，同时给予肠外营养制剂脂肪乳氨基酸（17）葡萄糖（11%）注射液 1440 ml。减慢肠内营养泵入速度后，患者腹部不适症状缓解，双套管引流量减少。待患者病情稳定后，再次反复尝试上调肠内营养泵入速度，同时观察患者腹部情况及双套管引流情况，1 周后患者肠内营养制剂泵入速度已调至 80 ml/h，达到全肠内营养（total enteral nutrition，TEN）支持。

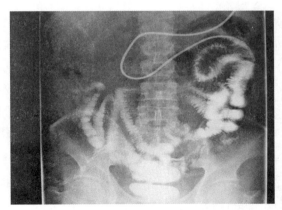

图 11–3　建立肠内营养途径

　　3. 第三阶段　即确定性手术准备期。考虑患者为多发瘘、复杂瘘，且肠瘘处创面较大，为非管状瘘，故积极按肠瘘确定性手术准备。患者 TEN 顺利，双套管引流量 600~800 ml/d，给予额外静脉滴注平衡盐溶液 500~1000 ml/d。

同时嘱患者积极下床活动，进行体质锻炼，为手术做准备。肠瘘处置入双套管，持续冲洗、负压引流。TEN 支持能量为 2000 kcal/d，氨基酸为 80 g/d［患者体重 55 kg，按体重计算标准为能量 36 kcal/（kg·d），氨基酸 1.5 g/（kg·d）］。给予 TEN 3 周左右，发现肠瘘处创面逐渐缩小，双套管引流液颜色逐渐变浅，最终双套管引流液转为清亮，复查口服消化道造影及结肠造影，均未见对比剂溢出，肠瘘闭合。安排患者出院并继续给予家庭肠内营养支持 1 个月，并逐步由 TEN 向口服营养补充（oral nutritional supplement，ONS）过渡，再由 ONS 向经口进食过渡。经过积极非手术治疗，患者空肠瘘及回结肠吻合口瘘被治愈。

专家点评

1. 病例特点　该病例具有以下特点：中年男性；原发病为升结肠癌，并行根治性手术；术后病理为高分化腺癌，淋巴结未见转移；短期内多次腹部手术史，第一次为限期手术，右半结肠根治性切除，第二次为急诊非计划性手术，行剖腹探查、腹腔冲洗引流；肠外瘘诊断明确，为多发瘘、复杂瘘；空肠瘘位置较高，为高位肠外瘘；肠外瘘局部情况较为复杂，为非管状瘘；NRS 2002 评分 5 分，具有很高营养风险，需要积极营养支持干预。

该病例经积极胃肠道评估、造影检查，明确存在较高位空肠瘘及回结肠吻合口瘘。腹部肠瘘处为非管状瘘。此患者瘘口上方为较游离的皮肤及皮下组织，约 4 cm×5 cm。积极稳定病情后，根据患者具体情况拟计划择期行肠瘘确定性手术。逐步恢复肠内营养后，肠瘘处创面逐渐局限、缩小并最终闭合。此患者经积极非手术治疗闭瘘成功。

2. 高位肠瘘营养支持方式的选择及肠内营养支持途径的建立　高位肠瘘是指小肠瘘口位于距十二指肠悬韧带以远 100 cm 内，具有肠液丢失量大、易出现水电解质及酸碱平衡紊乱、消化液腐蚀性强等特点。高位肠瘘患者，一旦血流动力学稳定后即可考虑营养支持干预，首选肠外营养。该患者转入我院后先给予 TPN，同时给予抑酸药、生长抑素以减少胃肠液分泌及丢失量。经积极肠瘘及胃肠道评估后，发现患者不仅有高位肠瘘，同时存在回结肠吻合口瘘，并且肠瘘为非管状瘘，局部伤口复杂，故制订择期行肠瘘确定性手术的计划。患者此次腹部术后刚满 1 个月，尚需营养支持至少 2 个月才可以评估、考虑确定性手术事宜，而长期肠外营养支持可能会出现许多棘手的并发症，如导管相关性血流感染（catheter-related bloodstream infection，CRBSI）、肝损伤、胆汁淤积导致的胆囊炎、代谢紊乱等，故在患者病情平稳后努力尝试肠内营养支持。高位肠瘘并不是肠内营养支持的禁忌证，有效肠内营养途径的建立十分重要。在介入下首先将鼻肠营养管置于幽门远端，进而尽量将空肠营养管头端放置于肠瘘口以远，以减少鼻饲时肠内营养液及消化液的反流，鼻肠营养管放置成功后行造影检查，见营养管头端位于肠瘘以远处，注入对比剂后，见对比剂少许反流，远端肠管通畅，远端肠管依次显影。

3. 肠内营养制剂的选用　按照氮的来源，目前肠内营养制剂分为预消化型制剂（包括氨基酸型及短肽型）及整蛋白型制剂。考虑该患者短期内多次行腹部手术，腹腔粘连重、腹腔情况复杂，同时存在胃肠道功能障碍，故尝试恢复肠内营养支持时首选短肽型肠内营养混悬液（SP）。短肽型制剂的优点是对胃肠道功能要求不是很高，不需要消化即可吸收，少渣甚至无渣；缺点是渗透压较高，给予不当可能会出现腹痛、腹泻症状。如果患者已能很好耐受短肽型肠内营养制剂，则可根据具体情况逐步过渡至整蛋白型制剂。整蛋白型肠内营养制剂的优点是渗透压不高，对消化道黏膜的刺激作用强于短肽型制剂，且整蛋白型口感较好，可以口服给予；缺点是对消化道功能要求较高。

4. 肠内营养的恢复过程　许多复杂肠外瘘、复杂腹腔感染及严重胃肠功能障碍的患者，肠内营养的恢复并不是一帆风顺的，恢复肠内营养支持需要耐心，需要不断尝试。该例患者初始剂量（鼻饲泵入速度20 ml/h）可以耐受，泵入速度40 ml/h 时出现不耐受现象，果断将肠内营养鼻饲泵入速度下调至 20 ml/h，考虑肠内营养不能保证患者每天所需的能量及氮量，在给予肠内营养 20 ml/h 鼻饲的同时，给予补充性肠外营养支持，以满足患者每日能量、氮量、维生素、微量元素等营养素的需求。给予肠内营养 20 ml/h 鼻饲 3 天后，再次尝试上调肠内营养鼻饲速度至40 ml/h，患者可耐受，未出现明显腹痛、腹泻及腹胀症状。同时停用补充性肠外营养支持。继续逐步恢复肠内营养支持，再次上调肠内营养泵入速度至 60 ml/h、80 ml/h，最终达到 TEN，即 80 ml/h 鼻饲泵入速度，相当于摄入能量 2000 kcal/d，氨基酸 80 g/d。该例患者经反复尝试肠内营养支持，最终达到 TEN。如果患者始终无法达到 TEN，即只是恢复了部分肠内营养支持，也要坚持给予这一部分肠内营养，因为只要肠内营养达到总量的 1/4~1/3，即可发挥肠内营养保护肠道黏膜屏障、减少肠道菌群易位、促进肠道蠕动、减轻肝脏损伤、减轻淤胆、减少长期肠外营养导致并发症的作用。因此，肠内营养支持在严重肠外瘘、严重腹腔感染的治疗中起极其重要的作用，有时甚至决定治疗的成败。

5. 肠内营养的意义 肠内营养支持治疗在肠外瘘的治疗过程中占有极为重要的地位，肠内营养的恢复是否顺利在某种意义上决定肠瘘患者治疗的成败。与肠外营养相比，肠内营养具有许多优势：更符合机体营养物质摄入的生理过程，维护了肠黏膜屏障，促进了肠道内菌群环境稳定，减少、避免了长期肠外营养导致的胆汁淤积、肝功能异常、代谢障碍等并发症，增加门静脉血流，更好地改善了患者的营养状况。该例患者由于肠瘘处创面情况复杂，考虑非手术闭瘘困难，经完善肠瘘、肠道评估及积极双套管主动引流后，计划 3 个月后择期行肠瘘确定性手术。待患者逐步恢复全肠内营养后，患者营养状况明显改善，同时鼓励患者加强体质锻炼，提高瘦体组织比例，并积极行双套管冲洗、引流，随后肠瘘处复杂创面逐步缩小并最终闭合，避免了再次手术的痛苦及风险。在此患者的治疗过程中，肠内营养的顺利恢复起着功不可没的作用。完全肠内营养的特点是营养全面、均衡，由于该例患者达到了完全肠内营养支持，患者营养状况逐步改善，加之积极进行体能锻炼，患者组织愈合及合成代谢增强，促进并最终使肠瘘创面闭合。

（中国医科大学航空总医院　樊跃平）

指南背景

《中国成人患者肠外肠内营养临床应用指南（2023 版）》

（1）建立在筛查和评估基础上的全程规范化营养支持治疗，不仅可改善营养代谢和临床结局，还可产生良好的卫生经济学效益（证据 A，强推荐，100%）。

（2）能经口进食的患者，首选 ONS；无法经口进食或饮食联合 ONS 无法达到 60% 能量目标者，可选择管饲肠内营养（证据 A，强推荐，98.9%）。

核心体会

短肽型肠内营养制剂适用于胃肠道功能较差、腹腔情况较为复杂、腹腔粘连较重的需恢复肠内营养支持的患者。肠内营养支持较肠外营养支持具有更多优势：更符合机体生理过程；可更好地改善患者营养状态；可避免或减少长期肠外营养支持的许多临床棘手的并发症；维护肠黏膜屏障，减少肠道菌群移位即肠源性感染的风险；有利于腹腔良性肠道粘连的形成。胃肠道功能不全、腹腔情况复杂的患者，需反复尝试肠内营养支持，肠内营养支持的意义重在"够用"，而不要过分追求肠内营养给予的量。

参考文献

［1］ 黎介寿. 肠外瘘［M］. 2 版. 北京：人民军医出版社，2003.

［2］ 于健春. 临床肠外肠内营养治疗指南与共识［M］. 北京：中华医学电子音像出版社，2018.

［3］ 中华医学会肠外肠内营养学分会. 成人口服营养补充专家共识［J］. 中华胃肠外科杂志，2017，20（4）：361–365.

病例 12 复杂腹腔感染的营养支持

张国鑫

中国医科大学航空总医院

病史及治疗

患者，男性，36岁。主因"腹部外伤小肠部分切除术后1个月，腹部切口处黄色液体流出1周"收入我院（中国医科大学航空总医院）。

患者为卡车司机，由车祸导致腹部闭合性损伤，于当地医院行急诊手术。术中发现距十二指肠悬韧带约60 cm处小肠破裂，见肠系膜多处挫伤，降结肠大面积挫伤。手术行小肠破裂处切除，切除约60 cm小肠，行端端吻合；肠系膜挫伤处及降结肠挫伤处予以缝合修补。术后2周患者出现高热，体温达39.0 ℃，并发现切口中下段有一包块，1周前包块自行破溃，见黄绿色液体流出，局部套以造口袋，流出量300~400 ml/d，患者仍有发热症状。患者诉术后体重减轻明显，进食受限，尿量较少。患者既往体健，无特殊疾病及慢性疾病史。

入院评估及辅助检查

入院时情况：患者坐轮椅被家人推入病房。体温38.0 ℃，心率91次/分，

血压97/66 mmHg。表情木然，精神状态一般，反应较迟钝。双肺呼吸音稍粗，未闻及明显干湿啰音。腹部较为平坦，可见纵向切口瘢痕，切口中下段可见一约1 cm×1 cm破口，有黄绿色液体溢出（图12-1）；全腹部触之尚软，散在轻压痛，反跳痛不明显；肠鸣音可闻及，较弱。身高165 cm，体重

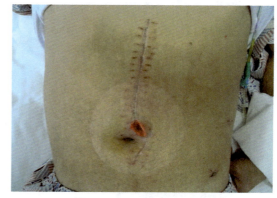

图 12-1 入院时腹部情况

67 kg，体重指数 24.6 kg/m²。入院营养风险筛查 2002（nutritional risk screening 2002，NRS 2002）评分 4 分。

辅助检查结果：白细胞计数及中性粒细胞百分比未见增高；血小板计数未见异常；血红蛋白 68 g/L，明显降低。谷丙转氨酶、谷草转氨酶未见异常增高，总胆红素 43.2 μmol/L，增高；白蛋白 31.1 g/L，稍低；肾功能指标，尿素氮未见异常，血肌酐减低，为 35 μmol/L；电解质水平未见异常。血培养结果回报提示存在大肠埃希菌。

入院诊断：肠外瘘；腹腔感染；胃肠功能障碍；营养不良；车祸外伤小肠部分切除术后；肠系膜、降结肠修补术后。

治疗经过：经腹部肠瘘处置入双套管，持续冲洗负压引流（图 12-2）。积极完善肠瘘及胃肠道评估、调查。经鼻胃管注入对比剂，见远端小肠始终不显影（图 12-3）。经脓腔各个方向造影，寻找远端小肠（图 12-4）；经双套管处引流出黄绿色液体及大量黄色坏死组织。患者体温未得到有效控制，仍有高热出现。进一步完善相关检查，B 超提示在此瘘口下方有一脓腔存在，大小约 3 cm × 5 cm。B 超定位后行手术切开引流脓腔，存在大量坏死组织。探查可见脓腔左下断端小肠黏膜，始终未能探查到远端小肠。经该脓腔处放置双套管持续冲洗负压引流，患者体温明显改善。逐渐拔除原肠瘘处双套管。经此脓腔各个方向放置红色导尿管造影寻找小肠瘘的远端，始终未能发现远端小肠肠管显影。一直给予全肠外营养（total parenteral nutrition，TPN）支持及双套管引流。待患者病情稳定、营养改善及距腹部外伤手术 3 个月后行肠外瘘确定性手术治疗。术中见肠瘘处肠管粘连成团，远端小肠明显失用，肠管明显细小。切除肠瘘处小肠约 50 cm，剩余小肠约 100 cm。

营养支持治疗

1. **第一阶段**　即入院初期，疾病急性期。入院后立即予禁食水、TPN 支持。先给予即用型肠外营养制剂脂肪乳氨基酸（17）葡萄糖（11%）注射液 1440 ml/d，同时于其内加入水溶性维生素注射液 10 ml、脂溶性维生素注射液 10 ml、多种微量元素注射液 10 ml，并适当补充氯化钾注射液、氯化钠注射液，同时补充平衡盐溶液及葡萄糖溶液保持每天液体摄入量，监测每天尿量及双套管引流量。

2. **第二阶段**　即病情稳定期。患者为复杂腹腔感染，入院后反复高热，B 超提示肠瘘下方有一腹腔脓肿，切开引流，见近端小肠瘘断端，未见远端小

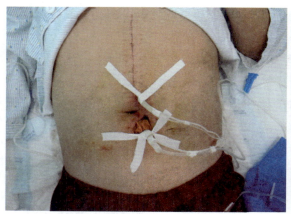

图 12-2　更换为双套管引流

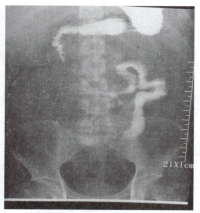

图 12-3　消化道造影——远端
小肠始终不显影

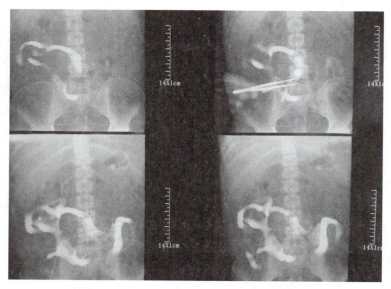

图 12-4　经脓腔各个方向造影，寻找远端小肠

肠，反复经该脓腔造影寻找远端小肠，未果。该腹腔脓肿引流后患者体温明显改善，但始终无法找到远端小肠，无法建立肠内营养支持。考虑患者肠瘘复杂，无法通过非手术方式闭瘘，拟行择期肠瘘确定性手术。患者距上次腹部外伤手术不足 3 个月，腹腔粘连仍未形成膜性粘连，故需等待距上次腹部手术3 个月后考虑确定性手术治疗。无法建立有效肠内营养支持，故择期手术前只能选择 TPN 支持。此时患者体重 55 kg，根据患者体重，予以配制全合一

营养液肠外营养支持，选择 20% 中长链脂肪乳剂 250 ml、复方氨基酸注射液（18AA）61.95 g 及 50% 葡萄糖注射液 250 ml、10% 葡萄糖注射液 1000 ml。在全合一营养液中加入水溶性维生素、脂溶性维生素、多种微量元素，加入葡萄糖酸钙、甘油磷酸钠、硫酸镁注射液各 1 支，同时给予适量氯化钾及浓氯化钠注射液。相当于非蛋白质热卡 1400 kcal/d，约 26 kcal/(kg·d)；氨基酸约 61.95 g/d，约 1.2 g/(kg·d)；热氮比约为 145：1；糖脂比约为 900：500。同时检测肝功能、甘油三酯及脂肪酸指标；同时嘱患者积极进行体能锻炼（爬楼梯），促进瘦体组织生成，减少脂肪组织含量。

3. **第三阶段** 即恢复期。经积极 TPN 支持，患者最终行择期肠瘘确定性手术。术中见肠瘘处粘连严重、成团；见肠瘘远端小肠明显失用、萎缩，肠管变细。行肠瘘切除、肠道重建。重建后小肠约 100 cm，回盲部保留。考虑小肠长度仅 100 cm，且远端约 40 cm 小肠肠腔细小，存在功能欠佳情况，故术后先以 TPN 支持为主，仍根据患者体重配以全合一营养液，用量同术前。待患者排气后，小心、逐步、缓慢恢复肠内营养支持。先给予短肽型制剂肠内营养混悬液（SP）20 ml/h，经鼻胃管途径持续泵入，同时继续给予全合一营养液肠外营养支持，密切观察患者腹痛、腹胀及腹泻情况。当患者能很好耐受 20 ml/h 鼻饲速度时，尝试将肠内营养泵入速度上调至 40 ml/h，同时将全合一营养液更换为即用型肠外营养制剂脂肪乳氨基酸（17）葡萄糖（11%）注射液，仍密切观察患者腹痛、腹胀及腹泻情况。当患者能很好耐受 40 ml/h 鼻饲速度时，尝试将肠内营养泵入速度上调至 60 ml/h，同时停用肠外营养支持，静脉补充平衡盐溶液 1000 ml，给予肠内营养支持，泵入速度为 60 ml/h 时腹泻 4~6 次/天，给予口服蒙脱石散止泻，继续给予经鼻胃管肠内营养支持。待患者腹泻次数逐渐减少后，将肠内营养泵入速度上调至 80 ml/h，达到全肠内营养（total enteral nutrition，TEN），同时停止静脉补液。等患者能较好耐受 TEN 后嘱患者出院，出院后继续行家庭肠内营养支持 3 个月。3 个月后，逐步给予口服营养补充（oral nutritional supplement，ONS）支持（给予整蛋白型制剂），根据 ONS 情况，逐步减少鼻饲量，同时增加 ONS 剂量，最终实现全部 ONS 支持，再从 ONS 支持逐步过渡至经口进食。

专家点评

该病例具有以下特点：年轻男性；原发疾病为良性疾病（车祸外伤导致小肠破裂、系膜及降结肠浆肌层挫伤）；曾行腹部大手术（小肠破裂处切除，切除约 60 cm 小肠，行端端吻合；肠系膜挫伤处及降结肠挫伤处予以缝合修补）；术后合并腹腔感染、肠外瘘；肠瘘情况较复杂，存在多处腹腔脓肿；确定性手术前始终无法建立有效肠内营养支持；术中见远端约 40 cm 小肠失用，肠管细小，手术切除肠瘘后小肠长度约 100 cm；术后恢复肠内营养支持有一定难度。

当患者处于肠外瘘急性期时通常需要给予肠外营养支持。尤其是对于仍处于应激期，或尚未建立深静脉导管，或因导管相关性血流感染（catheter-related bloodstream infection，CRBSI）拔除了深静脉导管，或因肠外瘘刚由外院转入，病情及肠外瘘、胃肠道情况尚不清晰的患者，可先给予即用型肠外营养制剂，理由如下：①容易获取；②应用快捷、简便；③可经周围静脉途径输注 1 周左右；④部分应激明显的患者遵循了允许性低热卡摄入理念。

需要较长时间 TPN 的患者，需要根据患者体重情况给予个体化配制肠外营养支持即全合一营养液。该例患者经积极评估，拟行确定性手术。但确定性手术前需要较长时间肠外营养支持（因小肠瘘形成断端瘘，始终不能建立肠内营养支持）。患者已建立经外周静脉置入中心静脉导管（peripherally inserted central venous，PICC），经 PICC 给予肠外营养支持。此时患者病情趋于稳定，热量给予量 25~30 kcal/(kg·d)，氨基酸给予量 1.0~1.5 g/(kg·d)，维持热氮比（120~150）：1，维持适当的糖脂比，保证脂肪热量供应量不超过葡萄糖热量供应量；同时积极给予水溶性及脂溶性维生素，积极给予钾、钠、氯、钙、镁、磷等矿物质补充，积极给予多种微量元素，实现所有营养素同时给予的理念，即 "All in One"。笔者提倡配制全合一营养液进行肠外营养支持，这样可保证营养物质的有效利用。目前仍能看到有的患者的肠外营养支持方式为营养物质单瓶输注或与葡萄糖液串输，这种输注方式不能保证营养物质的有效利用，如氨基酸有可能在这种输注过程中被当成能量消耗，而没有起到氨基酸的促进组织修复、物质合成等机体代谢的主要作用。

该例患者经过肠瘘确定性手术使肠外瘘得到治愈。但术中发现远端约 40 cm 小肠呈失用状态，肠管极细小，且肠管重建后小肠长度约 100 cm，回盲部呈保留状态。该例患者术后存在胃肠功能障碍（约 100 cm 小肠、约 40 cm 远端回肠呈失用状态），故术后应根据患者腹泻情况决定给予肠内营养时机、肠内营养制剂选择及肠内营养给予方式。术后患者腹泻小于

6~8 次 / 天时，尝试经鼻胃管途径小剂量给予短肽型制剂肠内营养混悬液（SP）（预消化型肠内营养制剂）。因其适用于胃肠功能较差者，营养成分不需要消化可直接吸收，缺点是渗透压较高，故起始泵入速度为 20 ml/h，同时给予生长激素及谷氨酰胺促进肠道黏膜增生，改善肠道吸收功能，即肠康复治疗。不追求快速恢复全肠内营养支持，此时肠内营养目的为维护肠黏膜屏障、刺激肠道黏膜增生、减少肠外营养并发症。根据患者肠道吸收情况、腹泻情况，营养支持相当一段时间为部分肠外营养（partial parenteral nutrition，PPN）+ 部分肠内营养（partial enteral nutrition，PEN）。当患者肠道吸收功能逐步改善，腹泻次数逐步减少时，尝试逐步上调肠内营养泵入速度，同时密切观察患者腹泻情况，及时调整肠内营养泵入速度。待患者可耐受肠内营养 40 ml/h 的鼻饲速度时可停用肠外营养支持，静脉可补充平衡盐溶液，维持每天尿量不少于 800 ml。待患者可耐受肠内营养 80 ml/h 的鼻饲速度时（TEN），可停用经静脉输注平衡盐溶液。肠内营养支持 3 个月，待腹腔粘连已由炎性粘连形成膜性粘连后，可尝试由鼻饲肠内营养支持向 ONS 过渡，并由 ONS 向经口进食逐步过渡。

（中国医科大学航空总医院　樊跃平）

指南背景

《中国成人患者肠外肠内营养临床应用指南（2023 版）》

（1）肠内营养治疗期间，应每天监测患者对肠内营养的耐受性，包括主诉、体格检查和胃肠功能评估等（证据 C，强推荐，99.6%）。

（2）大手术后出院的患者，应监测其营养摄入与体重变化，存在营养风险 / 营养不良者，在饮食指导的基础上给予 ONS（证据 B，强推荐，99.6%）。

核心体会

治疗肠瘘患者，当肠瘘及整个胃肠道情况尚不明确时，如果患者血流动力学基本稳定，营养支持方式就首选肠外营养支持。需较长时间肠外营养支持的患者需个体化配制全合一营养液，提倡 "All in One" 即所有营养素同时输注，避免营养物质如氨基酸、脂肪乳剂单瓶输注或串瓶输注。较多小肠切除、腹腔粘连重、腹腔情况复杂或肠功能差的腹部手术术后患者，恢复肠内营养时应给予肠康复治疗，即肠内营养支持＋谷氨酰胺补充＋生长激素注射，逐步恢复肠道功能。

参考文献

［1］ 刘国辉. 创伤骨科手术要点难点及对策［M］. 北京：科学出版社，2017：172-176.

［2］ 于健春. 临床肠外肠内营养治疗指南与共识［M］. 北京：中华医学电子音像出版社，2018.

［3］ 米元元，黄海燕，尚游，等. 中国危重症患者肠内营养支持常见并发症预防管理专家共识（2021 版）［J］. 中华危重急救医学，2021，33（8）：897-912.

［4］ 中国抗癌协会肿瘤营养专业委员会，中华医学会肠外肠内营养学分会. 肠外营养安全性管理中国专家共识［J］. 肿瘤代谢与营养电子杂志，2021，8（5）：495-502.

病例 13 全身综合治疗联合全程营养管理转化治疗晚期胃癌

吴 迪 王鑫鑫 唐 云
中国人民解放军总医院第一医学中心

病史及治疗

患者，女性，54 岁。主因"进行性上腹部饱胀不适 3 月余"来院就诊。

患者自 2020 年 3 月开始无明显诱因出现上腹部饱胀不适，呃逆频繁，进食后明显，当时可自行缓解，无腹痛、反酸、烧心等症状，当时未在意，未行特殊诊治。就诊前 1 周腹胀及呃逆症状缓慢加重并伴有食欲减退。此后患者间断出现呕吐伴背部胀痛，呕吐物为胃内容物，自诉呕吐后腹胀明显缓解，无呕血及黑便，进食量减少明显，较前减少约 2/3。患者遂就诊于当地医院，行胃镜检查提示胃潴留、胃窦肿瘤伴幽门梗阻。行正电子发射计算机断层扫描（positron emission tomography and computed tomography，PET/CT）检查显示左侧子宫附件转移及腹膜后淋巴结转移。2020 年 6 月患者就诊于我院（中国人民解放军总医院第一医学中心），外院胃镜活检病理会诊结果提示胃窦低分化腺癌。为进一步诊治，门诊以"胃癌伴幽门梗阻、腹腔转移"收入院治疗。入院时患者精神状态尚可，体力正常，食欲差，睡眠正常，体重减轻约 2.5 kg，排便正常，排尿正常。患者 13 年前因车祸伤导致右侧髋骨骨折，行手术切开内固定术，术后恢复良好；2012 年行子宫带蒂肿物切除术，术后恢复良好；患者否认高血压、糖尿病、心脑血管病等病史。无烟酒史，无药物、食物过敏史，无疫区、毒物、放射性物质接触史。无明确胃癌家族史。无遗传学及传染性疾病家族史。

入院评估及辅助检查

查体：身高 165 cm，体重 57 kg，体重指数 20.9 kg/㎡。生命体征平稳，体温 36.8 ℃，脉搏 78 次/分，呼吸 17 次/分，血压 130/70 mmHg。腹部查体：双腿屈曲平卧位，可见下腹膨隆，无腹壁静脉曲张，未见胃肠型及蠕动波；腹部柔软，无压痛、反跳痛，脐下可触及一巨大肿物，直径约 15 cm，几乎占据整个下腹部，肿物尚规则，表面光滑，边界不清，活动不良，无明显压痛。肝脏未触及，脾脏未触及，墨菲征阴性，双侧腹股沟区及锁骨上未及肿大淋巴结，上腹部叩诊呈鼓音，下腹部叩诊呈浊音，移动性浊音阳性，腹部振水音阴性。肝区及胆囊区叩击痛阴性，肾区及输尿管区叩击痛阴性。听诊肠鸣音正常，4 次/分，未闻及高调肠鸣音及气过水声。生殖器未查。直肠指检胸膝位，未触及直肠内肿块，指套不带血。

胃镜检查有助于胃癌的定位及定性诊断，外院胃镜提示：距门齿约 27 cm 可见孤立静脉窦，下段黏膜光滑，色泽正常，齿状线清晰；贲门、胃底、胃体黏膜粗糙，大量污秽潴留物，视野欠清晰，胃角、胃窦广泛黏膜溃烂，周边黏膜不规则隆起，质脆易出血，活检 6 块。幽门变形，略狭窄。十二指肠球部黏膜粗糙，降部未见异常。胃镜诊断：胃窦占位（性质待病理）、胃潴留。活检病理提示：胃窦黏膜内可见少量异型细胞散在分布，核深染，符合恶性肿瘤，建议免疫组化，诊断组织学类型。免疫组化结果：CDX-2（-），CK20（-），CK 广谱（+），Ki-67（+70%），LCA（+），P53（-），CgA（+），Syn（+）。结合免疫组化及组织学形态考虑神经内分泌癌，但需与低分化腺癌鉴别，建议外院会诊。为进一步明确诊断，入院后将外院病理切片送我院病理科会诊：考虑为胃窦低分化腺癌。原单位切片免疫组化结果：CDX-2（-），CK20（-），CK（+），Ki-67（+80%），LCA（-），P53（-），CgA（-），Syn（-）。

影像学检查可以进一步明确肿瘤的位置及胃周围淋巴结情况，确定肿瘤分期。腹部平扫 CT（图 13-1）考虑胃幽门区恶性肿瘤，腹盆腔少量积液；肝右叶及左肾囊肿，肝右叶小血管瘤可能。PET/CT 检查：胃小弯侧及胃窦壁增厚，代谢活跃，符合胃癌，伴周围脂肪浸润及淋巴结转移；大网膜及腹腔肠系膜混浊伴多发小结节，代谢增高，考虑转移。盆腔囊实性肿物，代谢不均匀增高，考虑卵巢转移瘤可能性大；腹膜后、腹主动脉周围及右侧前肋膈角多发小结节，代谢增高，考虑淋巴结转移，腹盆腔积液、右侧胸腔少量积液；双肺间质性改变；食管下端管壁略增厚，代谢增高，考虑炎性可能大；肝右叶多发小结节，代谢轻度增高；胆囊结石；脾大；脊柱骨质增生。腹盆腔磁共振成像（magnetic resonance imaging，MRI）平扫＋增强（图 13-2、图 13-3）：肝脏形态、大小未见明显异常，肝脏实质内可见散在多发 11 mm 以下长 T_1、长 T_2 信号影，弥散加权成像（diffusion weighted imaging，DWI）呈等或稍高信号，增强扫描右叶前下段病变似呈填充强化，余病灶未见强化；胆囊不大；肝内、外胆管未见扩张；脾脏、胰腺及双肾、肾上腺未见明显异常；肝、脾周围及腹腔可见片状水样信号影；扫及胃窦部胃壁增厚，呈 DWI 高信号，中等强化；腹膜后未见明显肿大淋巴结。扫及右下腹、盆腔左侧可见 172 mm × 83 mm 以下长 T_1 混杂长 T_2 信号影，实性部分呈轻中度强化。腹膜后未见明显肿大淋巴结。检查印象：胃窦部病变，考虑恶性，胃癌可能；腹水、右下腹及盆腔左侧囊实性病变，肿瘤转移可能，以附件转移可能性大，建议结合其他检查。肝脏多发囊肿，右叶前下段血管瘤可能。

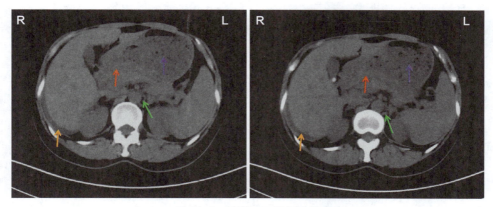

图 13-1　腹部 CT 平扫结果

注：红色箭头所指示胃幽门区增厚梗阻；蓝色箭头所指示胃潴留；黄色箭头所指示腹水；绿色箭头所指示腹膜后肿大淋巴结。

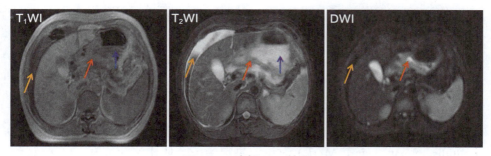

图 13-2　腹部 MRI 结果

注：红色箭头所指示胃幽门区增厚梗阻；蓝色箭头所指示胃潴留；黄色箭头所指示腹水。

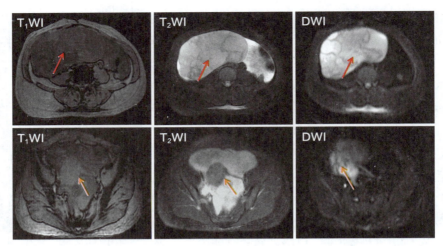

图 13-3　盆腔 MRI 结果

注：右下腹及盆腔可见 2 枚囊实性肿物，红色箭头所指示肿物 1，黄色箭头所指示肿物 2。

实验室检查结果：血红蛋白 98 g/L ↓，红细胞计数 3.53×10^{12}/L ↓；白蛋白 27.4 g/L ↓，血钙 2.00 mmol/L ↓，血磷 0.48 mmol/L ↓；肿瘤标志物 CA125 117.40 U/ml ↑，CA19-9 294.30 U/ml ↑，CA724 60.68 U/ml ↑，CYFRA21-1 6.78 ng/ml ↑。

病史及治疗续

结合患者目前症状、检查检验及病理会诊结果，按照国际抗癌联盟/美国癌症联合委员会（Union for International Cancer Control/American Joint Committee on Cancer，UICC/AJCC）第 8 版胃癌诊疗指南，该患者可诊断为胃癌合并幽门梗阻伴双侧卵巢转移；腹水（腹膜转移可能）（$cT_{4a}N_{2\sim3}M_1$，Ⅳ b 期）。按照欧洲临床营养与代谢协会（European Society for Clinical Nutrition and Metabolism，ESPEN）推荐的营养风险筛查 2002（nutritional risk screening 2002，NRS 2002）评分为 5 分，存在营养不良风险，需要营养支持治疗。按照患者主观整体评估（patient-generated subjective global assessment，PG-SGA）营养状况综合评价为重度营养不良，亟需进行症状改善和营养干预。入院时即给予留置胃管、持续胃肠减压，间断浓盐水洗胃。由于其病情复杂，胃肠外科、肿瘤内科、消化内科、营养科、病理科、影像科等专家进行了多学科协作（multidisciplinary team，MDT）讨论，决定给予个体化治疗方案。MDT 讨论后认为，目前该患者诊断基本明确，患者存在胃癌的急性并发症，考虑在营养支持治疗下解决幽门梗阻。可考虑行内镜下支架植入或胃－空肠吻合术解决梗阻问题，改善患者的营养状况，为全身治疗创造条件。但是患者同时存在双侧卵巢克鲁肯贝格瘤，腹盆腔压力大，严重影响患者的生活质量，肿瘤负荷大，综合考虑可行外科手术切除克鲁肯贝格瘤，减轻肿瘤负荷。综上所述，建议行 3D 腹腔镜探查备胃－空肠吻合及双侧卵巢转移瘤切除术。

随后为患者置入了输液港，建立安全可靠的静脉营养通路，通过静脉营养支持治疗改善患者围手术期的营养状态和纠正水电解质紊乱。1 周后患者血清白蛋白回升到正常（40 g/L），电解质紊乱得到纠正，体力状态得到改善，美国东部肿瘤协作组（Eastern Cooperative Oncology Group，ECOG）评分为 1 分。随后为患者进行了手术探查：腹腔有大量淡红色清亮腹水（约 2000 ml），下腹部有一巨大囊实性肿物，占据整个下腹腔，包膜完整，边界清楚，来源于左侧子宫附件，带蒂，活动良好，右侧子宫附件区可见直径约 5 cm 囊实性肿物，包膜完整，边界清楚，带蒂，活动良好。盆腔入口及下腹两侧腹壁可见散在灰白色转移结节（10 余枚），肿瘤位于胃窦幽门，瘤体大，局部侵袭浆膜外，与胰腺分界不清，十二指肠球部受侵可能，胃周围可见部分淋巴结增大，肝、胆、脾、小网膜无转移，大网膜水肿，可触及散在可疑结节，无其他脏器转移。根据探查情况，决定中转开腹，行胃－空肠吻合术＋双侧卵巢转移瘤切除术＋腹腔热灌注管置入术。术后病理结果提示：（双侧卵巢）见低－中分化腺癌浸润，部分为印戒细胞癌，局部伴出血和坏死，（左、右侧）肿瘤大小分别为 13.5 cm×13 cm×6.5 cm、5 cm×4.5 cm×3 cm，结合病史及免疫组化结果，考虑胃癌转移（卵巢克鲁肯贝格瘤），可见脉管内癌栓，少量肿瘤细胞表达神经内分泌标记 CD56、Syn 及 CgA。（左侧）输卵管未见癌。免疫组化结果：Ki-67（+85%），CK8/18（+），CK7（部分+），CK20（部分+），Villin（+），CDX-2（+），WT-1（-），CK18（+），CA125（-），HER-2（1+），p16（部分+），PAX-8（-），P53（-），PD-1（淋巴细胞+2%），HER-1（EGFR）（+），MSH6（+90%），MSH2（+80%），PMS2（+85%），MLH1（+80%），PD-L1（22C3）（肿瘤细胞+<1%），CD56（散在+），Syn（少量细胞+），CgA（散在+）。

根据术中情况和术后病理结果，进行了第二次 MDT 讨论决定后续的治疗方案。基于日本 PHOENIX-GC 亚组分析表明，腹腔灌注化疗能有效控制腹水，相关研究表明腹腔热灌注化疗（hyperthermic intraperitoneal chemotherapy，HIPEC）针对腹膜转移有效，《胃癌腹膜转移防治中国专家共识》推荐 HIPEC

用于胃癌腹膜转移的治疗。术后给予患者 3 次 HIPEC 治疗，具体方案：将灌注化疗药物紫杉醇白蛋白结合型（200 mg）+ 洛铂（100 mg）溶于 3500 ml 的 0.9% 氯化钠溶液中进行腹腔灌注，间隔 1 天 1 次，灌注温度设定为 43 ℃，灌注化疗持续时间为 60 min。每天监测血常规、血生化、凝血功能等未见明显异常。术后继续加强患者的营养支持治疗，患者术后第 2 天开始少量进食流食，术后第 3 天开始给予肠内营养液口服并进食少量流食。此后患者从静脉营养逐步过渡到完全肠内营养。患者第 6 天顺利出院。出院后临床医师及营养临床药师每周进行 2 次随访并根据患者情况进行饮食和营养支持指导。

胃癌腹膜转移是胃癌全身性疾病的局部表现，全身系统治疗仍然是其治疗的核心。胃癌免疫治疗 + 化疗可能使晚期转移性胃癌患者获益。基于此，建议该患者应用化疗 + 免疫治疗，具体方案为 SOX 方案（奥沙利铂 200 mg，静脉滴注，第 1 天加替吉奥 60 mg，2 次 / 天，第 1~14 天连续口服，休息 7 天）+ 帕博丽珠单抗（200 mg，静脉滴注，第 1 天），21 天为 1 个治疗周期。患者自 2020 年 7 月至 12 月顺利完成了 8 周期治疗。化疗期间临床医师及营养临床药师每周进行随访并进行全程营养指导，定期进行营养评分。鼓励患者通过增加高蛋白食物摄入加强营养，当经口进食无法满足营养需求时，给予口服营养补充剂（oral nutritional supplement，ONS）或肠内营养液，仍无法满足时进行部分肠外营养（partial parenteral nutrition，PPN）或补充性肠外营养（supplemental parenteral nutrition，SPN）治疗。全身综合治疗期间患者体重维持在 55~60 kg，存在恶心、呕吐等化疗相关的消化道不良反应，但是未出现骨髓抑制等严重不良反应。综合治疗结束后复查腹部 CT 平扫 + 增强：胃 – 空肠吻合术后改变，可见吻合钉；胃窦部肿瘤退缩明显，胃周围及腹膜后未见明显肿大淋巴结。实验室检查：血红蛋白 92 g/L ↓，血生化及肿瘤标志物正常。再次入院经 MDT 讨论后综合考虑患者肿瘤较前退缩明显，存在外科干预的窗口期。

患者于 2021 年 1 月再次入院行 3D 腹腔镜辅助远端胃大部切除 +Braun 吻合。术中腹腔探查：腹腔无腹水，右下腹及原切口右侧网膜及小肠与腹壁粘连，分离粘连后继续探查，肝、胆、脾、大网膜、小网膜无转移，上次探查腹盆腔可疑结节完全消失，胃 – 空肠吻合口良好；肿瘤位于胃窦小弯侧，较前退缩明显，大小约 2 cm×2 cm，与胰腺被膜纤维性粘连，十二指肠球部良好，周围未见明显肿大淋巴结，无其他脏器转移。术后病理结果：（转化化疗后）远端胃隆起型中 – 低分化腺癌，肿瘤大小约 3 cm×2 cm×1 cm，侵及浆膜下层，见神经侵犯及少量脉管内癌栓，上、下切缘未见癌。在肿瘤周围检出 1 枚淋巴结见转移癌（1/1），送检的胃周淋巴结第 4d 组、6 组、7/8/9 组淋巴结见转移癌（分别为 2/4、1/7、1/6），第 3 组、5/12 组淋巴结未见癌（0/2、0/2），送检的第 1 组淋巴结为纤维脂肪组织，未见癌。免疫组化结果：Ki–67（热点区域 +35%），MSH6（+75%），MSH2（+75%），PMS2（+75%），MLH1（+85%），HER–2（−），CK（+），CD31（血管 +）。术后 1 周顺利出院。

阶段小结

患者初诊时为胃癌晚期合并幽门梗阻，在围手术期营养治疗下进行了胃 – 空肠吻合及双侧卵巢转移瘤的切除。随后进行 HIPEC+ 全身综合治疗并转化成功，进行二次手术切除胃癌原发灶。术后每 1~2 个月进行一次随访，患者 2021 年 3 月出现不完全性肠梗阻，考虑为粘连性肠梗阻，在当地医院保守治疗后好转。2021 年 8 月患者突然出现进食减少伴有严重呕吐，出现低血糖脑病伴昏迷，最终患者死亡。患者自确诊胃癌以来的总生存时间（overall survival，OS）是 15 个月，无瘤生存时间（disease free survival，DFS）是 8 个月。

专家点评一

笔者提供了一个晚期胃癌病例，在其治疗过程中充分发挥了全程营养治疗和营养管理的作用，为全身系统治疗维持了一个良好的整体身体基础。患者入院后要尽早进行营养筛查和评估，对于评估需要接受长期营养支持治疗以及后续静脉化疗的患者，建议放置中心静脉导管，从而提供可靠、安全的营养途径和治疗通路。此例患者首先放置了静脉输液港，在患者有幽门梗阻不能进食的情况下，首先通过输液港这个静脉营养途径改善了患者的营养状况；其次，通过手术进行胃 – 空肠吻合，解决幽门梗阻不能经口肠内营养问题，同时切除卵巢种植的肿瘤以减少肿瘤负荷。术后进行腹腔热灌注化疗时，也利用输液港进行肠外联合肠内营养支持。随后进行转化性化疗和免疫治疗，也是在营养支持的帮助下完成，最终达到转化成功，并手术切除了原发病灶。可以说，如果没有很好的全程营养管理，这个患者是不可能取得这样好的治疗效果的。晚期胃癌的全程营养管理经验是值得推广的。

（中国人民解放军总医院第一医学中心　唐　云）

专家点评二

晚期胃癌患者转化治疗的目的是通过全身综合治疗消除初始不可切除肿瘤的因素从而获得手术机会。虽然相关回顾性研究表明，转化治疗后能够成功手术的晚期胃癌患者的预后可能会得到改善，但是晚期胃癌的转化治疗仍然存在很多的争议和难点。REGATTA 研究表明，对于存在单一不可治愈因素的晚期胃癌患者，姑息性手术治疗并不能使患者生存获益。此类患者可考虑进行全身综合治疗，患者对综合治疗的敏感性决定了其是否能够获得生存获益。但是晚期胃癌患者手术治疗的作用不能完全予以否定，当晚期胃癌患者出现梗阻、出血、穿孔等急性并发症时，并发症的处理将是主要矛盾，此时姑息性手术切除或短路手术相比全身化疗显得更为重要。部分对治疗敏感的晚期胃癌患者也可实现肿瘤降期、降级，将不可切除因素转化为可切除进而行转化手术治疗，从而为患者带来生存获益。

（中国人民解放军总医院第一医学中心　王鑫鑫）

指南背景

1.《美国国立综合癌症网络（National Comprehensive Cancer Network，NCCN）临床实践指南：胃癌 2023.V2》　胃癌的异质性和侵袭性很强，目前临床上手术治疗仍然是根治胃癌的有效手段。该指南规定晚期胃癌的临床诊断可分为侵犯到周围脏器（cT_{4b}）的晚期胃癌（Ⅳa 期）和远处转移（M_1）的晚期胃癌（Ⅳb 期），初诊为晚期胃癌且无法行根治性手术的患者，全身综合治疗为最佳治疗模式。MDT 诊疗模式可以为患者提供个体化和精准化的治疗方案，相关研究表明，通过 MDT 诊疗模式能够显著降低胃癌患者的围手术期并发症发生率，改善患者的预后。另外，通过 MDT 可以整合多方面的医疗资源，加强院内胃癌的同质化管理，避免不必要的检查，尽早开展合理的治疗。晚期胃癌的综合治疗涉及多学科的交叉，MDT 诊疗模式应贯穿晚期胃癌患者治疗的始终。

2.《胃癌围手术期营养治疗中国专家共识（2019 版）》　推荐胃癌患者确诊后均应进行营养风险筛查，建议采用 NRS 2002 作为营养风险筛查工具，当 NRS 2002 评分 ≥ 3 分时，考虑存在营养风险，建议进行进一步的营养评估。胃癌患者在新辅助化疗、术后康复、术后辅助化疗、转化治疗及远期康复的各个阶段都需要进行定期营养评估，全程营养管理的理念也应该贯穿胃癌患者治疗始终。

循证背景

1. PHOENIX-GC 研究　该试验对比腹腔化疗＋全身化疗和单纯全身化疗的效果，其试验结果未能显示腹腔内紫杉醇联合全身化疗对胃癌腹膜转移患者的生存优势，但是亚组分析显示，伴有腹水的患者腔内化疗联合全身化疗可很好地控制腹水并为患者带来生存获益。

2. CheckMate 649 研究　该研究是一项全球性的、随机对照、开放标签、Ⅲ期临床试验，旨在评估纳武利尤单抗联合化疗一线药物治疗局部晚期或转移性 HER-2（-）胃癌/胃食管结合部癌/食管腺癌的疗效。结果显示，纳武利尤单抗联合化疗对比单纯化疗提高了患者的 OS（14.4 个月 *vs.* 11.1 个月），病死率降低 29%，差异有统计学意义。在联合阳性分数（combined positive score，CPS）≥ 1 分和整体人群的亚组分析中，OS 差异有统计学意义。CHECKMATE-649 研究首次证实了免疫治疗联合化疗一线药物治疗晚期胃癌的疗效与安全性，为晚期胃癌患者带来了希望和曙光。

核心体会

胃癌患者中胃癌相关营养不良比例高达 87%，恶病质的发生率为 65%~85%，超过其他肿瘤，营养不良比例及恶病质发生率均占所有肿瘤首位。当患者出现胃癌幽门梗阻后，患者无法正常进食，出现严重的恶心、呕吐，诱发电解质紊乱，越发加重患者的营养不良症状。临床上胃癌患者采用 NRS 2002 作为营养风险筛查工具，采用记录体重丢失量，体重指数及血浆白蛋白来进行营养评估。PG-SGA 是肿瘤患者特异性的营养评估工具，可以快速识别营养不良，适用于胃癌患者的营养评估。晚期胃癌患者的 NRS 2002 评分和 PG-SGA 营养评估多数提示患者存在中重度营养不良，此时进行全身化疗或手术治疗的不良反应及并发症发生率高，建议此类患者先进行 7~14 天的营养治疗，改善全身营养状况。同时相关研究表明，个体化的营养干预可以改善胃癌化疗患者的生活质量，减少化疗带来的不良反应。

尽管全身化疗、靶向治疗以及免疫治疗等综合治疗方案在晚期胃癌中逐步得到应用，但是胃癌的预后仍然非常差。胃癌的异质性强，晚期胃癌的治疗仍需要结合患者实际情况在 MDT 下选择个体化的治疗方案，以期望改善患者预后。

参考文献

［1］ AJANI J A, D'AMICO T A, BENTREM D J, et al. Gastric cancer, version 2. 2022, NCCN clinical practice guidelines in oncology［J］. Natl Compr Canc Netw, 2022, 20（2）: 167-192.

［2］ MISLEH J G, SANTORO P, STRASSER J F, et al. Multidisciplinary management of gastric cancer［J］. Surg Oncol Clin N Am, 2013, 22（2）: 247-264.

［3］ XIANG Y Y, DENG C C, LIU H Y, et al. The prognostic effect of multidisciplinary team intervention in patients with advanced gastric cancer［J］. Curr Oncol, 2022, 29（2）: 1201-1212.

［4］ JU M, WANG S C, SYED S, et al. Multidisciplinary teams improve gastric cancer treatment efficiency at a large safety net hospital［J］. Ann Surg Oncol, 2020, 27（3）: 645-650.

［5］ 李子禹, 闫超, 李沈. 胃癌围手术期营养治疗中国专家共识（2019版）［J］. 中国实用外科杂志, 2020, 40（2）: 145-151.

［6］ 黄凌莉, 陈环球, 孙甜甜. 多学科协作的全程营养管理模式在胃癌新辅助化疗患者中的应用［J］. 河北医科大学学报, 2021, 42（10）: 1220-1223.

［7］ 丁平安, 杨沛刚, 谢琪, 等. 全程营养干预在腹腔脱落细胞学阳性胃癌患者转化治疗中的应用价值［J］. 肠外与肠内营养, 2021, 28（6）: 332-337.

［8］ BRAY F, FERLAY J, SOERJOMATARAM I, et al. Global cancer statistics 2018: GLOBOCAN estimates of incidence and mortality worldwide for 36 cancers in 185 countries［J］. CA Cancer J Clin, 2018, 68（6）: 394-424.

［9］ 朱正纲. 晚期胃癌转化治疗的难点、焦点与要点［J］. 外科理论与实践, 2019, 24（1）: 1-5.

［10］ 杨广建, 杨林. 胃癌卵巢转移Krukenberg瘤的研究进展［J］. 癌症进展, 2017, 15（5）: 494-497.

［11］ 杨昆, 胡建昆. 合并单个不可根治因素进展期胃癌患者治疗的选择: 基于REGATTA研究的思考［J］. 中华胃肠外科杂志, 2017, 20（3）: 347-348.

［12］ 石汉平, 李苏宜, 王昆华, 等. 胃癌患者营养治疗指南［J］. 全科医学临床与教育, 2015, 13（5）: 488-491.

［13］ BAUER J, CAPRA S, FERGUSON M. Use of the scored patient-generated subjective global assessment（PG–SGA）as a nutrition assessment tool in patients with cancer［J］. Eur J Clin Nutr，2002，56（8）：779–785.

［14］张文荣，韩莹，邓海连，等. 胃癌患者化疗后生活质量的影响因素及个体化营养干预影响［J］. 肿瘤代谢与营养电子杂志，2020，7（2）：231–235.

［15］YOSHIDA K，YAMAGUCHI K，OKUMURA N，et al. Is conversion therapy possible in stage Ⅳ gastric cancer：the proposal of new biological categories of classification［J］. Gastric Cancer，2016，19（2）：329–338.

［16］OHNUMA H，SATO Y，ONOYAMA N，et al. Survival benefit of conversion surgery after intensive chemotherapy for unresectable metastatic gastric cancer：a propensity score–matching analysis［J］. Cancer Res Clin Oncol，2021，147（8）：2385–2396.

［17］孙志威，张新生，任双义. 不可切除胃癌转化治疗的研究进展［J］. 大连医科大学学报，2020，42（5）：444–447.

［18］FUJITANI K，YANG H K，MIZUSAWA J，et al. Gastrectomy plus chemotherapy versus chemotherapy alone for advanced gastric cancer with a single non–curable factor（REGATTA）：a phase 3，randomised controlled trial［J］. Lancet Oncol，2016，17（3）：309–318.

［19］王妍，崔越宏，余一祎，等. 多学科团队模式下腹腔脱落细胞学阳性晚期胃癌患者的诊疗策略［J］. 中国临床医学，2019，26（1）：103–106.

［20］BEOM S H，CHOI Y Y，BAEK S E，et al. Multidisciplinary treatment for patients with stage Ⅳ gastric cancer：the role of conversion surgery following chemotherapy［J］. BMC Cancer，2018，18（1）：1116.

［21］BANG Y J，VAN CUTSEM E，FEYEREISLOVA A，et al. Trastuzumab in combination with chemotherapy versus chemotherapy alone for treatment of HER2–positive advanced gastric or gastro–oesophageal junction cancer（ToGA）：a phase 3，open–label，randomised controlled trial［J］. Lancet，2010，376（9742）：687–697.

［22］李红，史长山. 曲妥珠单抗辅助治疗 HER2 阳性晚期胃癌的安全性及对患者血清肿瘤标志物的影响研究［J］. 长春中医药大学学报，2022，38（1）：88–92.

［23］ISHIGAMI H，FUJIWARA Y，FUKUSHIMA R，et al. Phase Ⅲ trial comparing intraperitoneal and intravenous paclitaxel plus S–1 versus cisplatin plus S-1 in patients with gastric cancer with peritoneal metastasis：PHOENIX-GC trial［J］. Clin Oncol，2018，36（19）：1922-1929.

［24］ 陆一丹. 腹腔热灌注化疗联合全身化疗对比单纯全身化疗治疗晚期胃癌的疗效及安全性分析［D］. 杭州：浙江中医药大学，2020.

［25］ BONNOT P E，PIESSEN G，KEPENEKIAN V，et al. Cytoreductive surgery with or without hyperthermic intraperitoneal chemotherapy for gastric cancer with peritoneal metastases（CYTO-CHIP study）：A Propensity Score Analysis ［J］. Clin Oncol，2019，37（23）：2028-2040.

［26］ JANJIGIAN Y Y，SHITARA K，MOEHLER M，et al. First-line nivolumab plus chemotherapy versus chemotherapy alone for advanced gastric，gastro-oesophageal junction，and oesophageal adenocarcinoma（CheckMate 649）：a randomised，open-label，phase 3 trial［J］. Lancet，2021，398（10294）：27-40.

病例 14 严重腹部闭合性创伤导致感染性休克的营养支持治疗

陈志达 刘 怡 郗洪庆

中国人民解放军总医院第一医学中心

病史及治疗

患者，男性，46 岁。主因"车祸后腹痛 14 h"入院。患者于 2021 年 11 月 13 日 18 时左右饮酒状态下骑农用三轮车正面撞击树木而出现腹痛症状；腹痛呈弥漫性，持续不能缓解，心率逐渐上升，意识尚清，未见腹部及其他部位出血，无恶心、呕吐、头晕、头痛等他伴随症状。患者遂就诊于当地医院，行腹部超声及 CT 检查，结果提示腹部闭合性损伤并伴有消化道穿孔可能，患者心率进一步加快，伴随心悸、头晕、大汗等症状，考虑病情严重、手术风险高，于次日凌晨 5 点左右转至我院（中国人民解放军总医院第一医学中心）急诊就诊，为求进一步手术，患者以"腹部闭合性损伤，消化道穿孔，急性弥漫性腹膜炎，左下肢肌间静脉血栓，肝周、脾周积液"为诊断收入我科（普通外科）。

既往史：2017 年行痔疮切除手术。否认其他外伤史及食物、药物过敏史。

入院评估及辅助检查

查体：身高 168 cm，体重 48 kg，体重指数 17.6 kg/m^2。来院时生命体征不平稳，体温 36.5 ℃，脉搏 124 次 / 分，呼吸 38 次 / 分，血压 86/59 mmHg，呈急性休克状态。急性面容，表情痛苦，自主体位，查体尚配合。未见颅脑、胸部、背部及四肢的损伤和异常，四肢肌力及神经反射正常。腹部皮肤未见破损等异常，腹部膨隆，全腹可触及弥漫性压痛，腹肌紧张呈板状腹，反跳痛显著，肝脾未触及，移动性浊音阳性，肠鸣音弱约 1 次 / 分。

实验室检验结果：白细胞计数 2.38×10^9/L，血红蛋白 160 g/L，红细胞计数 4.53×10^{12}/L，白介素 – 6 > 5000 pg/ml，D– 二聚体 3.14 µg/ml，降

钙素原 3.31 ng/ml。腹腔穿刺积液生化：总胆红素 53.3 μmol/L，直接胆红素 16.1 μmol/L，淀粉酶 5218.7 U/L，脂肪酶 23 781.0 U/L。腹腔穿刺积液常规：透明度混浊，棕色，细胞总数 21 803 × 10^{12}/L ↑，白细胞计数 803 × 10^{12}/L ↑。

影像学检查结果：① 2021 年 11 月 14 日行腹部 CT 平扫，患者腹腔内可见液体密度影及气体密度影。腹腔内小肠肠壁增厚。肝脏大小、形态及密度未见异常。肝内外胆管、胰管未见异常狭窄及扩张，胆囊、胰腺、脾脏及双侧肾上腺未见异常，肝门及所见腹膜后未见异常增大淋巴结影。影像印象为腹水、积气，考虑消化道穿孔可能性大；小肠肠壁增厚，请结合临床。② 2021 年 11 月 14 日腹部超声提示，腹腔内可见游离液体，肝周深约 2.0 cm，脾周深约 3.2 cm，右下腹深约 5.8 cm。③ 2021 年 11 月 14 日下肢静脉超声提示，左侧小腿肌间静脉内可见实性低回声充填，提示肌间静脉血栓形成。

病史及治疗续一

患者因交通外伤导致上腹部闭合性损伤，考虑诊断为消化道穿孔并伴有腹水。初步诊断：感染性休克，腹部闭合性损伤，消化道穿孔，急性弥漫性腹膜炎，左下肢肌间静脉血栓，肝周、脾周积液。创伤评分：简明创伤定级评分（abbreviated injury scale，AIS-90）腹部及盆腔 4 分（重度危及生命），总分 4 分；损伤严重程度（injury severity score，ISS）评分 16 分。入院后在急诊就地展开了多学科联合会诊，参与联合会诊的科室有普通外科、肝胆外科、重症监护病房、泌尿外科、血管外科和影像诊断科。多学科围绕以下 7 个方面的问题展开讨论：①是否具有明确的腹部手术指征；②手术方式如何选择；③腹腔探查顺序如何进行；④空腔脏器损伤手术预案；⑤实质脏器损伤手术预案；⑥损伤控制性手术的原则把握；⑦术后的预后与预期。并对以上关键问题达成共识：患者生命体征不稳定，具有绝对的手术探查指征。

随后以普通外科为主导，对患者实施了全身麻醉下的紧急救治手术，术中探查腹腔可见大量暗黑色混浊腹水合并食物残渣，约 2000 ml，左侧肝叶被膜下散在血肿，脾脏、胰腺无明显损伤表现，胃窦前壁可见浆膜撕裂伤（图 14-1），局部渗血。十二指肠球部无损伤，取 Kocker 切口（Kocker 操作），显露十二指肠降部和右侧水平段，未见明显损伤，继续向远端探查，打开十二指肠悬韧带，显露十二指肠水平部，近十二指肠悬韧带处可见一大小为 3 cm × 3 cm 左右破裂口，有大量胆汁及小肠液流出，局部黏膜外翻水肿（图 14-2）。破口处近端肠管局部颜色发暗，肠壁变薄（图 14-3）。继续探查远端全部空肠和回肠肠管，可见广泛水肿但颜色尚可，无明显损伤。打开右侧结肠旁沟处侧腹膜，向上延续并游离结肠右曲，右半结肠无损伤。将右半结肠向左侧翻起，可见大量腹水渗入右侧 Toldt 间隙。大网膜、横结肠、降结肠、乙状结肠及腹膜反折上方直肠均无明显损伤。根据探查的结果，实施的外科手术方式为十二指肠水平部部分切除、十二指肠 – 空肠吻合、胃浆膜破裂修补术，手术吻合后效果见图 14-4。患者术后转入重症监护病房继续治疗，于术后第 12 天（2021 年 11 月 26 日）转入普通病房，术后第 14 天可独立下床活动。术后 3 个月（2022 年 2 月 14 日）通过电话随访，患者已回归正常生活，并能从事轻体力农活。

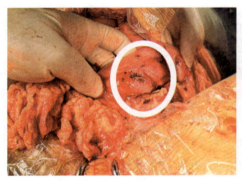

图 14-1 胃窦前壁可见浆膜撕裂伤

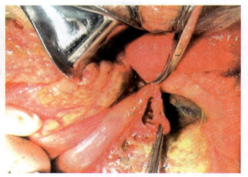

图 14-2 十二指肠水平部近十二指肠悬韧带处破裂口情况

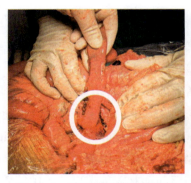

图 14-3 破口处近端肠管局部颜色发暗，肠壁变薄

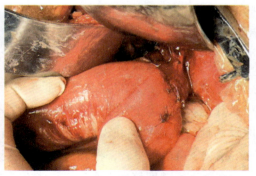

图 14-4 十二指肠空肠吻合后效果

阶段小结

患者为外伤导致上腹部闭合性损伤，在实施救治性手术后，术后恢复期间形成了以抗感染治疗为核心，同时重点关注腹腔压力监测、维持电解质平衡、营养支持治疗和生命体征维护等多环节的围手术期管理模式。经过重症监护病房过渡和普通病房的自主活动康复训练，最终避免吻合口瘘二次手术的风险，实现控制腹腔感染、经口营养补充的目标。

专家点评

闭合性腹部损伤，无论是在和平时期还是战争时期，都经常出现。

十二指肠水平部创伤后的穿孔处理比较复杂。术后容易出现严重并发症，如吻合口出血、梗阻、瘘。因此，术后观察和处理特别重要。特别是使用好营养支持的手段。

腹部闭合性损伤后的空腔脏器穿孔造成的感染加上手术创伤，使机体处于高应激状态，炎症因子处于高水平，容易出现炎症风暴。因此，在术后前 3 天，给予低氮、低热卡的营养支持是适当的。此时如果给予过高量的蛋白质和能量，会加重机体代谢负担和炎症反应。从术后第 4 天开始，随着炎症因子水平逐步下降，可逐步增加蛋白质的量和能量。通常是通过肠内营养结合肠外营养来提供，逐步过渡到完全肠内营养。

该病例对低氮、低热卡的理解以及应用场景，值得借鉴。让营养支持促进患者机体康复，而不是加重严重应激机体的炎症负担。

（中国人民解放军总医院第一医学中心　唐　云）

指南背景

1.《中国腹腔感染诊治指南（2019 版）》　在条件允许的情况下，一旦腹腔感染导致脓毒症或脓毒症休克的诊断明确，推荐 1 h 内开始经验性抗感染治疗；其他腹腔感染患者，抗感染治疗越早开始越好，并且应及时恰当地处理原发病灶。重度社区获得性腹腔感染（community-acquired intra-abdominal infection，CA-IAI）患者，推荐经验性抗感染治疗的单一用药，可选用亚胺培南 – 西司他丁、美罗培南等碳青霉烯类药物或哌拉西林 – 他唑巴坦（中等质量证据，强烈推荐）；联合用药方案推荐头孢他啶等第三代头孢菌素类联合硝基咪唑类药物（中等质量证据，强烈推荐）。建议重度 CA-IAI 及医疗机构或医院获得性腹腔感染（healthcare- or hospital-associated intraabdominal infection，HA-IAI）的抗感染疗程为 7~10 天（中等质量证据，条件推荐），治疗期间通过监测降钙素原指导腹腔感染的抗感染疗程（中等质量证据，条件推荐）。

2.《创伤患者营养支持实践管理指南》（*Practice management guidelines for nutritional support of the trauma patient*）　伴有钝性或者开放性腹部损伤的患者，如果可能，尽量采用肠内营养，白蛋白的水平和营养状态没有很好的相关性，因此不应该作为判断营养是否充足的指标，动态监测血清前白蛋白对评估患者即时营养状态具有更好的意义。

3.《创伤后并发症的定义与诊断专家共识》　创伤后并发症预防主要有休克相关并发症、感染并发症、脏器并发症和栓塞并发症 4 个方面。

循证背景

1. **腹腔感染短程抗菌治疗试验**（trial of shortcourse antimicrobial therapy for intraabdominal infection）　这是一项纳入 518 例患者的随机对照试验，纳入者均为社区获得性感染并进行了充分感染源控制的患者。实验组固定使用抗生素（4±1）天，对照组持续使用抗生素直至退热或白细胞减少后 2 天，最长时间可达 10 天。结果显示，如手术部位感染、复发性腹内感染等并发症导致的病死率并无显著性差异，实验组 257 例患者中有 56 例死亡（21.8%），而对照组 260 例患者中有 58 例死亡（22.3%）（95%CI –7.0~8.0，P=0.92）。该研究表明，腹腔感染的治疗，应以手术清除感染灶，术后有效抗感染治疗，避免感染原控制失败，但是抗生素使用时间并非越长越好。

2. **危重患者的静息能量消耗、能量和蛋白质消耗：一项回顾性队列研究**　这是一项纳入 1171 例患者的回顾性研究，研究表明，允许性低热卡喂养与较高能量目标同样有效，它可能减少过度喂养的并发症，以及营养应激患者接受完全营养负荷带来的其他不利影响（HR 0.98，95%CI 0.97~0.98）。在喂养危重患者时，25~35 kcal/（kg·d）已被广泛用作能量目标。

3. **套管针穿刺置管引流、经皮穿刺置管引流和手术引流治疗腹腔脓肿的回顾性对照研究**　该项回顾性研究结果显示，双套管相对于一般引流管，术后并发症发生率显著降低（n=75，P=0.0175），而且在术后住院时间和潜在非预期二次手术的发生率也均显著降低（P=0.0077，P=0.097）。重点关注双套管引流的通畅性，必要时进行主动冲洗，可以早期发现吻合口漏出物质性状，降低术后并发症的发生率。

核心体会

本例患者是 1 例交通伤（方向盘伤）为致伤因素、腹壁组织完整的、表现为全腹弥漫性压痛和反跳痛，尤其是上腹部疼痛最显著的闭合性损伤，病情凶险，初始就诊即已出现腹腔广泛积液和感染性休克，救治难度大，手术风险高。回顾本例病例的施救全流程，有以下几个方面的体会。

1. 抗感染治疗　抗感染治疗是贯穿腹腔感染救治全程的核心治疗手段。在腹腔环境中，37 ℃的人体温度是细菌最佳生长温度，腹腔炎性渗出液中含有大量的白蛋白、球蛋白及纤维蛋白原等大分子物质，为细菌繁殖提供氮来源，成为细菌生长繁殖的"温床"。腹腔中大量存在的细菌会通过腹膜吸收进入血液，出现菌血症、败血症，严重者可出现急性器官功能障碍、感染性休克、弥散性血管内凝血、多器官功能衰竭，最终死亡。在本例患者的治疗过程中，术后首先给予美罗培南联合替考拉宁的经验性治疗，并根据细菌培养及药敏试验结果，动态调整抗生素的应用，并及时降阶梯治疗。治疗期间通过监测降钙素原指导腹腔感染的抗感染治疗，最终达到稳定控制感染的目的。

2. 营养支持治疗　肠内营养应是首选（而不是全肠外营养），早期（入院后 48 h 内）开始肠内营养获益最大，而且获益似乎不依赖剂量，因此即使低速率（慢滴）喂养也能改善预后。本例患者在术中除常规置入鼻胃管有利于胃肠减压外，还放置了三腔胃空肠喂养管（CH16/9，150 cm）（图 14-5），为早期给予肠内营养支持提供通路。三腔胃空肠喂养管的胃管留置于吻合口附近，空肠喂养管越过十二指肠 – 空肠吻合口处约 40 cm。在术后第 2 天给予 500 ml 葡萄糖氯化钠注射液，以 25 ml/h 的速率鼻饲泵入；术后第 6 天给予 500 ml 肠内营养混悬液，以 25 ml/h 的速率鼻饲泵入；术后第 11 天给予 1000 ml 肠内营养混悬液，以 25 ml/h 的速率鼻饲泵入；术后第 12 天给予 1000 ml 肠内营养混悬液，以 50 ml/h 的速率鼻饲泵入；并不断根据肠内营养

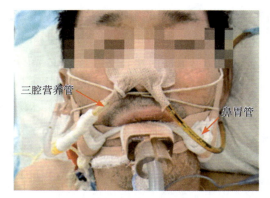

图 14-5　鼻胃管（右）和三腔营养管（左）放置效果

的输入量调整补充性肠外营养的液体总量，最终在术后第 14 天实现口服营养补充肠内营养支持。

3. 创伤后并发症的预防　针对本例患者的具体情况，因病情为消化道多发穿孔，手术涉及十二指肠水平部部分切除和十二指肠 – 空肠吻合，术后吻合口漏的发生风险较高。术后应及时关注腹腔引流管引出液体的颜色、混浊程度、是否含有肠管内容物，当腹腔引流液异常时应及时送生化和常规实验室检查。加强围手术期血糖管理，合理配比静脉摄入葡萄糖与胰岛素比例，密切监测末梢血糖测定，3~6 次 / 天，及时补充人血白蛋白，减少高血糖和低蛋白血症对吻合口愈合的负面影响。

4. 启发和思考　回顾本例患者的治疗过程，对日后的救治有一些启发和思考：①腹部闭合交通损伤具有突发性、凶险性、难治性等特点，且损伤脏器多，容易造成漏诊；②应尽早明确是否合并腹腔脏器及血管损伤，因为合并腹腔脏器及血管损伤是决定腹部交通闭合伤预后的主要因素；③应谨慎把握非手术治疗指征，积极的腹腔探查可以避免漏诊的发生；④应严格规定探查的顺序和完整度；⑤术前做好损伤控制及手术操作预案，术中才能从容不迫、全面兼顾；⑥伤情常伴有多器官、多系统损伤，应高度重视多学科联合平台和绿色通道建设，提高救治成功率，降低术后并发症的发生率；⑦手术救治过程环环相扣，做好围手术期管理的干预质量控制，有助于术后平稳恢复。

参考文献

［1］ 黄志强，黎介寿. 腹部创伤［M］. 武汉：湖北科学技术出版社，2016.

［2］ GUERRIERO W G. Etiology, classification, and management of renal trauma ［J］. Surg Clin North Am, 1988, 68（5）: 1071-1084.

［3］ STASSEN N A, BHULLAR I, CHENG J D, et al. Selective nonoperative management of blunt splenic injury: an eastern association for the surgery of trauma practice management guideline［J］. J Trauma Acute Care Surg, 2012, 73（5 Suppl 4）: S288-S293.

［4］ MAZUSKI J E, TESSIER J M, May A K, et al. The surgical infection society revised guidelines on the management of intra-abdominal infection［J］. Surg Infect（Larchmt）, 2017, 18（1）: 1-76.

［5］ 中华医学会外科学分会外科感染与重症医学学组，中国医师协会外科医师分

会肠瘘外科医师专业委员会. 中国腹腔感染诊治指南（2019 版）［J］. 中国实用外科杂志，2020，40（1）：1-16.

［6］ JACOBS D G, JACOBS D O, KUDSK K A, et al. Practice management guidelines for nutritional support of the trauma patient［J］. J Trauma, 2004, 57（3）: 660-678.

［7］ 中华医学会创伤学分会创伤感染学组，中华医学会创伤学分会创伤急救与多发伤学组. 创伤后并发症的定义与诊断专家共识［J］. 中华创伤杂志，2013，29（6）：481-484.

［8］ 任建安. 腹腔感染风险因素分析与对策［J］. 中华消化外科杂志，2017，16（12）：1167-1171.

［9］ VINCENT J L, RELLO J, MARSHALL J, et al. International study of the prevalence and outcomes of infection in intensive care units［J］. JAMA, 2009, 302（21）: 2323-2329.

［10］ HARTWELL J L, PECK K A, LEY E J, et al. Nutrition therapy in the critically injured adult patient: a western trauma association critical decisions algorithm［J］. J Trauma Acute Care Surg, 2021, 91（5）: 909-915.

［11］ GAIESKI D F, MIKKELSEN M E, BAND R A, et al. Impact of time to antibiotics on survival in patients with severe sepsis or septic shock in whom early goal-directed therapy was initiated in the emergency department［J］. Crit Care Med, 2010, 38（4）: 1045-1053.

病例 15 高龄胃癌患者术后并发十二指肠残端瘘的营养支持治疗

梁文全　崔　昊　王　宁　张庆鹏　卫　勃
中国人民解放军总医院第一医学中心
宋立强　北京大学国际医院

病史及治疗

患者，男性，88 岁。主因"恶心、呕吐 2 周"于 2020 年 9 月 6 日入院。患者主诉上腹部疼痛，无恶心、呕吐，无腹胀、腹泻，无寒战、高热等不适。患者既往高血压病史 2 个月，血压最高达 180/110 mmHg，口服苯磺酸氨氯地平片、厄贝沙坦片，血压控制可。60 年前行右侧腹股沟疝修补术，4 年前行开腹远端胃癌根治术、胆囊切除术，术后病理提示：胃窦小弯侧溃疡型中 – 低分化腺癌，病理分期 $pT_3N_1M_0$（ⅡB 期）。否认外伤史、输血史，否认药物、食物过敏史。

入院评估及辅助检查

专科查体：上腹部压痛，无反跳痛及肌紧张，移动性浊音阴性，肠鸣音较弱，约 3 次 / 分。入院诊断：①上消化道出血；②胃癌术后；③肺部感染；④高血压 3 级，高危。

实验室检验结果：血红蛋白 122 g/L ↓，中性粒细胞百分比 85.9%，C 反应蛋白 1.449 mg/dl ↑，血钾 3.22 mmol/L ↓，胃液隐血试验阳性。

影像学检查结果：① 2020 年 9 月 4 日行胸部平扫 CT 检查结果提示，左肺感染，双肺少许慢性炎症性病变，右肺下叶后基底段少许陈旧性病变，主动脉及冠状动脉硬化，双侧胸膜增厚。② 2020 年 9 月 22 日行 PET–CT 检查结果提示，胃癌远端切除术后，残余胃体小弯侧局部胃壁增厚伴高代谢，考虑残胃癌，肝胃间隙多发高代谢灶，胃周高代谢淋巴结，考虑转移可能性大；胰腺代谢欠均匀；左肾多发囊肿；老年性脑改变。

电子胃镜及病理结果：① 2020 年 9 月 15 日行电子胃镜检查。食管中下段见条状充血糜烂，近贲门糜烂面上覆白苔及陈旧性血痂，残胃体上段胃小弯延伸至贲门口可见大小约 4 cm × 3 cm 溃疡型肿物，表面溃疡，上覆污苔及新鲜渗血，吻合口距门齿 55 cm，黏膜充血、肿胀。② 2020 年 9 月 18 日行病理活检。胃（体）中 – 低分化腺癌，程序性死亡配体 –1（programmed death-lig–and 1，PD–L1）（22C3）（－），程序性细胞死亡蛋白 –1（programmed cell death protein–1，PD–1）（－），人表皮生长因子受体 2（human epidermal growth factor receptor–2，HER–2）（－）。

营养学及体能状态评估：营养风险筛查 2002（nutritional risk screening 2002，NRS 2002）评分为 6 分，存在营养风险。身体状态及机体功能方面，美国东部肿瘤协作组（Eastern Cooperative Oncology Group，ECOG）评分 3 分，年龄校正的 Charlson 合并症指数为 8 分，美国麻醉医师协会（American Society of Anesthesiologists，ASA）分级 3 级。

病史及治疗续一

手术及冲洗引流治疗 患者入院后完善相关检查，经 20 天营养支持治疗后行全身麻醉下 3D 腹腔镜探查。术中见胃体肿瘤侵出浆膜外，与胰腺、肝脏及部分十二指肠粘连紧密，腹腔干区域可见大小约 2 cm × 2 cm 团块状肿物，结合术中探查结果，行残胃姑息性切除术（残胃切除术、食管 – 空肠 Roux–en–Y 吻合术）。术后于十二指肠残端区域放置腹腔引流管。术后第 5 天腹腔引流管引出墨绿色液体，考虑十二指肠残端瘘可能，并经消化道造影确认。随后床旁更换腹腔引流管为可冲洗双套管并进行持续冲洗引流，引流液初始为黄绿色，术后 2 个月时冲洗引流液逐渐变为无色透明，术后第 65 天行床旁经引流管造影未见窦道及十二指肠显影，考虑瘘口愈合，冲洗引流液生化指标未见异常，遂于术后第 86 天拔除引流管，并进行消化道造影（图 15-1）。

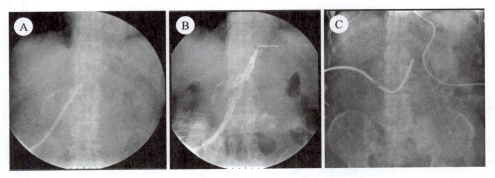

图 15-1　十二指肠残端瘘治疗期间消化道造影变化

A. 术后第 13 天，上消化道造影提示十二指肠残端瘘合并窦道形成，十二指肠显影；B. 术后第 36 天，上消化道造影提示十二指肠残端窦道形成，瘘口较前略有缩小，双套管位置适宜；C. 术后第 65 天，床旁经引流管造影提示未见窦道及十二指肠显影，考虑瘘口愈合。

病史及治疗续二

围手术期给予营养支持治疗　该患者为老年男性，术前经全面营养评估考虑营养风险较大，遂制定以下营养干预和术前评估的方案，主要包括：①考虑患者有吸入性肺炎的风险，入院第 2 天置入胃管，肠内营养乳剂胃管灌入，间断夹闭；②按照 25~30 kcal/（kg·d）的推荐用量，结合心肺功能调整，同时给予胃肠减压、补钾、抗感染等对症治疗；③营养途径调整评估，患者入院第 4 天胃管内仍引出咖啡色物质，考虑仍存在胃出血，行经外周静脉置入中心静脉导管（peripherally inserted central catheter，PICC）置管，肠外营养支持，经 8 天治疗后出血症状好转，及时调整为肠内营养（图 15-2）。

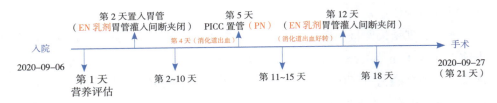

图 15-2　术前患者营养支持治疗情况

注：EN. 肠内营养；PICC. 经外周静脉穿刺的中心静脉导管；PN. 肠外营养。

在术后营养支持方面，在发现十二指肠残端瘘后，以腹腔冲洗引流为基础，自术后 1 周开始通过鼻空肠营养管途径给予肠内营养，术后 2 周时变更为口服营养补充，术后 3 周时过渡为经口流食；术后第 121 天患者出现泌尿系统真菌感染、急性肾功能不全，及时调整营养支持策略，实施肠内及肠外营养相结合模式，维持营养，增强抵抗力，减少分解代谢，改善氮质血症、酸中毒和高钾血症，后逐步过渡到口服营养补充 + 经口流食并维持（图 15-3）。

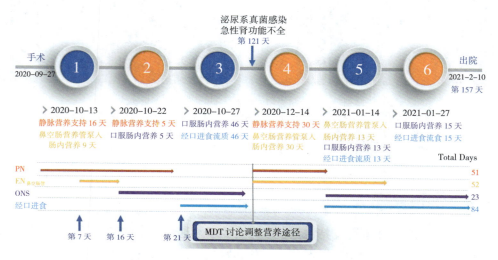

图 15-3　术后患者营养支持治疗情况

注：PN. 肠外营养；EN. 肠内营养；ONS. 口服营养补充；MDT. 多学科协作；Total Days. 总住院天数。

阶段小结

该例患者的十二指肠残端瘘经腹腔冲洗与营养支持为基础的个体化治疗，最终瘘口愈合。患者总住院天数为 157 天，出院前复查腹部 CT 未见明显异常，消化道造影未见十二指肠残端瘘。患者主诉无腹痛、腹胀等不适，经口正常进食，排气、排便正常。

术后病理结果回报：残胃的胃窦部小弯侧溃疡型中 - 低分化腺癌，肿瘤大小约 5 cm×4 cm×1 cm；癌组织侵及浆膜下层，可见神经侵袭及脉管内癌栓；食管切缘未见癌，胃下切缘局部脉管内见癌栓；网膜组织未见癌。胃周淋巴结见转移癌（9/9），并见癌结节。

专家点评

高龄胃癌患者，行手术切除治疗后，出现十二指肠残端瘘，加上基础病，病情复杂，病死率较高。术前改善基础病和术后改善营养状况对十二指肠残端瘘的发生有预防作用。

术后一旦发生十二指肠残端瘘，及早发现非常重要。临床实践证实，出现十二指肠残端瘘后，首先应彻底引流。为达到彻底引流的目的，可选用更换引流管、B 超引导下穿刺置管引流，甚至手术引流的方法。

营养支持治疗在十二指肠残端瘘的治疗中发挥着关键作用。在十二指肠残端瘘早期，由于大量消化液丢失及腹腔感染，造成严重的水电解质和酸碱平衡紊乱、低蛋白血症等，需给予肠外营养支持治疗。对于高龄十二指肠残端瘘患者，给予合适的能量与蛋白质量，建立肠内营养的途径，逐步增加肠内营养，减少肠外营养的量，当机体的应激反应减轻，肠内营养量逐步增加，当患者可以耐受时，就意味着没有大的危险性了。肠外营养中合理强化谷氨酰胺，以及应用 ω-3 脂肪酸是必要的。

（中国人民解放军总医院第一医学中心　唐　云）

指南背景

1.《中国老年患者肠外肠内营养应用指南（2020）》　在安全和耐受允许的情况下，老年人应至少摄入 1.0~1.5 g/(kg·d) 的蛋白质，推荐乳清蛋白制剂，若已经发生肾功能不全，则可以减少蛋白质摄入量至低于 0.8 g/(kg·d)。需要营养支持治疗的老年患者，当肠内营养提供的能量和蛋白质低于机体目标需要量的 60% 时，建议给予补充性肠外营养（supplementary parenteral nutrition，SPN），以满足老年患者对能量和蛋白质的需求，维持营养状态和器官功能，改善患者的临床结局。

2.《胃癌围手术期营养治疗中国专家共识（2019 版）》　应重视营养风险筛查与营养评估，推荐采用 NRS 2002 作为营养风险筛查工具进行评分，存在营养风险的患者，应进一步进行如体重丢失量、体重指数、去脂体重指数（fat free mass index，FFMI）、血生化指标（如白蛋白）等营养评估。

循证背景

一项"腹腔镜胃癌根治术后十二指肠残端瘘影响因素分析"结果表明，体重指数 ≥ 24 kg/m^2、术前 C 反应蛋白水平升高、十二指肠残端未加固是腹腔镜胃癌根治术后十二指肠残端瘘的独立危险因素。

Orsenigo 等的一项回顾性单中心研究发现，合并症因素、营养状况受损和手术操作困难是引发胃癌术后十二指肠残端瘘的关键因素。

Paik 等的研究结果则认为，胃出口梗阻及术前合并并发症对胃癌术后十二指肠残端瘘发生影响至关重要。

核心体会

本例患者高龄，基础疾病较多，同时肿瘤分期晚，出现胃癌出血相关并发症及既往胃部手术史无疑显著增加了十二指肠残端瘘的发生风险。基于该例高龄胃癌患者术后十二指肠残端瘘成功治愈的治疗经验，应重视围手术期营养的重要临床指导价值，从术前、术中、术后 3 个阶段对十二指肠残端瘘高危人群进行营养筛查及干预：①术前通过营养风险筛查评估营养状态，并通过合适的营养途径纠正营养缺失；②术中若发现肿瘤侵袭、残端水肿、包埋不佳等可能造成十二指肠残端瘘发生的危险因素，则可行直视下联合内镜鼻肠营养管置入或临时性空肠营养管置入，以早期建立术后肠外营养途径；③术后根据患者恢复情况灵活应用肠内及肠外营养途径并根据患者实际需求调整剂量，必要时强化营养支持，以促进十二指肠残端的生长。此外，及时有效的医疗决策、细致的临床护理及积极的病患参与也起至关重要的作用。在本病例中，着重探讨了围手术期个体化营养支持治疗在胃癌十二指肠残端瘘中的应用价值，以期外科医师更加重视营养支持治疗决策在胃肠道消化道瘘愈合中的关键作用。

参考文献

［1］唐云，李荣，陈凛，等. 胃癌切除术后十二指肠残端瘘的营养支持［J］. 中华胃肠外科杂志，2008，11（1）：47-49.

［2］ZIZZO M，UGOLETTI L，MANZINI L，et al. Management of duodenal stump fistula after gastrectomy for malignant disease：a systematic review of the literature［J］. BMC Surg，2019，19（1）：55.

［3］EL-GHAZZAWY O S，SHIVELY J，MASSIER C. Negative pressure therapy for management of high output duodenal fistula［J］. Cureus，2020，12（7）：e9075.

［4］中华医学会肠外肠内营养学分会老年营养支持学组. 中国老年患者肠外肠内营养应用指南（2020）［J］. 中华老年医学杂志，2020，39（2）：119-132.

［5］李子禹，闫超，李沈. 胃癌围手术期营养治疗中国专家共识（2019 版）［J］. 中国实用外科杂志，2020，40（2）：145-151.

［6］GU L H，ZHANG K，SHEN Z F，et al. Risk factors for duodenal stump leakage after laparoscopic gastrectomy for gastric cancer［J］. J Gastric Cancer，2020，20（1）：81-94.

［7］ORSENIGO E，BISSOLATI M，SOCCI C，et al. Duodenal stump fistula after gastric surgery for malignancies：a retrospective analysis of risk factors in a single centre experience［J］. Gastric Cancer，2014，17（4）：733-744.

［8］PAIK H J，LEE S H，CHOI C I，et al. Duodenal stump fistula after gastrectomy for gastric cancer：risk factors，prevention，and management［J］. Ann Surg Treat Res，2016，90（3）：157-163.

［9］唐云，李荣，陈凛，等. 胃癌切除术后胃肠道瘘的治疗［J］. 中华普通外科杂志，2010，25（3）：205-208.

病例 16 肠系膜上动脉栓塞合并绞窄性肠梗阻患者的营养支持

张　寰　梁文全　中国人民解放军总医院第一医学中心
陈　凛　北京大学国际医院

病史及治疗

患者，女性，52 岁。主因"腹痛 4 天"就诊。

患者 4 天前无明显诱因出现突发上腹部疼痛，为阵发性绞痛。无恶心、呕吐、发热等伴随症状。后患者腹痛持续不缓解，遂就诊于外院，给予禁食水、抑酸、补液、抗感染等对症处理（具体治疗方案不详）。患者腹痛范围扩大且不缓解，并呈进行性加重，遂转入我院（中国人民解放军总医院第一医学中心）急诊。患者既往史、个人史、家族史无特殊。

入院评估及辅助检查

查体：一般状况可，神志清，精神可，表情痛苦，查体配合，呈被动屈曲体位，体温 37.6 ℃，脉搏 90 次 / 分，呼吸 18 次 / 分，血压 132/91 mmHg，身高 155 cm，体重 91 kg，体重指数 37.9 kg/m²。腹部视诊：腹膨隆，未见胃肠型及蠕动波，无腹壁静脉曲张。腹部触诊：腹肌紧张，全腹压痛、反跳痛，腹部未触及明显包块，肝脾肋下未触及，墨菲征阴性。腹部叩诊：全腹叩诊鼓音，肝脾无叩击痛，移动性浊音阴性。腹部听诊：听诊肠鸣音弱，1 次 / 分。直肠指检未触及明显异常，退出后指套不带血。

胃液常规：胃液颜色（深棕色），胃液性状（混浊），胃液红细胞数（阴性），胃液白细胞数（2~4 个），胃液隐血试验（阳性）。腹主动脉计算机体层血管成像（computed to mography angiography，CTA）提示：肠系膜上动脉主干及部分分支栓塞伴缺血性肠病、肠梗阻（图 16-1）。超声引导下诊断性腹腔穿刺：抽出中量暗红色血性腹水。

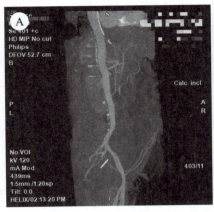
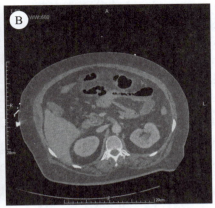

图 16-1　腹主动脉 CTA 表现

注：A. 腹主动脉 CTA 横断面；B. 腹主动脉 CTA 矢状面。

病史及治疗续一

住院治疗　患者急性起病，以腹痛为主要症状。结合患者病史、症状、体征及辅助检查，目前诊断考虑为肠系膜上动脉栓塞合并绞窄性肠梗阻。患者目前有明确手术指征，拟行手术治疗。术前准备包括胃肠减压、抑酸、开放静脉通道静脉补液（晶体溶液＋胶体溶液）、抗感染治疗。并完善术前相关检查。

完善术前准备后行外科治疗，急诊行剖腹探查可见腹腔内有少量淡黄色混浊粪臭味腹水，肝、胆、胰、脾、胃及结肠无异常，远端小肠扩张明显，呈灰紫色坏死样，扩张最明显处横径约 7 cm，紧贴腹壁，肠壁薄。探查寻找十二指肠悬韧带，距十二指肠悬韧带 30 cm 处空肠肠壁尚红润，血运良好，活动度可；距十二指肠悬韧带 30 ~130 cm 处空肠呈灰红色，血运可，局部有花斑样改变；探查距十二指肠悬韧带 130 cm 以远至回盲部小肠，扩张明显，呈灰紫色坏死样，局部表面覆盖脓苔，肠系膜根部血运消失。根据探查结果，决定行部分小肠切除术＋残端空肠造瘘术。因腹腔感染较重，考虑行空肠及结肠吻合术后吻合口漏风险较高，术中决定行空肠造瘘术，术中切除的小肠标本见图 16-2。

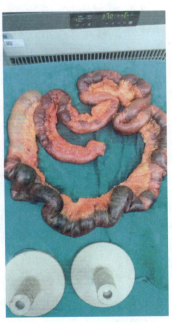

图 16-2　术中切除的小肠标本

病史及治疗续二

术后治疗及营养支持 因患者术中循环不稳定，术后转入我院重症监护病房（intensive care unit，ICU）过渡。术后第 1 天予以达肝素钠 2500 U 皮下注射抗凝治疗；术后第 2 天观察造瘘口流出墨绿色胆汁样物，因抗凝效果欠佳，将达肝素钠剂量调整为 5000 U；术后第 3 天患者脱离呼吸机并拔除气管插管。患者为消化道手术，术后应尽早给予营养支持，在患者术后前几天，因无法经口进食，故选择全肠外营养对患者进行营养支持。24 h 总能量 1650~1800 kcal。待患者胃肠道功能恢复后，应尽早向肠内营养过渡，患者术后第 5 天鼻饲糖盐水，每天约 500 ml，其目的在于促进胃肠道功能恢复。患者术后第 7 天转回我科（普通外科医学部）普通病房，继续全肠外营养＋鼻饲糖盐水对患者进行营养支持。并逐步减少肠外营养能量摄入，增加肠内营养能量摄入，患者术后第 15 天开始予以全肠内营养，24 h 总能量约 1700 kcal。患者于术后第 21 天出院。

阶段小结

患者肠系膜上动脉栓塞合并绞窄性肠梗阻诊断明确，急诊行手术治疗后转入 ICU 过渡治疗，除持续心电、血压、血氧监护，补液，抗感染，对症支持治疗外，营养支持治疗对术后患者的康复也起关键作用，先予以患者全肠外营养，随着患者胃肠道功能的恢复，应尽快向肠内营养过渡。患者经治疗后于术后第 21 天痊愈出院，共计住院 22 天。

专家点评

对于该患者肠系膜上动脉的血栓形成或栓塞，相应供血区域的肠管发生缺血性坏死合并绞窄性肠梗阻，急诊手术切除坏死肠管，是防止病情进一步恶化的急救措施。术后的应激状态和部分小肠缺失以及肠道连续性中断，使术后的营养治疗既重要又充满挑战。这就要求术后的营养治疗，既要有严谨的科学性，又要有丰富的艺术性。

术后 1~3 天，机体处于严重分解代谢阶段，首先以肠外营养的途径来纠正水电解质紊乱，补充血容量，纠正低蛋白血症。给予低氮、低热卡营养支持，防止因过高的能量和氮量加重机体的代谢负担。术后第 4 天，应激反应逐渐减轻，此时可启动全肠外营养。肠内营养应根据肠功能的情况逐步开展，如本例患者，由于小肠近端造口，肠道连续性中断，很难接受全肠内营养。一开始给予的肠内营养的量不宜过大，可逐步增加。如果这个患者在远端小肠有置管，就更能体现肠内营养的"艺术性"。可以在近端小肠造口收集这些没有完全消化吸收的肠内容物，然后通过远端小肠的置管再灌入，利用远端的小肠和结直肠将营养物质全部吸收，就更好了。

（中国人民解放军总医院第一医学中心　唐　云）

指南背景

《2020 中国急性肠系膜缺血诊断与治疗专家共识》

（1）肠系膜上动脉是腹主动脉的重要分支，其供血范围为全部小肠及部分结肠。对于肠系膜上动脉栓塞，需结合患者的主诉、既往史、体征及辅助检查进行早期诊断。

（2）肠系膜上动脉栓塞的早期诊断非常有必要，其决定了治疗方案的选择。以肠管是否出现坏死为界线，肠管坏死前的治疗与坏死后的治疗截然不同。经判断肠管尚未坏死，治疗以溶栓治疗或早期手术取栓为主，其目的为在肠管缺血坏死前尽早恢复血管通畅并保证肠管的供血，避免肠管进一步缺血坏死。经判断肠管已发生坏死，治疗应以积极剖腹探查并且切除相应的坏死肠管为主，避免肠管坏死后坏死物质、炎性渗出、肠道菌群移位等一系列后果引起的感染性休克，进而导致患者血流动力学不稳定和最终的不良预后。待相应肠系膜上动脉主干或分支供血肠管坏死后，手术以切除坏死肠管为主。切除肠管长度取决于肠管坏死长度，需在实际手术中根据探查结果决定。如肠管切除过长，术后可能出现短肠综合征。

（3）该例患者术后的营养支持对术后康复治疗非常关键。营养支持为患者术后吻合口愈合及整体恢复提供基础。早期营养支持选择全肠外营养，计算好合适的能量、热氮比及营养配比，为术后恢复提供良好的营养。当患者排气并判断吻合口愈合较为良好后，应早期给予适量的肠内营养并减少肠外营养的能量供应，采用肠外营养结合肠内营养的模式。随着患者的胃肠道功能康复，应逐渐向全肠内营养过渡直至恢复正常饮食。早期给予肠内营养的优势在于能够尽可能地模拟正常的进食模式，避免胃肠道黏膜功能紊乱及萎缩，且为术后胃肠道功能的快速恢复提供支持。笔者在术后第 1~4 天，给予患者全肠外营养支持。于术后第 5 天经鼻胃管给予糖盐水，尝试肠内营养支持。至术后第 20 天时，以肠外营养结合肠内营养的模式给予患者营养支持。

循证背景

1. 刘宝晨等的研究发现，肠系膜上动脉栓塞合并绞窄性肠梗阻的患者呈高代谢状态。营养支持治疗在肠系膜上动脉栓塞合并绞窄性肠梗阻患者中起关键作用。

2. Arabi 设计的共纳入 240 名患者并将患者随机分为两组的一项随机对照试验研究表明，允许性低热卡喂养可以降低患者的住院病死率。该研究中，一组为允许性低热卡喂养组，患者住院病死率为 30.0%；一组为对照组，住院病死率为 42.5 %（RR 0.71，95% CI 0.50~0.99，P=0.04）。

核心体会

肠系膜上动脉栓塞的发病原因主要为来源于左心室的附壁血栓脱落，随血液循环到达肠系膜上动脉主干或主要分支，栓塞血管，引起肠系膜上动脉供血障碍，随之导致一系列的病理生理变化。患者常以无明显诱因突发腹痛就诊，腹痛可呈间歇性，常为缺血的肠管痉挛导致。可有恶心、呕吐等伴随症状。随着缺血时间延长，被栓塞血管供血范围的相应肠管开始出现肠壁水肿，进而出现坏死，肠壁的坏死导致肠黏膜屏障作用消失，肠内容物、菌群、血浆及炎性物质可渗入腹腔，形成腹水，同时坏死肠管和渗出物质刺激腹膜可导致患者出现压痛、反跳痛、腹肌紧张等腹膜刺激征，上述体征均提示患者肠管已发生坏死。因坏死肠管失去正常的功能，此时患者可有停止排气、排便等肠梗阻症状。患者肠管的静脉回流通畅，大量炎性物质、细菌等可随肠管静脉回流入血，导致患者出现感染性休克。当患者出现休克时，提示此时患者病情已非常危急。诊断肠系膜上动脉栓塞依赖腹主动脉 CTA 协助诊断，如肠管未坏死，平扫期通常无阳性发现，增强期可见肠系膜上动脉主干或分支血管的充盈缺损。若肠管已发生坏死，则在平扫期可见坏死肠管的肠壁增厚、水肿、肠管扩张，内可见积液、积气，肠壁周围可见炎症渗出或腹水，增强期可见肠系膜上动脉主干或分支血管的充盈缺损。当患者超声或 CT 提示存在腹水时，若能在超声引导下行诊断性腹腔穿刺，则可根据穿刺出的积液性质协助诊断。此外，患者通常可出现血白细胞计数增多、中性粒细胞百分比增高，血 D- 二聚体升高。本病例患者就诊我院急诊时，已腹痛 4 天。查体腹部已有腹膜刺激征，结合患者腹主动脉 CTA，诊断肠系膜上动脉栓塞、绞窄性肠梗阻较为明确。

当肠系膜上动脉栓塞诊断较为明确时，应立即判断此时肠管是否发生坏死，若判断肠管已发生坏死，则应立即行手术治疗，以切除明确坏死的肠管为主要手术方式。切除范围由肠管坏死的长度决定，需术中根据实际探查结果决定。术后短肠综合征的出现通常是由剩余肠管过短导致的。

此类患者整个围手术期呈高分解代谢状态，营养支持可为患者术后恢复提供基础。早期营养支持以肠内营养为主，在胃肠道功能恢复后应尽早向肠内营养支持过渡。针对本例患者，在术后先给予全肠外营养支持，然后尝试逐步向肠内营养支持过渡，这种支持也是一种允许性低热卡喂养模式，最终逐步过渡到肠外结合肠内的模式。尽管本例只是个例，但体现了合理选择不同的营养支持模式是对此类绞窄性肠梗阻行肠切除术后患者术后康复治疗的关键。

参考文献

［1］ LIAO G Y, CHEN S Y, CAO H Y, et al. Review：acute superior mesenteric artery embolism：a vascular emergency cannot be ignored by physicians ［J］. Medicine（Baltimore），2019，98（6）：e14446.

［2］ 梁付奎，殷好治，傅晓琴，等. 肠系膜上动脉血栓 128 层螺旋 CT 血管成像特征及诊断价值分析［J］. 现代医学影像学，2019，28（6）：1213-1215.

［3］ 纪静宇，李沁，熊炯炘，等. 急性肠系膜上动脉栓塞的外科治疗［J］. 华中科技大学学报（医学版），2021，50（1）：112-116.

［4］ 秦少华，刘萍，郝庭嘉，等. 急性肠系膜上动脉血栓形成的腔内溶栓治疗：附 24 例报告［J］. 中华普通外科杂志，2019，28（6）：673-678.

［5］ 夏士博，陆清声. 急性肠系膜上动脉栓塞的诊治要点［J］. 中国血管外科杂志（电子版），2018，10（3）：165-168.

［6］ LIU Y R, TONG Z, HOU C B, et al. Aspiration therapy for acute embolic occlusion of the superior mesenteric artery ［J］. World J Gastroenterol，2019，25（7）：848-858.

［7］ ZHANG Z, CHEN X M, LI C Y, et al. Percutaneous mechanical thrombectomy for acute superior mesenteric artery embolism：preliminary experience in five cases ［J］. Ann Vasc Surg，2020，63：186-192.

［8］ 刘宝晨，丁威威，范欣鑫，等. 一例急性肠系膜上动脉栓塞的营养支持治疗 ［J］. 肠外与肠内营养，2018，25（3）：188-192.

［9］ ARABI Y M，TAMIM H M，DHAR G S，et al. Permissive underfeeding and intensive insulin therapy in critically ill patients：a randomized controlled trial ［J］. Am J Clin Nutr，2011，93（3）：569-577.

病例 17 老年晚期十二指肠癌患者的营养治疗

张 宁[1] 陈 伟

中国医学科学院北京协和医院

病史及治疗

患者，男性，70岁。主因"反酸、烧心2年，呕吐、消瘦4个月，加重5天"于2014年11月27日入我院（中国医学科学院北京协和医院）老年医学科病房。

患者2年来间断反酸、烧心，服用抑酸药后症状可缓解。4个月来，症状加重，伴餐后上腹胀及绞痛，偶有恶心、呕吐宿食。进食量减少一半，体重减轻10 kg。5天前因呕吐就诊于外院，给予外周静脉输液10%葡萄糖注射液500 ml/d、5%葡萄糖氯化钠注射液1000 ml/d，液体中加入氯化钾（剂量不详）。3天来，患者精神差、淡漠，每天呕吐6~7次，每次100~200 ml。

入院评估及辅助检查

查体：身高165 cm，体重40.5 kg，体重指数14.8 kg/m²。神志淡漠，言语凌乱，消瘦。皮肤干燥，未触及浅表淋巴结肿大。心肺听诊（-）。腹部凹陷，可见胃型，振水音阳性，肠鸣音3~4次/分，移动性浊音（-），全腹无压痛、反跳痛及肌紧张，肝脾肋下未及。四肢肌力4级、肌张力正常、无水肿。老年评估：微型营养评定简表（mini nutri-tional assessment short-form，MNA-SF）评分6分，谵妄状态，时间、地点及人物定向力差。入院前躯体功能：工具性日常生活活动能力（instrumental activities of daily living，IADL）评分8分，日常生活活动（activities of daily living，ADL）评分6分，可爬10层楼梯，每

---

1. 作者科室：老年医学科。

天步行 5000 m。

入院后血生化检查：白蛋白 37 g/L，血钾 1.8 mmol/L（3.5~5.5 mmol/L），血钠 111 mmol/L（135~145 mmol/L），血氯 62 mmol/L（96~111 mmol/L），血钙 2.19 mmol/L（2.13~2.70 mmol/L），血磷 0.48 mmol/L（0.81~1.45 mmol/L），血镁 0.69 mmol/L（0.75~1.25 mmol/L），血肌酐 55 μmol/L（59~104 μmol/L），尿素氮 5.62 mmol/L（2.78~7.14 mmol/L），血糖 9.9 mmol/L（3.9~6.1 mmol/L），前白蛋白 167 mg/L（200~400 mg/L）。心电图：T 波低平，QT 间期延长。

病史及治疗续

患者入院检查提示血电解质紊乱，表现为低磷、低镁、低钾和低钠。考虑存在再喂养综合征（refeeding syndrome，RFS），同时存在波动性认知功能障碍，考虑合并谵妄状态。予积极纠正电解质紊乱，同时采取心电监护等措施，密切观察患者生命体征变化。患者因呕吐不能进食，行肠外营养支持治疗：每天 50% 葡萄糖注射液 250 ml、10% 葡萄糖注射液 500 ml（能量 700 kcal），20% 脂肪乳剂 250 ml（能量 450 kcal），复方氨基酸注射液 500 ml（能量 170 kcal、氮 6.7 g），总能量 1320 kcal/d；同时每天补充氯化钾 4.5 g、葡萄糖酸钙 1 g、浓氯化钠 4 g、甘油磷酸钠 2.16 g、水溶性维生素 1 支、脂溶性维生素 10 ml、多种微量元素注射液 II 10 ml，并加强维生素 B_1 的供给。入院第 3 天，患者谵妄好转，2 周后复查血电解质水平正常。2014 年 12 月 15 日，留置双腔鼻空肠营养管，分别引流及泵入肠内营养。具体实施：置管后 2~3 天给予肠内营养混悬液（TPF）（1.5 kcal/ml）500 ml，速度 40 ml/h；第 4 天给予 500 ml，速度 60 ml/h；第 5 天给予 750 ml，速度 80 ml/h；第 6 天给予 1000 ml，速度 100 ml/h。其间，能量不足部分由肠外营养补足，20 天后完全转为肠内营养支持治疗。

患者入院后，正电子发射计算机断层显像（positron emission tomography-computed tomography，PET-CT）示十二指肠降部恶性病变［标准摄取值（standardized uptake value，SUV）= 5.7］，胃镜示十二指肠球后腔狭窄，该处活检病理示少数腺体重度不典型增生伴癌变，肠梗阻原因明确为十二指肠癌。2015 年 1 月 7 日行剖腹探查术。术中见十二指肠广泛质硬，浸润性侵袭肝十二指肠韧带，大网膜表面、胃壁可触及质硬结节，考虑十二指肠癌已广泛转移，无法根治性切除，遂行胃 – 空肠（毕 II 式）吻合 + 小肠侧侧吻合术。术后恢复顺利，拔除空肠营养管，逐渐过渡为经口进食半流质饮食。

出院后，患者每天进食半流质饮食，约能量 800 kcal、蛋白质 40 g。在此基础上，每天经口饮入整蛋白全营养素，能量 500 kcal、蛋白质 16 g。2015 年 1 月至 4 月，患者体重增加 10 kg。2015 年 8 月，患者再次入院行老年相关评估：体重 53 kg，体重指数 19.0 kg/m^2，MNA–SF 评分 10 分，5 次起坐 12.5 s，步速 1.0 m/s，手握力 22.6 kg，精神状况良好，IADL 评分 8 分，ADL 评分 6 分。提示躯体功能状态与起病前水平相同。血清胆红素水平正常。

2015 年 12 月，患者出现上腹及背部痛，疼痛数字评定量表（numerical rating scale，NRS）评分 5~6 分。门诊随诊，中上腹部可触及质韧巨大肿物，分界不清。体重 53 kg，体重指数 18.7 kg/m^2，MNA–SF 评分 8 分。白蛋白 38 g/L，血红蛋白 112 g/L。IADL 评分 8 分，ADL 评分 6 分。开始规律服用硫酸吗啡缓释片，NRS 评分控制在 2 分以下。患者低脂饮食、少量多餐的营养指导，额外给予经口营养补充剂 750 kcal/d。至 2016 年 2 月，患者体重保持在 53 kg。

2016 年 2 月 25 日起，患者出现高热 39.2 ℃，外周血培养出超广谱 β 内酰胺酶（extended spectrum β lactamase，ESBL）（+）大肠埃希菌，给予美罗培南抗感染治疗，体温高峰下降至 38.0 ℃。患者逐渐出现淡漠，间断有言语凌乱、视幻觉。与家属沟通病情，家属明确表示不再行创伤性救治措施，要求不让患者知情，尽量减少患者痛苦。遂停止肠内营养，每天静脉滴注葡萄糖氯化钠注射液 1000 ml。用芬太尼透皮贴剂控制疼痛，间断给予吗啡 5~10 mg 皮下注射。2016 年 3 月 1 日，患者出现血压下降、少尿，并逐渐出现意识障碍，10 天后因感染性休克死亡。

阶段小结

患者为老年男性，以上消化道不全梗阻症状起病，进食减少、呕吐，住院前短期内输注较大量葡萄糖注射液后出现 RFS。RFS 是指机体经过长时间饥饿或营养不良，处于分解状态，体内电解质、维生素贮备耗竭，当重新摄入营养物质后，尤其是短时间内输注大量葡萄糖注射液后，患者体内血糖浓度升高，胰岛素大量分泌，合成代谢迅速增强，钾、镁、磷和维生素的血清浓度出现明显下降，由此产生一系列的临床综合征。其典型的临床表现为突发心律失常、心肺衰竭、谵妄等，严重者可致猝死。该综合征最早于 1940 年由伯格（Burger）在战时饥饿患者中发现并定义。尽管 RFS 的危害很大，但在临床工作中常被忽视，老年人进食不足 5 天即可能出现 RFS。

患者初诊时的主要营养相关问题为 RFS，需积极纠正。本病例遵循的

RFS 治疗原则是"先少后多、先慢后快、先盐后糖、逐步过渡"。通过早期识别、严格遵循再喂养营养支持治疗原则、密切监测临床生化指标等积极预防措施，可使 RFS 患者平稳度过危险期。提高医务工作者的认识，可以避免 RFS 发生。

在患者 RFS 得到纠正，一般情况稳定后接受剖腹探查术。术中见肿瘤已广泛转移，无法根治性切除，遂行姑息性胃－空肠吻合＋小肠侧侧吻合术。经肠内营养支持，术后患者体重恢复并基本稳定，经口进食 1 年余，功能状态较好。肿瘤患者营养不良会导致总体生存率更差、外科及内科治疗获益减少、肿瘤化疗疗效更差、化疗相关毒性增加和生存质量更差。关于肿瘤患者何时开始营养支持，目前还没有被广泛认可的指南。肿瘤可能被治愈但长时间不能满足机体营养需求的营养不良患者（如存在完全吞咽困难或者肠衰竭），有关营养支持的决策相对容易制定；但当营养摄入水平接近患者需求时，或者可能发生摄入不足的时段不确定时，或者患者的恶性肿瘤可治疗但无法治愈且患者不能摄入充足的营养素时，做出营养支持的决定就非常困难。

相较于营养获益，应更强调患者与家人一起在餐桌前进餐和品尝食物的愉悦感所产生的社会获益。减少红肉摄入并适当增加乳制品摄入；肉类腌制后再进行烹饪，并充分调味以掩盖苦味；给患者冷却至室温的而非高温的食物；尝试酸味食物并鼓励进餐时摄入液体，均有助于患者的味觉改善。进餐时应避免周围环境或食物中出现浓烈的烹饪气味。应允许厌食患者不愿多吃，采取少量多餐而非每天 2~3 顿正餐。食欲刺激可能有益。相关证据多来自癌症厌食－恶病质综合征患者。

患者在起病 1 年余后出现感染性休克，病情进入临终阶段。接近生命终点，大部分患者仅需要极少量的食物和水减少口渴以及饥饿感，此时保持营养状态已不再重要，过度强化营养治疗反而可能加重患者代谢负担，影响生活质量。临终补液治疗的决策应个体化制定，且决策制定过程需要患者、家属及其他医疗保健专业人员的参与，包括对潜在获益与弊端进行仔细评估。

该病例为十二指肠癌、不完全肠性肠梗阻的老年患者。就诊时肿瘤已为 Ⅳ 期，经过沟通与家属达成一致目标：减轻躯体不适症状，维持患者生活质量，包括维持进食能力和营养状况。经多学科协作，采用姑息性手术、肠内营养干预、经口营养补充等措施，术后患者体重恢复并基本稳定，经口进食 1 年余。这例进入安宁疗护的末期疾病患者，合理的人工营养支持已经成为主要的治疗手段。该病例体现了在疾病全过程中，营养支持对维护晚期肿瘤患者生活质量、功能与营养状态的重要性。此外，该病例还提示，当老年患者出现不能正常进食超过 1 周的情况时，进行营养支持治疗时要考虑预防 RFS。

专家点评

该病例是 1 例老年男性患者，进行性体重减轻，进食后腹胀腹痛，伴有恶心、呕吐入院。患者长期进食不足，基础营养储备差，重度营养不良，入院营养支持后出现 RFS，经积极治疗、病情较平稳后，进一步行胃镜和 CT 检查：考虑患者十二指肠癌合并梗阻。后剖腹探查发现癌组织已广泛转移，遂行姑息性手术治疗。梗阻解除后给予肠内营养支持，出院后继续饮食指导＋口服肠内营养支持，定期评估，患者体重增加 10 kg，营养状况明显改善。起病 1 年后患者因合并严重感染，进入临终阶段，此阶段予以补液纠正脱水、电解质紊乱支持治疗。

目前 RFS 缺乏标准化定义，并且目前对该综合征的认识也非常有限，医务人员需提高认识，尤其是对于初诊的营养不良的老年患者更需警惕 RFS 的发生。经初步识别属于重度营养不良的患者，可遵循再喂养营养支持治疗原则，同时密切监测临床生化指标等进行积极预防，以避免 RFS 的发生。

该患者处癌症晚期，未进行化疗放疗等进一步治疗，行姑息性手术，解除梗阻后经饮食指导和口服肠内营养支持，患者的营养状况改善明显，带瘤生存 1 年余，后因合并感染而死亡。提示营养治疗也是一项抗癌的利器，积极的饮食调理、营养支持，能够明显改善患者的营养状况，促进患者生存期的延长。

（中国医学科学院北京协和医院　刘晓红）

指南背景

1. 2022 版《欧洲临床营养与代谢协会老年患者临床营养和水化治疗实践指南》

（1）再喂养综合征（RFS）指长期处于营养不良的患者快速摄取大量能量后导致能量代谢异常，表现为容量超载、磷酸盐／钾／镁再分配、低磷血症、肌无力、贫血，最终器官衰竭。

（2）发生 RFS 的危险因素包括再喂养前存在低体重指数、无意识体重减轻显著、数天内未摄入营养物质、低钾 / 低镁 / 低磷酸盐血症，以及药物或酒精滥用史，存在营养风险或营养不良的老年患者实施肠内营养或肠外营养时，应常规考虑 RFS 的风险。

2.《中国临床肿瘤学会恶性肿瘤患者营养治疗指南 2021》 肿瘤患者的营养治疗应遵循阶梯营养治疗策略。营养筛查与评估，营养教育与膳食指导要贯穿恶性肿瘤诊疗的全过程。患者经口进食不足时，推荐补充性肠内营养，首选口服营养补充；消化道功能基本正常，进食障碍等导致摄入不足时可考虑管饲喂养。

循证背景

Baldwin 等的一项系统评价提供了肠外和肠内 / 口服营养支持使癌症患者获益的证据。该系统评价包括了 13 项随机试验，这些试验共纳入 1414 例接受口服营养干预（膳食建议和 / 或口服营养补充剂）的多种癌症类型患者。试验纳入标准：研究对象是有明确营养不良（但营养不良的定义因试验而异）或根据临床情况判定有营养不良风险，并接受抗癌治疗或姑息治疗的成人患者；这些试验对比了口服营养干预与常规治疗。结果发现，与常规治疗相比，营养干预使体重及能量摄入得到了统计学意义上的改善（均数差值分别为 1.8 kg 和 432 kcal）；然而，在从分析中去除了对统计学异质性影响最大的试验数据后，上述差异则不再有统计学意义。

营养干预使患者生存质量的某些方面如情绪功能、呼吸困难、食欲减退、整体生活质量等显著获益，但对病死率没有影响（干预组的病死率 RR 1.06，95%CI 0.92~1.22）。研究提示，营养不良或有营养不良风险的癌症患者，口服营养干预虽然不会改善其癌症结局，但是可能会改善其生活质量。

核心体会

低体重指数、进食不足、无意识的体重减轻等 RFS 的危险因素在老年住院患者中普遍存在。因此，在老年人接受营养治疗的开始阶段，应仔细地进行营养评估。另外，应特别注意血液中的磷酸盐、镁、钾和硫胺素水平，即使是轻度缺乏，也应予以补充。

营养支持对于癌症患者至关重要，甚至等同于治疗的重要性，有些晚期患者通过饮食调理、营养支持，能够改善自身的营养状况，提高对抗癌症的能力，进而使生存期延长。

参考文献

［1］ REBER E，FRIEDLI N，VASILOGLOU M F，et al. Management of refeeding syndrome in medical inpatients［J］. J Clin Med，2019，8（12）：2202.

［2］ PONZO V，PELLEGRINI M，CIOFFI I，et al. The refeeding syndrome：a neglected but potentially serious condition for inpatients. A narrative review［J］. Intern Emerg Med，2021，16（1）：49–60.

［3］ MULAZZANI G E G，CORTI F，DELLA VALLE S，et al. Nutritional support indications in gastroesophageal cancer patients：from perioperative to palliative systemic therapy. A comprehensive review of the last decade［J］. Nutrients，2021，13（8）：2766.

［4］ BALDWIN C，SPIRO A，AHERN R，et al. Oral nutritional interventions in malnourished patients with cancer：a systematic review and meta–analysis［J］. J Natl Cancer Inst，2012，104（5）：371–385.

老年帕金森病合并吞咽障碍患者的营养治疗

张 宁[1] 刘晓红 陈 伟

中国医学科学院北京协和医院

病史及治疗

患者，女，86岁。主因"行动迟缓6年，吞咽困难1年，加重伴消瘦3月"于2021年3月收入我院（中国医学科学院北京协和医院）老年医学科病房。

患者6年前无诱因出现行动迟缓，步态不稳，步幅减小，易跌倒，伴肢体僵硬，无明显静止及活动时震颤，进行性加重。躯体功能逐渐下降，需要辅助行走。就诊于外院，诊断为"帕金森病"，加用多巴丝肼片口服，行动迟缓减轻。2年前症状波动，表现为一天之中突发肢体僵硬、活动迟缓，多于午后出现，持续1~2 h自行缓解。调整多巴丝肼片剂量为早上0.25 g、中午0.25 g、下午4点0.25 g，晚上8点0.25 g，并加用司来吉兰5 mg、2次/天口服。患者症状波动较前减少，但运动迟缓仍缓慢加重，躯体功能进一步减退。2年前出现不能下地行走，起坐需人搀扶、外出需坐轮椅。间断调整药物剂量，入院前口服多巴丝肼片，上午7点、中午11点、下午4点各0.75片，晚上8点1片（0.25克/片），司来吉兰上午7点、下午4点各5 mg。1年前出现吞咽困难，进食哽噎感，无明显呛咳。近3个月吞咽困难加重，进食哽噎，偶有呛咳。每天进食以米粥、牛奶等流食为主，进食量较前减少约2/3，近3个月体重减轻10 kg。近2个月夜晚间断出现言语紊乱、幻视，日间嗜睡，精神差。早起时间不固定，间断拒绝服药。既往高血压史，间断服用厄贝沙坦150 mg/d，监测血压130/（60~80）mmHg。2型糖尿病史，服用磷酸西格列汀片100 mg/d，未规律监测血糖及糖化血红蛋

1.作者科室：老年医学科。

白水平。2 年前诊断为抑郁状态，每晚服用米氮平 30 mg。

入院评估及辅助检查

查体：体重 40 kg，体重指数 16.6 kg/m²，小腿围 24 cm。神志清，体型消瘦，四肢肌容量明显减少。面部表情少，面容较僵硬，对答切题。语音低沉、语速迟缓。四肢肌张力较高,，肌力正常。舌面赤红，伸舌居中。双下肢远端轻度凹陷性水肿。

入院后完善老年综合评估（comprehensive geriatric assessment，CGA）：微型营养评定简表（mini-nutritional assessment short-form，MNA-SF）评分 7 分，营养风险筛查 2002（nutritional risk screening 2002，NRS 2002）评分 6 分；日常生活活动（activity of daily living，ADL）评分 0 分，工具性日常生活活动（instrumental activity of daily living，IADL）评分 1 分；优势手握力 11 kg；简易精神状态检查（mini-mental state examination，MMSE）评分 25 分（大学文化）。存在多重用药（polypharmacy），同时服用 9 种处方药。居住环境：8 年前丧偶，居住养老机构 2 年，与保姆同住。

实验室检查结果：白细胞计数 4.98×10⁹/L，血小板计数 139×10⁹/L，血红蛋白 115 g/L；血肌酐 56 μmol/L，白蛋白 35 g/L，血钾 3.8 mmol/L，前白蛋白 173 mg/L；血沉、超敏 C 反应蛋白均正常；糖化血红蛋白 5.7%；血癌胚抗原、甲胎蛋白、CA19-9、CA242、CA724、CA125 结果均阴性。胸腹及盆腔CT：双肺间质性病变，余未见异常。头部磁共振成像：右基底节、双侧额顶叶、半卵圆中心、侧脑室旁小血管病相关缺血改变。

病史及治疗续一

入院当晚患者出现明显躁动、激越伴定向力障碍，考虑谵妄状态，给予言语安抚，并给予奥氮平（olanzapine）1.25 mg 口服后症状缓解。考虑患者帕金森病，合并吞咽障碍、继发营养不良，同时伴有多种慢性病及老年综合征（图 18-1）。于入院后第 2 天放置 12 Fr 细胃管，过程顺利。但当日下午患者感咽部不适、难以忍受、呻吟、表情痛苦，遂拔除胃管。进一步组织老年医学多学科团队（geriatric interdisciplinary team，GIT）查房，考虑：①需建立肠内营养通路，以进行肠内营养支持，同时保障治疗帕金森病及其他慢性病的药物的给药通路。考虑患者认知功能减退、间断发作谵妄及夜间精神行为症状，营养状态很差，行经皮内镜下胃造口术（percutaneous endoscopic gastrostomy，

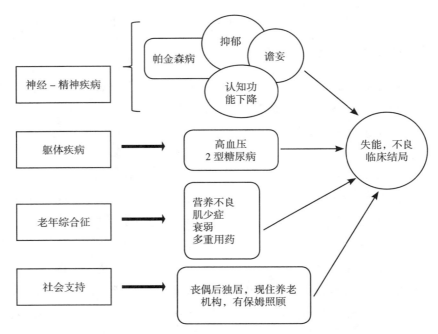

图 18-1　患者合并神经 – 精神疾病、躯体疾病、老年综合征及社会支持情况

PEG）风险大，建议尝试管径更细、组织相容性较好的 10Fr 硅胶胃管。②患者仍有部分自主进食能力，建议进行吞咽训练，向食物中添加增稠剂，将食物调至浓糊状，以减少误吸。

入院后第 4 天放置 10Fr 进口细硅胶胃管，患者可耐受，未出现拔管行为。遂经胃管泵入肠内营养混悬液（TPF）（1.5 kcal/ml）100 ml，速度 30 ml/h；第 3 天给予 150 ml，速度 35 ml/h；第 5 天给予 200 ml，速度 40 ml/h；第 7 天起给予 750 ml，速度 75 ml/h。其间，能量不足部分由肠外营养补足。15 天后完全转为肠内营养支持治疗。同时，每天安排床旁低频电刺激联合吞咽训练，鼓励患者进食添加增稠剂后的浓稠软食。在帕金森病治疗方面，将多巴丝肼片调整为根据患者生活规律给药（研磨后经胃管给药），从醒后开始给药，每间隔 4 h 给药 3/4 片（0.25 克 / 片），与肠内营养错开时间，安排在营养前 1 h 给药，睡前最后一次给药 1/2 片。停用司来吉兰，更换为雷沙吉兰 1 mg/d，晨起后给药。此外，通过药物重整，将患者长期服用药物由 9 种精简至 5 种。

经上述治疗后，患者进食哽咽感减轻，未再发生谵妄及夜间精神行为症状。出院 2 个月后随访，患者外购便携式肠内营养泵，仍每天泵入肠内营养混悬液（TPF）（1.5 kcal/ml），可自主进食少量浓稠软食，体重增加 4 kg。出院

5 个月后患者再次出现胃管不耐受，尊重患者自主意愿，予以拔除胃管，调整为肠内营养混悬液（TPF）（1.5 kcal/ml）500 ml/d、分多次小口啜饮，辅以经口进食添加增稠剂后的软食。2022 年 3 月随访，患者一般情况良好，未发生明显呛咳，无肺部感染发生，体重增加至 46 kg。

阶段小结

帕金森病（parkinson disease，PD）是一种神经系统变性疾病，临床以静止性震颤、运动迟缓、肌强直和姿势平衡障碍为主要特征。该病可合并焦虑、抑郁等精神行为障碍，15%~30% 的患者在疾病后期出现认知障碍，幻觉，以视幻觉多见。

吞咽困难是 PD 患者较常见的一种非运动功能障碍。一项荟萃分析显示，PD 患者客观存在口咽部吞咽障碍的发生率高达 82%。吞咽障碍严重影响 PD 患者的生活质量，可导致药物摄入不足、营养不良、脱水和继发性肺炎等多种并发症，其中继发性肺炎是 PD 患者死亡的首要原因。此外，吞咽功能障碍会对口服药物产生负面影响，导致药片的咽部残留、误吸或无法吞咽。结果是药物疗效改变或没有达到预期效果。

本例患者为高龄女性，帕金森病的非运动症状突出表现为吞咽障碍，以及精神行为症状。因吞咽障碍导致进食困难、食量显著减少，体重进行性减轻，继发营养不良及骨骼肌减少。同时，吞咽障碍影响治疗帕金森病药物的规律服用，进一步加重病情。因此，治疗的"突破口"在于建立有效的肠内营养通路。一方面，经该通路补充肠内营养；另一方面，经该通路保障治疗帕金森病和其他治疗慢性病的药物给药。从安全性及风险／获益角度来看，放置胃管为最佳选择。然而，患者在 5 年前签署过生前预嘱，明确表示拒绝放置胃管，住院后也再次表示拒绝放置胃管。这种情况下，需要医患共同决策（shared decision making，SDM）解决实际问题。SDM 的内涵是医师运用医学专业知识，与患者在充分讨论治疗选择、获益与损伤等各种可能的情况下，并考虑患者的价值观、倾向性及处境后，由医师与患者共同参与做出的、最适合患者个体的健康决策过程。

经过老年医学多学科团队查房，并反复与患者及家人沟通、达成共识后，尝试为患者放置了 10Fr 细硅胶胃管。该类型胃管具有遇水后变软、组织相容性好的特点，放置后患者能够耐受，故而能顺利地通过胃管管饲肠内营养，并使经调整后治疗帕金森病的药物能够经胃管给药。同时，通过吞咽训练、食物中添加增稠剂等方法，尽力保留患者的自主进食能力。维持自主经口进食对老年患者的生活尊严、舒适和愉悦感都至关重要。通过肠内营养支持、吞咽康复、帕金森病药物重整的综合干预后，患者在数月后拔除胃管，能自主进食浓稠食物和肠内营养制剂，体重明显增加，吞咽障碍减轻，躯体功能部分恢复。基于老年综合评估的老年医学多学科团队协作模式在老年患者多病共存管理、功能状态维护方面行之有效。该患者的后续病情转归有待进一步随访观察。

专家点评

该患者系老年女性，帕金森合并吞咽功能障碍，生前预嘱明确表示拒绝放置胃管，住院后也再次表示拒绝放置胃管。但医师积极与家属沟通，在充分考虑获益和风险后，共同决策放置了耐受性较好的细硅胶管。这为患者建立了生命维持通道，可以通过管饲进行肠内营养喂养和药物给药。在保障患者能量和营养需求的情况下，逐渐进行吞咽功能训练，采用吞咽障碍专用性状的食物，同时给予药物对症支持治疗，数月后患者拔管，恢复自主进食和口服肠内营养补充。

（中国医学科学院北京协和医院　李海龙）

指南背景

《吞咽障碍膳食营养管理中国专家共识（2019 版）》　患者应尽量保留或尽早开始经口饮食，当食物摄入不能满足营养需求时，可选择经食物性状调整的肠内营养制剂或特医食品。当经口饮食不能达到营养目标时，应选择持续或间歇管饲肠内营养。当肠内营养不能满足 60% 的营养需求时，应考虑给予补充性肠外营养。

核心体会

在面对一些医疗措施时，患者和医师的信息常常是不对等的，要遵照患者的个人治疗意愿，但是如果治疗的获益明显大于可能带来的风险，医师就要积极与患者及家属充分沟通，可能改变疾病治疗方法，最终改善疾病的转归。

参考文献

［1］ WEINTRAUB D, AARSLAND D, CHAUDHURI K R, et al. The neuropsychiatry of Parkinson's disease：advances and challenges ［J］. Lancet Neurol, 2022, 21（1）：89-102.

［2］ LÓPEZ-LIRIA R, PARRA-EGEDA J, VEGA-RAMÍREZ F A, et al. Treatment of dysphagia in Parkinson's disease：a systematic review ［J］. Int J Environ Res Public Health, 2020, 17（11）：4104.

［3］ HAN M N, FINKELSTEIN D I, MCQUADE R M, et al. Gastrointestinal dysfunction in Parkinson's disease：current and potential therapeutics ［J］. J Pers Med, 2022, 12（2）：144.

［4］ 张贺, 姜立刚. 帕金森病非运动症状研究现状 ［J］. 中国实用神经疾病志, 2021, 24（1）：72-76.

［5］ DOGBA M J, MENEAR M, STACEY D, et al. The Evolution of an interprofessional shared decision-making research program：reflective case study of an emerging paradigm ［J］. Int J Integr Care, 2016, 16（3）：4.

［6］ SCHINDLER A, PIZZORNI N, CEREDA E, et al. Consensus on the treatment of dysphagia in Parkinson's disease ［J］. J Neurol Sci, 2021, 430：120008.

病例 19 鼻咽癌放疗后吞咽困难患者的营养治疗

郭淑丽

中国医学科学院北京协和医院

病史及治疗

患者，男性，50 岁。主因"鼻咽癌放疗术后 9 年，出现吞咽困难"于 2018 年 8 月 6 日入院。

患者鼻咽癌放化疗术后反复出现呛咳、发热伴咳嗽、咳痰，经抗生素治疗后可好转，可进食，体重无明显减轻。8 个月前出现吞咽困难，逐渐加重并出现言语不清，进食减少约 1/2，体重减轻明显。既往幼年时曾患肺结核，已治愈。

辅助检查

鼻咽喉镜：显示鼻咽癌放疗后改变，未见新生物及肿瘤复发，喉黏膜轻度水肿，双侧声带活动减弱，喉部感觉功能减退。可见明显隐性误吸。检查诊断为吞咽困难、误吸（图 19-1）。

吞咽造影：显示鼻咽部放疗后改变，双侧声带活动减弱，喉部感觉功能减退，可见对比剂潴留及渗漏、误吸。

胸腹及盆腔 CT：显示双肺多发斑片、结节影，右肺中叶及双肺下叶为著，双肺部分支气管管壁增厚、管腔略扩张，考虑感染性改变。肝多发囊肿；肝门区胆总管结石，胆总管增宽；胰腺萎缩伴脂肪浸润；脾脏饱满；前列腺钙化灶。

实验室检查结果：白细胞计数 7.77×10^9/L，中性粒细胞百分比 69.2%，血红蛋白 114 g/L，白蛋白 34 g/L，超敏 C 反应蛋白 203.59 mg/L，降钙素原 0.23 ng/ml，红细胞沉降率 87 mm/h。

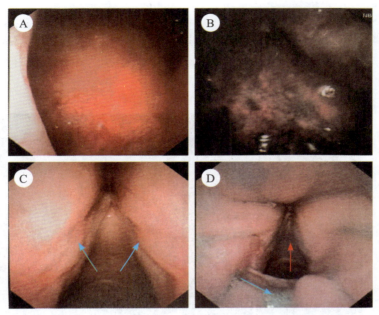

图 19-1　鼻咽喉镜检查

注：A. 鼻咽部黏膜光滑，未见新生物及肿瘤复发；B. 窄带成像技术显示鼻咽部未见异常血管增生，提示未见肿瘤复发；C. 喉黏膜轻度水肿，蓝色箭头所指为水肿的喉黏膜；D. 渗漏与误吸，蓝色箭头所指为对比剂侵入喉前庭（声门上），提示渗漏，红色箭头所指为对比剂侵入气管（声门下），提示误吸。

病史及治疗续

（一）术前诊疗经过

患者鼻咽癌放疗后 9 年出现吞咽障碍，逐渐加重，并出现言语不清，合并反复肺部感染，考虑与放疗后脑神经麻痹与吞咽相关肌肉纤维化有关。组织基本外科、消化内镜中心、感染科、麻醉科等相关科室多科会诊协助明确诊断及制订进一步治疗方案。

2018 年 8 月 7 日会诊意见：患者有行经皮内镜下胃造口术（percutaneous endoscopic gastrostomy，PEG）的绝对手术指征，应尽早行 PEG，以免食管狭窄加重失去手术机会。患者为困难气道，应充分做好通气与气道插管准备，必要时术中在耳鼻咽喉科协助下行气管切开。目前感染未控制，炎症指标高，围手术期控制感染，加强术前呼吸功能锻炼及雾化排痰，控制误吸，给予注射用哌拉西林钠他唑巴坦钠（4.5 g，每 8 h 1 次）＋甲硝唑（0.5 g，每 8 h 1 次）静脉滴注治疗，行肠外营养支持治疗。

（二）手术

2018 年 8 月 13 日在静脉麻醉下行经皮内镜下胃造口术，手术顺利。胃造口管为球囊型胃造口管，规格为 16 Fr，球囊规定容量为 5 ml，使用 5 ml 灭菌蒸馏水进行球囊扩张（图 19-2）。

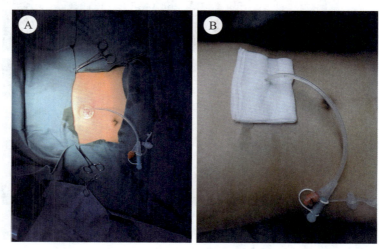

图 19-2　经皮内镜下胃造口术
注：A. 胃造口术中；B. 胃造口术后。

（三）术后胃肠康复治疗

患者术后 8 h 开始经胃造口管给予 5% 葡萄糖氯化钠注射液 250 ml，持续经胃肠泵以 20 ml/h 的速度泵入，患者无不适主诉。每天应给予胃造口清洁、消毒、换药。

2018 年 8 月 14 日（术后第 1 天），患者主诉胃造口处轻微疼痛，胃造口管固定完好，营养专科护士给予换药，无渗血渗液，导管固定松紧适宜，腹壁外固位垫与腹部皮肤保持 0.5~1.0 cm 间距。胃造口管持续泵入肠内营养混悬液（TPF）500 ml，20 ml/h，持续肠外营养支持。

2018 年 8 月 15 日（术后第 2 天），患者主诉有轻微腹胀，调整用药：枸橼酸莫沙必利片口服，促胃肠蠕动，增加肠内营养液量 [肠内营养混悬液（TPF）增至 1000 ml（30~40 ml/h）]，减少肠外营养支持液体量。患者由于腹胀明显，肠内营养混悬液（TPF）泵入了 800 ml，剩余 200 ml。营养专科护士给予胃造口处换药，胃造口管固定完好，无渗血渗液，胃造口处周围皮肤完好，无红肿，并给予转管，导管固定松紧适宜，腹壁外固位垫与腹部皮肤保持

0.5~1.0 cm 间距，并指导家属进行胃造口处换药、转管维护及肠内营养指导。

2018 年 8 月 16 日（术后第 3 天），腹胀明显，调整用药：增加多潘立酮口服，促进胃肠蠕动，并加用乳果糖口服溶液 1 袋（每天 3 次），开塞露 1 支置肛（每天 1 次），改善腹胀症状，给予肠内营养混悬液（TPF）加温，并减慢泵入速度为 20 ml/h。由于腹胀，泵入肠内营养混悬液（TPF）的量为 500 ml，继续给予肠外营养支持。

2018 年 8 月 17 日（术后第 4 天），由于腹胀，暂停肠内营养泵入，给予足量全肠外营养支持，增加用药：西甲硅油乳剂，改善肠道胀气症状，请临床营养科会诊。

2018 年 8 月 18 日（术后第 5 天），给予足量全肠外营养支持，患者腹胀主诉减轻。临床营养科会诊意见，间断肠外营养支持，肠内营养液方案调整：肠内营养混悬液（SP）200 ml，20 ml/h 起泵，增加用药：L– 谷氨酰胺呱仑酸钠颗粒 1 袋（每天 3 次），继续给予促胃肠动力药。

2018 年 8 月 19 日（术后第 6 天），经胃造口管持续泵入肠内营养混悬液（SP）500 ml（20 ml/h），持续肠外营养支持，患者无明显腹胀不适主诉。

2018 年 8 月 20 日（术后第 7 天），经胃造口管持续泵入肠内营养混悬液（SP）500 ml 及肠内营养乳剂（TP）500 ml（50 ml/h），减少肠外营养支持量，患者无明显腹胀主诉。营养专科护士给予胃造口处换药，将胃造口管球囊内的灭菌蒸馏水全部抽出，再重新注入 5 ml 的灭菌蒸馏水（产品说明书规定：长期留置胃造口管，每周 1 次对球囊内灭菌蒸馏水进行管理）。

2018 年 8 月 21 日（术后第 8 天），胃造口管持续泵入肠内营养乳剂（TP）1500 ml（80 ml/h），停止肠外营养支持，患者无明显腹胀主诉。予以抽血，生化检查结果：白细胞计数 5.75×10^9/L，中性粒细胞百分比 58.5%，血红蛋白 115 g/L，白蛋白 37 g/L，超敏 C 反应蛋白 2.66 mg/L，降钙素原 0.16 ng/ml，红细胞沉降率 25 mm/h。患者炎症指标已降至正常，感染得到控制，停用抗生素治疗。营养科护士对患者及家属开展家庭肠内营养宣教，包括胃造口处清洁消毒、转管、管路维护、家庭肠内营养指导等。

2018 年 8 月 22 日（术后第 9 天），胃造口管持续泵入肠内营养乳剂（TP）1500 ml（100 ml/h），停止肠外营养支持，患者无明显腹胀主诉，有排气、排便。营养科护士考核患者家属进行肠内营养管路维护、胃造口处清洁消毒、转管等操作。

2018 年 8 月 24 日（术后第 11 天），患者前一天（2018 年 8 月 23 日）胃

造口管持续泵入肠内营养乳剂（TP）1500 ml（120 ml/h），当天无明显腹胀主诉，胃造口恢复良好。营养科护士给予胃造口处换药，胃造口管固定完好，无渗出，胃造口处周围皮肤完好，无红肿，并给予转管，导管固定松紧适宜，腹壁外固位垫与腹部皮肤保持 0.5~1.0 cm 间距。给予患者及家属家庭肠内营养指导，患者出院。

至 2018 年 8 月 24 日出院时，患者体重自入院后的 58 kg 增至 60 kg（体重指数从 19.38 kg/m² 增至 20.05 kg/m²），无明显肝、肾等重要器官功能指标的异常。出院后继续院内的肠内营养支持治疗方案。

（四）持续家庭肠内营养支持治疗

患者出院后经胃造口管长期维持家庭肠内营养支持治疗。胃造口管规格为 16 Fr，管腔相对较细，因此不建议经管给予自制匀浆膳食以避免堵管，建议长期经管给予患者肠内营养乳剂（TP）或肠内营养粉剂（TP）。患者出院 2 周后，家庭肠内营养输注方式由持续胃肠泵泵入改为间歇胃肠泵泵入。患者出院 3 周后，家庭肠内营养输注方式由间歇胃肠泵泵入改为间歇重力滴注。患者出院 4 周后，家庭肠内营养输注方式由间歇重力滴注改为间歇推注，患者能自我护理，生活质量得到提高（图 19-3）。

患者家属每天给予患者胃造口管及周围皮肤清洁消毒 1 次，每天移动送管（向内推进导管 2~4 cm，再拉回原位）及转管 1 次，管路固定松紧适宜，皮肤与外固定垫之间保留 0.5~1.0 cm 间距。保持胃造口处周围皮肤清洁干燥，胃造口处周围皮肤完好，无外渗及红肿发生。在胃造口处周围皮肤护理过程中，每天清洁消毒抹干后局部喷洒造口粉，增加患者造瘘局部舒适度，并预防造口周围皮肤并发症的发生。2 周后胃造口窦道形成，确认胃壁与腹壁没有分离状态，进行胃造口处拆线。

对于球囊型胃造口管，其产品说明书建议体内留置时间为 30 天，使用者需每周对球囊内的灭菌蒸馏水进行更换，防止球囊内的水逐渐减少，导致管路滑脱。球囊的扩张只能用灭菌蒸馏水，不

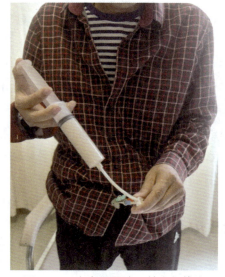

图 19-3　患者经胃造口管自行推注
肠内营养液

可使用生理盐水、对比剂等，可能由于生理盐水、对比剂成分的凝固会使球囊无法收缩。由于管路费用的问题，患者通常不会30天更换1次导管，导管更换原因多为管路损坏不能使用，而导管损坏最常见的原因为球囊破裂管路滑脱，需要使用同型号胃瘘交换用导管进行床旁置换。该患者早期使用球囊型胃造口管，使用2个月左右球囊破裂无法进行导管固定，重新更换导管，首次换管在医院由医师指导患者家属进行操作。随着胃造口管使用时间的延长，患者家属维护经验的增加，为了延长管路的使用期，自行改变了球囊内的灭菌蒸馏水更换时间，由每周更换延长至每月更换1次，胃造口管的使用期延长至10~12个月。

床旁导管置换注意事项：①长期留置球囊型胃造口管的患者居家期间应备有一根同型号胃瘘交换用导管。②一旦发生导管球囊破裂，导管脱出，应立即插入，用胶布固定好，立即找医师或受过训练的操作者进行换管，否则短时间内瘘孔会收缩狭窄。③洗手、清洁消毒造瘘口及周围皮肤后进行换管。④换管前要检查胃瘘交换用导管的型号，测试导管球囊完好备用。⑤瘘孔处涂抹润滑剂，向在瘘孔内留置的旧导管内插入交换用导棒，交换用导棒不要伸入过多，防止造成穿孔和出血等。⑥拔出旧导管，注意不要将交换用导棒同时拔出。⑦瘘孔处再次涂抹润滑剂。⑧沿交换用导棒，徒手将胃瘘交换用导管由前端插入瘘孔，使球囊达到胃内。插入操作时，避免使用夹具及钳子，防止插入操作时器具损伤导管及球囊。⑨用注射器由阀向球囊内注入规定量的灭菌蒸馏水，扩张球囊。⑩轻拉胃瘘交换用导管，确认胃内球囊与胃壁轻轻接触后，拔出交换用导棒，将外固定板移向腹壁侧，妥善固定。

患者院外长期进行家庭肠内营养支持［肠内营养乳剂（TP）或肠内营养粉剂（TP）1800~2000 kcal/d］，肠内营养方式为间歇推注5~6次/天。为了保持家庭肠内营养顺利开展，防止胃肠不耐受，每次推注量不超过400 ml；每次喂养时将营养液加温至37~40 ℃；喂养前后及经管给药前后均用20 ml注射器抽取温水进行脉冲式冲管，防止堵管；喂养时注意抬高床头，家属协助喂养采取的体位为30°~45°卧位，自我喂养一般采取半卧位及站位，喂养结束后宜保持半卧位30~60 min，防止反流及误吸。患者每天口服乳果糖口服溶液（每次1袋，每天2次），每天有排气，每1~2天排便1次，无不适主诉。由于患者家属为护士，肠内营养护理经验丰富，患者留置胃造口管期间无相关并发症发生。截至2022年11月，带管4年余，患者居家床旁更换导管共4次，均为家属自行更换，重新置管原因均为胃造口管球囊老化破裂。目前患者体重维持在 59~62 kg，生活可自理。

阶段小结

患者鼻咽癌放疗后 9 年出现吞咽障碍，逐渐加重，并出现言语不清，合并反复肺部感染，考虑与放疗后脑神经麻痹及吞咽相关肌肉纤维化有关，符合 PEG 的适应证。由于放疗造成患者食管进行性狭窄，为困难气道，为了便于以后进行胃造口管更换，给予患者使用的胃造口管为球囊型胃造口管。患者居家开展家庭肠内营养期间，家属每天给予患者胃造口管及周围皮肤清洁消毒、移动送管及转管 1 次，保持胃造口处周围皮肤清洁干燥及皮肤完好，留置 PEG 期间无相关并发症发生。由于胃造口管球囊老化破裂，留置胃造口管 4 年间，家属自行床旁更换胃造口管 4 次。患者胃造口管规格为 16 Fr，管腔相对较细，为避免堵管，长期经管给予肠内营养液［肠内营养乳剂（TP）或肠内营养粉剂（TP）］，不建议经管给予自制匀浆膳食。患者出院 1 个月后，家庭肠内营养输注方式改为间歇推注持续至今，5~6 次 / 天，300~400 毫升 / 次，1800~2000 kcal/d。患者能自行推注肠内营养液，营养不良改善，体重维持在 59~62 kg，生活可自理。

专家点评一

该病例因鼻咽癌放疗后，吞咽困难进行性加重，伴有反复误吸肺炎、营养不良，经过多学科评估，建议选择长期肠内营养置管方式，考虑到患者鼻咽腔及食管狭窄，在普通胃镜下置管困难，决定选择球囊型胃造口管，从而创造了方便安全实施家庭肠内营养 4 年的记录，成为居家床旁换管的成功管理病例。

该病例的家庭肠内营养护理周到细致，规范应用肠内营养制剂，每月更换 1 次球囊内灭菌蒸馏水，最大限度地维护球囊型胃造口管，延长了管路使用期，降低了更换频率，减轻了患者痛苦，减少了医疗费用。

患者经过培训，可以居家自我管理和正确使用经胃造口管肠内营养，成为家庭肠内营养的榜样患者，值得类似患者和家属及照护者学习。

球囊型胃造口管在国内使用不普遍，需要研发更多不同型号及耐用的新产品，方便临床选择。

（中国医学科学院北京协和医院　于健春）

专家点评二

患者鼻咽癌放疗后 9 年出现了吞咽困难逐渐加重，体重明显减轻，考虑与放疗后脑神经麻痹及吞咽相关肌肉纤维化有关，符合 PEG 的手术指征。留置胃造口管后，每天进行造口清洁消毒、转管对预防 PEG 相关并发症至关重要。患者家属为护士，具备丰富的肠内营养及胃造口管的管路维护经验，患者带管期间无 PEG 相关并发症发生，胃造口管球囊老化破裂后，患者家属均能自行居家床旁换管，保证了患者长期家庭肠内营养的顺利开展。

（中国医学科学院北京协和医院 康维明）

指南背景

1. 2021 年中国抗癌协会肿瘤营养专业委员会肿瘤营养通路学组组织发布的《中国成年患者营养治疗通路指南》 造口感染是经皮内镜下胃/空肠造口术最常见的并发症之一。为预防造口感染，推荐 PEG/PEJ 术前应常规预防性应用抗菌药物。

2. 2021 年中国抗癌协会肿瘤营养专业委员会肿瘤营养通路学组组织发布的《中国成年患者营养治疗通路指南》及 2022 年欧洲临床营养与代谢协会发布的《家庭肠内营养实践指南》 包埋综合征（buried bumper syndrome，BBS）是 PEG 罕见但严重的并发症之一。为预防包埋综合征，推荐胃造口管每天换药时应反复将导管向胃腔内推进拉出 2~4 cm 或者旋转 180°~360°。移动胃造口管后，再将其移回初始位置，应允许其外固定器有 0.5~1.0 cm 的活动度。

3. 2018 年意大利伤口造口失禁护理协会发布的《成人患者经皮内镜胃造瘘及空肠造瘘护理管理的临床实践指南》 管道堵塞是 PEG/J 的常见并发症，堵管的原因主要是管饲的食糜太黏稠、药物颗粒太大及未及时冲管。建议管饲和给药后，予以缓慢注入 15~30 ml 纯净水冲洗管道残留物，若患者为持续管饲肠内营养液，建议每 4~6 h 冲管 1 次。

循证背景

一项纳入 13 个随机对照试验（共 1637 例患者）的荟萃分析结果显示，其中 12 个随机对照试验（共 1271 例患者）中预防性应用抗生素的患者造口感染发生率明显低于未预防性应用抗生素的患者（*OR* 0.36，95% *CI* 0.26~0.50）。

核心体会

鼻咽癌放疗后，如果患者出现吞咽困难进行性加重，伴有反复呛咳及误吸肺炎，建议患者复查鼻咽喉镜及吞咽造影以便观察患者有无误吸发生。经检查发现，本例患者鼻咽部呈放疗后改变，喉部感觉功能减退，存在误吸，考虑与放疗后脑神经麻痹及吞咽相关肌肉纤维化有关，符合 PEG 的适应证。同时，鼻咽癌放疗会造成患者食管进行性狭窄、通行受阻等，导致牵拉法术式受限，无法普通内镜下行 PEG，为保证手术安全，可采用较细的纤维支气管镜行 PEG 或 CT 引导下放置胃造口管。由于患者需要长期使用胃造口管开展家庭肠内营养，考虑患者鼻咽及食管狭窄，胃造口管使用时间长会出现管路老化或出现其他严重并发症，为避免出现换管困难，可考虑选择球囊型胃造口管，便于居家床旁换管。

经胃造口管开展家庭肠内营养灌注的方式，可根据患者病情、胃肠道功能、耐受性等选择。如患者病情平稳，胃肠功能正常、耐受性好，可选择顿服推注喂养方式，该方式更接近生理，便于患者开展日常工作和生活，生活质量更高。如患者病情重，耐受性差，可选择重力滴注或持续胃肠泵泵入肠内营养制剂。

为保证胃造口术后家庭肠内营养顺利开展，避免和减少胃造口管相关并发症的发生，护理是关键。该病例的成功管理得益于家属是护士，对胃造口管护理管理经验丰富，无相关并发症发生。普通患者置管后依赖自身或照顾者进行居家护理，易因护理不当引起导管阻塞、断裂、渗漏及瘘口周围皮肤感染等并发症，严重影响营养支持治疗的开展，降低患者的生活质量。因此，为 PEG/PEJ 置管后患者提供系统、规范、连续的护理服务与专业指导，提高患者 / 照护者居家护理能力，减少并发症的发生是保障家庭肠内营养顺利实施的必要条件。

参考文献

［1］ FARRAG K，SHASTRI Y M，BEILENHOFF U，et al．Percutaneous endoscopic gastrostomy PEG：a practical approach for long term management［J］．BMJ，2019，364：k5311．

［2］ 张娟娟，达彬琳，汪志明.《中国成年患者营养治疗通路指南》解读：经皮内镜下胃 / 空肠造口术［J］. 肿瘤代谢与营养电子杂志，2022，9（4）：408-413.

［3］ BISCHOFF S C，AUSTIN P，BOEYKENS K，et al. ESPEN practical guideline：home enteral nutrition［J］. Clin Nutr，2022，41（2）：468-488.

［4］ ROVERON G，ANTONINI M，BARBIERATO M，et al. Clinical practice guidelines for the nursing management of percutaneous endoscopic gastrostomy and jejunostomy（peg/pej）in adult patients：an executive summary［J］. J Wound Ostomy Continence Nurs，2018，45（4）：326-334.

［5］ LIPP A，LUSARDI G. Systemic antimicrobial prophylaxis for percutaneous endoscopic gastrostomy［J］. Cochrane Database Syst Rev，2013，2013（11）：CD005571.

妊娠合并幽门梗阻、重度营养不良的进展期胃癌患者的家庭肠内营养支持

蔚 田　张冠南　张 宁[1]

中国医学科学院北京协和医院

病史及治疗

患者，女性，32 岁。主因"妊娠剧吐 2 个月，发现胃腺癌 1 周"于 2021 年 11 月 13 日入院。

患者妊娠 8 周时发生呕吐，与妊娠反应类似，未予重视。妊娠 16 周起呕吐明显加重，进食后即呕吐，体重进行性减轻 12 kg，遂于当地医院就诊。胃镜提示"胃癌并完全性幽门梗阻"，活检提示"低分化腺癌"；尝试行经鼻 – 空肠营养管置入术失败。遂来我院（中国医学科学院北京协和医院）急诊科就诊。

入院评估及辅助检查

查体：慢性病恶病质，贫血貌，睑结膜苍白，身高 160 cm，体重 31 kg，体重指数 12.1 kg/m^2，妊娠腹型。

生化检查：血红蛋白 89 g/L，白蛋白 29 g/L。营养风险筛查 2002（nutritional risk screening 2002，NRS 2002）评分 5 分。上消化道造影示：胃窦幽门部梗阻，十二指肠未显影，考虑完全性幽门梗阻（图 20–1）。

病史及治疗续

2021 年 11 月 13 日患者入院后，行补液等对症治疗，我院介入科尝试行空肠营养管置入再次失败。于急诊科行腹腔镜探查、空肠造瘘置管术。术中

---

1. 作者科室：基本外科。

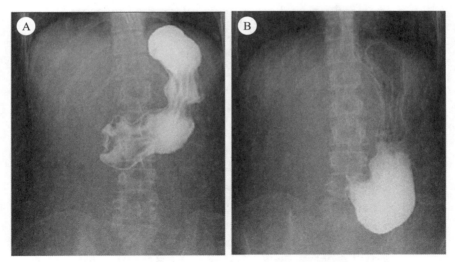

图 20-1　患者初诊时上消化道造影表现

注：A. 消化道造影见对比剂注入后贲门开放良好，胃窦部狭窄，十二指肠未见对比剂通过；
B. 注入 30 min 后未见对比剂通过。

见肿瘤位于胃窦，环周生长浸透胃壁浆膜，侵袭横结肠系膜，在距十二指肠悬韧带约 40 cm 处小肠壁行空肠造瘘置管术，手术顺利，术后保留空肠营养管 1 根、胃管 1 根。术后予以补液、抑酸、补钾、补充白蛋白、肠内肠外营养支持治疗。

2021 年 11 月 19 日行羊膜腔穿刺注射乳酸依沙吖啶。

2021 年 11 月 20 日行人工流产、超声监测清宫术，术后给予头孢美唑 + 甲硝唑抗炎、甲磺酸溴隐亭退奶。

2021 年 12 月 7 日查甲胎蛋白 192 μg/L。

2021 年 12 月 15 日腹盆腔增强 CT 胃重建示：胃窦部占位，相应胃腔变窄，考虑胃癌可能；胰头受压右后移位；病变前缘局部与肝左内叶后缘紧邻（图 20-2）。胃癌术前临床分期为 $cT_{4b}N_xM_0$，至少Ⅲ A 期。后予禁食、禁水，胃管置入引流胃液 400~500 ml/d，经空肠造瘘管行完全肠内营养支持，选择整蛋白型肠内营养制剂 1000~1200 ml/d，总能量 1000~1200 kcal/d + 温水 1000 ml/d，尿量 1000~1200 ml/d。

患者分别于 2021 年 12 月 31 日、2022 年 1 月 14 日、2022 年 1 月 28 日、2022 年 2 月 10 日行 4 周期 FOLFOX 方案化疗，具体为奥沙利铂 100 mg+ 亚叶酸钙 0.5 g+ 氟尿嘧啶 0.5 g（第 1 天），氟尿嘧啶 2.5 g 静脉输注 46 h。第 4

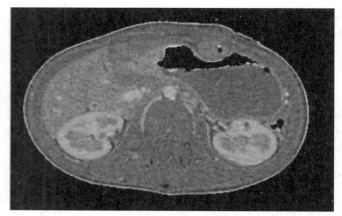

图 20-2　患者腹盆腔增强 CT 胃重建表现

注：腹部 CT 胃重建见胃窦部胃壁环周增厚，呈稍低密度肿块影，增强扫描不均匀强化，相应胃腔明显变窄，病变前缘局部与肝左内叶后缘紧邻、分界欠清。

周期化疗后因患者出现贫血、粒细胞减少、肝功能异常等中度不良反应停止化疗，予以相关对症治疗。2022 年 2 月 18 日复查腹盆腔增强 CT 胃重建提示：胃窦部占位，相应胃腔变窄，较前变化不大；胰头受压向右后方移位；病变前缘局部与肝左内叶后缘紧邻。2022 年 3 月 31 日复查胃镜：幽门前区变形，缩窄，环腔肿胀，中央可见一处不规则溃疡，表覆污秽苔，内镜无法通过。2022 年 3 月 16 日行 PET-CT 未见明确远处转移灶，胃镜增强示：胃壁增厚水肿，胃腔狭窄，胃镜不能通过幽门。上消化道造影示：对比剂由食管进入狭窄胃腔，不能通过幽门。

患者在置入空肠营养管后接受家庭肠内营养，营养方案根据患者耐受情况进行动态调整。为避免出现再喂养综合征，肠内营养选择了能量密度为 1.0 kcal/ml 的整蛋白型肠内营养乳剂，后逐渐过渡至含 ω-3 脂肪酸且能量密度为 1.3 kcal/ml 的整蛋白型肠内营养乳剂。肠内营养支持期间，患者白蛋白恢复为 35~45 g/L，血红蛋白恢复为 67~115 g/L，体重指数增加至 15.2 kg/m² （图 20-3，表 20-1），NRS2002 评分 5 分。为进一步手术治疗入院，于 2022 年 4 月 12 日在全身麻醉下行腹腔镜根治性远端胃切除、胃 - 空肠 Roux-en-Y 吻合、空肠营养置管术。术中见肿物位于胃窦侧，肿瘤直径约 5 cm，未侵袭浆膜，向腔内生长，少量腹水，未见明确远处转移，手术过程顺利。术后病理学检查：胃低分化腺癌，Lauren 分型为弥漫型，部分为印戒细胞癌，侵袭固有肌层及周围脂肪组织，未累及浆膜，可见神经侵袭，肿瘤退缩分级 3 级；淋

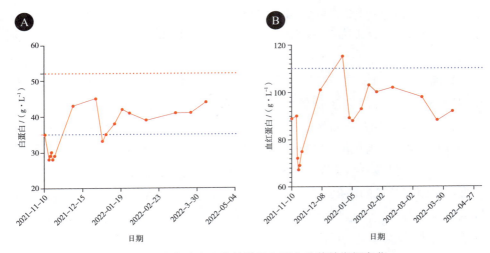

图 20-3　患者从空肠营养管置入到术前营养指标变化

注：A. 白蛋白变化情况；B. 血红蛋白变化情况（蓝色虚线表示正常范围低值，红色虚线表示正常范围高值）。

表 20-1　患者治疗期间营养指标变化

指标	2021-10-20 （剧烈呕吐）	2021-11-20 （引产前）	2021-11-22 （引产后）	2022-01-10 （首次化疗后）	2022-02-15 （末次化疗后）	2022-04-12 （胃癌手术）
白蛋白 /(g · L^{-1})	—	28	29	38	40	44
血红蛋白 /(g · L^{-1})	86	76	75	93	90	92
体重 /kg	31	36	33.5	35	37	38.7

巴结转移贲门及胃小弯 1/8，第 3 组 1/2，第 4 组 0/6，第 6 组 4/7。术后行肠外肠内营养治疗 2 周，患者术后恢复顺利，出院后继续经空肠营养管行家庭肠内营养 6 个月，并完成术后辅助化疗 6 个疗程，可经口进半流食及普通饮食，部分口服补充整蛋白型肠内营养制剂及肿瘤配方型肠内营养制剂，体重增长至 44 kg，体重指数 17.1 kg/m^2，重返生活和工作岗位。术后 1 年随访，患者一般状况良好并已恢复普通饮食，部分口服补充整蛋白型肠内营养制剂，体重增长至 50 kg，体重指数 19.5 kg/m^2，未出现肿瘤复发。

阶段小结

在妊娠期确诊胃癌的患者较为少见，胃癌导致的恶心、呕吐等症状与妊娠反应之间难以鉴别是主要原因。文献报道，妊娠期胃癌从首次出现症状到诊断的中位时间为 30 周，多处于进展期，预后较差。本例患者妊娠 8 周时出现呕吐，考虑为妊娠剧吐，虽对症输液治疗，但未能进行影像学检查或内镜检查；至妊娠 16 周时，幽门完全梗阻且症状加重，遂行内镜检查方确诊胃癌。

目前胃肠道内镜检查在妊娠患者中的安全性和有效性尚未得到充分研究，美国胃肠内镜学会为孕妇和哺乳期女性的内镜检查提供指南，并提出了妊娠期内镜检查的适应证：出现明显或持续的消化道出血、严重的恶心和呕吐或腹痛、吞咽困难或吞咽痛、严重可疑结肠肿物、胆源性胰腺炎、症状型胆总管结石或胆管炎、胆道或胰腺导管损伤等。女性在备孕前应该重视体检，如妊娠期出现持续时间较长的消化系统症状时，应考虑恶性肿瘤的可能，尽早进行超声或磁共振成像检查，必要时可行内镜检查。妊娠期胃癌具有一定的复杂性，胃癌的治疗与继续妊娠之间存在潜在冲突，因此需要患者本人和家属，以及外科、妇产科、肿瘤科的医师组成的多学科团队做出决策。本例患者本人和家属的妊娠意愿不强烈，决定终止妊娠。根据术前影像见原发灶浸透横结肠系膜，未见明确的淋巴结转移或远处转移，因此，该病例的临床分期为 $cT_{4b}N_xM_0$，符合新辅助化疗的指征。患者的营养情况对其能否耐受后续的新辅助化疗和手术治疗至关重要，针对本例患者，首先置入空肠营养管建立营养通道，在肿瘤治疗期间及之后，全程给予家庭肠内营养（home enteral nutrition，HEN），以维持并提升营养状况。

多项临床研究发现，营养不良是影响胃癌患者总体生存率的独立危险因素，营养不良组患者的总生存率显著低于对照组。此外，营养不良和微量营养素缺乏会导致巨噬细胞、中性粒细胞和淋巴细胞功能异常，从而抑制免疫反应，增加术后并发症的发生率。本例患者的肿瘤位于胃窦部，环幽门向腔内生长，从而导致完全性幽门梗阻，因此患者出现进食后剧烈呕吐而不能经口进食。患者短期体重减轻 12 kg，短期内营养状况和生活质量急剧恶化、首次入院时体重指数 12.1 kg/m^2，NRS 2002 评分 5 分，存在重度营养不良。

胃癌合并幽门梗阻是否直接手术存在争议，如果患者较差的营养状况未得到纠正就行姑息性手术，手术创伤会增加手术并发症发生率及病死率，患者也会因此失去根治性切除的机会。该患者当时的营养状况难以耐受新辅助化疗，因此，改善营养状况对该患者具有重要意义。肠内营养具有保护肠黏膜屏障功能、减少细菌易位、改善机体高代谢、改善免疫功能、缓解急性炎性反应等优点。本患者的营养不良状况主要因肿瘤消耗、幽门梗阻引起，而其梗阻以下的消化道功能正常，因此营养支持首选肠内营养。此外，本病例是消化道肿瘤患者，中国《肿瘤免疫营养治疗指南》推荐：上消化道肿瘤手术患者，无论术前营养状况如何，推荐围手术期应用免疫营养治疗，在患者逐步耐受肠内营养后逐渐过渡至添加 ω-3 脂肪酸的整蛋白型肠内营养乳剂。

为了让患者在营养治疗和化疗中最大获益，本例患者在置入空肠营养管后，继续维持并加强肠内营养治疗，除在 FOLFOX 方案化疗 4 个疗程时进行住院期间营养支持外，其余时间均经 HEN 支持治疗。经 HEN 支持治疗后患者的营养状况逐渐改善，体重增长 8 kg。通过 HEN 支持治疗，4 个疗程 FOLFOX 新辅助化疗期间未出现严重的不良反应；患者在改善营养不良的同时获得了根治性手术的机会，并且在手术后顺利康复，继续行 6 个疗程辅助化疗。全程营养治疗管理显示优越性，特别是医护人员对于患者和家属的宣教至关重要，保证了 HEN 的顺利有效实施。

研究发现，营养支持尤其是 HEN，可以改善胃癌并发幽门梗阻患者的营养状况和生活质量，并且营养支持加新辅助化疗增加了肿瘤切除率。一项研究纳入了 60 例不能手术且有复发转移的晚期胃癌患者，结果显示 HEN 组患者的营养状况和生活质量明显高于对照组。幽门梗阻的患者在初期通常处于严重营养不良，需要注意首次给予肠内营养的速度。建议首次以 20 ml/h 的速度缓慢给予肠内营养，避免快速补充营养，以免发生再喂养综合征或倾倒综合征等代谢紊乱的情况。行 HEN 的患者的护理者也需要进行营养管护理维护的培训，以避免管道脱落或堵塞。

综合本例患者的临床表现和治疗过程，本例患者经空肠营养管置入和 HEN 后，其营养状况逐渐改善，并且在改善营养不良的同时获得了根治性手术的机会，在 FOLFOX 方案 4 个疗程新辅助化疗期间未出现明显的不良反应。因此，对幽门梗阻的胃癌患者行 HEN 不仅有助于改善营养状况，提高生活质量，并且可提高患者对于新辅助化疗及手术的耐受性，减少并发症和缩短住院时间，改善预后。

专家点评

该病例为青年女性，因妊娠伴发呕吐，常出现电解质紊乱、营养不良或贫血，容易误导患者、家属及临床医师，延误临床诊断；但随着症状加重，当地医院胃镜检查发现属于局部晚期即进展期胃癌合并幽门完全梗阻，由于重度营养不良、脱水、贫血、低蛋白血症、电解质紊乱等情况，危及母婴生命。对于临床医师来说，在重度营养不良、贫血、低蛋白血症、电解质紊乱的情况下，胃癌合并幽门完全梗阻患者的姑息性急诊手术明显增高手术并发症、病死率的风险。由于胃癌局部晚期合并完全性幽门梗阻，无法放置鼻 – 空肠营养管，外科医师首选微创腹腔镜探查、空肠营养管置入术，建立了长期肠内营养的途径，为进一步治疗创造了有利条件。随后进行人工流产，营养支持治疗，并评估胃癌分期，并行 4 个疗程新辅助化疗。经家庭肠内营养，调整营养状态，成功实施腹腔镜胃癌根治术，术中更换新的空肠营养管，以保证术后的肠内营养治疗和术后康复，并完成术后 6 个疗程化疗。又通过家庭肠内营养的延伸治疗和全程管理最终使患者获益。

（中国医学科学院北京协和医院　于健春）

指南背景

1.《2023 ESPEN 成人慢性肠衰竭指南（更新版）》（*ESPN guideline on chronic intestinal failure in adults-Update 2023*）　慢性肠衰竭定义为胃肠功能减退不能满足人体对宏量营养素、电解质、微量营养素、水的最低需要量，需要进行肠外营养以维持生命及生长需求。

2.《胃癌诊疗指南（2022 年版）》《中国临床肿瘤学会（CSCO）胃癌诊疗指南 2023》《国际抗癌联盟 / 美国癌症联合会（UICC/AJCC）胃癌分期手册（第 8 版）》　临床分期为 Ⅲ、Ⅳ 期的胃癌患者，术前应行新辅助化疗，以提高 R0 切除率、提高生存期；该患者经过新辅助化疗，不但得到家庭营养支持，而且获得根治性手术机会，生存期有待进一步观察。

3.《中华医学会肠外肠内营养学分会肿瘤患者营养支持指南》《中国临床肿瘤学会（CSCO）胃癌诊疗指南》及《欧洲肠外肠内营养学会（ESPEN）肿瘤病人营养治疗实践指南》　推荐癌症患者应进行营养风险筛查和评估，营养中、高风险患者及中、重度营养不良患者，应在肿瘤治疗前进行营养治疗干预，纠正营养不良。

4.欧洲肠外肠内营养学会（ESPEN）推荐采用全球（营养）领导层倡议营养不良（global leadership initiative on malnutrition，GLIM）诊断标准，明确营养不良诊断（表型和病因）包括摄入减少、体重减轻、低体重指数及肌肉减少（恶病质）、消耗增加、炎症状态等，病例患者存在重度营养不良。

核心体会

　　本例患者胃癌诊断明确，但面临妊娠和重度营养不良，难以处理。因此，首先解决营养途径问题是关键。但因胃癌局部晚期合并完全性幽门梗阻，经鼻 – 空肠营养置管失败，因此，采取腹腔镜探查、空肠营养置管术后，肠外营养成功转为肠内营养；进行人工流产后，又给予家庭肠内营养及新辅助化疗 4 个疗程；经评估和围手术期肠外肠内营养支持治疗，择期实施腹腔镜下根治性远端胃切除术；术后恢复良好，完成术后辅助化疗，体重增长；继续家庭肠内营养，最终恢复正常生活。

参考文献

［1］ HUSSAIN N，SELVAKUMARI N，AFADAPA F，et al. Pregnancy and gastric cancer：diagnostic and treatment dilemma［J］. BMJ Case Rep，2018，2018：bcr2017222963.

［2］ LEE H J，LEE I K，KIM J W，et al. Clinical characteristics of gastric cancer associated with pregnancy［J］. Dig Surg，2009，26（1）：31–36.

［3］ 姜志超，依荷巴丽·迟. 22 例妊娠期胃癌的临床特点及预后分析［J］. 中华肿瘤杂志，2018，40（8）：631–635.

［4］ AL–IBRAHIM A，PARRISH J，DUNN E，et al. Pregnancy and maternal outcomes in women with prior or current gastrointestinal malignancies［J］. J Obstet Gynaecol Can，2014，36（1）：34–41.

［5］ ASGE STANDARD OF PRACTICE COMMITTEE，SHERGILL A K，BEN–MENACHEM T，et al. Guidelines for endoscopy in pregnant and lactating women［J］. Gastrointest Endosc. 2012，76（1）：18–24.

［6］ SAKAMOTO K，KANDA T，OHASHI M，et al. Management of patients with pregnancy–associated gastric cancer in Japan：a mini–review［J］. Int J Clin Oncol，2009，14（5）：392–396.

［7］ XU L B，SHI M M，HUANG Z X，et al. Impact of malnutrition diagnosed using global leadership initiative on malnutrition criteria on clinical outcomes of patients with gastric cancer［J］. JPEN J Parenter Enteral Nutr，2022，46（2）：385–394.

［8］ 李绮雯，李桂超，王亚农，等. 胃癌辅助放化疗患者的营养状态与放化疗不良反应及治疗耐受性的关系［J］. 中华胃肠外科杂志，2013，16（6）：529-533.

［9］ BAIU I，SPAIN D A. Enteral nutrition［J］. JAMA，2019，321（20）：2040.

［10］ 崔久嵬，卓文磊，黄岚，等. 肿瘤免疫营养治疗指南［J］. 肿瘤代谢与营养电子杂志，2020，7（2）：160-168.

［11］ 孙元水，许晓东，胡俊峰，等. 新辅助化疗联合营养支持在胃癌伴幽门梗阻患者的应用［J］. 中华医学杂志，2014，94（8）：584-586.

［12］ 钱振渊，孙元水，叶再元，等. 家庭肠内营养对改善晚期胃癌患者生活质量的应用价值［J］. 中华胃肠外科杂志，2014，17（2）：158-162.

［13］ O'KEEFE S，ROLNIAK S，RAINA A，et al. Enteral feeding patients with gastric outlet obstruction［J］. Nutr Clin Pract，2012，27（1）：76-81.

［14］ MCLAREN S，ARBUCKLE C. Providing optimal nursing care for patients undergoing enteral feeding［J］. Nurs Stand，2020，35（3）：60-65.

［15］ 中华医学会肠外肠内营养学分会. 成人家庭肠外营养中国专家共识［J］. 中国实用外科杂志，2017，37（4）：406-411.

［16］ BISCHOFF S C，AUSTIN P，BOEYKENS K，et al. ESPEN practical guideline：home enteral nutrition［J］. Clin Nutr，2022，41（2）：468-488.

病例 21 病因未明肠道溃疡的肠内营养治疗

国明月　阮戈冲

中国医学科学院北京协和医院

病史及治疗

患者，男性，54 岁。主因"腹痛 5 年"于 2021 年 7 月 27 日就诊。

患者于 2016 年无明显诱因出现进食后腹痛，营养风险筛查 2002（nutritional risk screening 2002，NRS 2002）评分 4 分，伴排便习惯改变，由成形便 1 次 / 天改为糊状便 2~3 次 / 天。2017 年 7 月于外院做结肠镜检查，显示距肛门 70~80 cm 处结肠有多发溃疡形成，表面覆白苔，周围黏膜粗糙、充血、水肿。病理：肠黏膜组织局部糜烂伴炎细胞渗出，溃疡形成，部分腺体呈轻度非典型增生，间质淋巴细胞显著增生，伴急性活动性炎症。考虑溃疡性结肠炎，予柳氮磺吡啶治疗，患者腹痛及腹泻症状未改善。2018 年 1 月复查结肠镜，显示距肛门 30~50 cm 处结肠可见多发息肉样隆起，部分融合成片，病变见结肠袋消失，血管纹理模糊，考虑炎症性肠病可能，给予美沙拉秦 4 g/d 口服治疗，患者症状无好转。2019 年 1 月再次复查结肠镜，显示回肠末端可见充血、水肿，多个浅溃疡，另见一较深虫蚀样溃疡，距肛门 30~40 cm 处结肠可见多发白色瘢痕样改变，多发大小不等息肉样及指样隆起，病变肠段见结肠袋消失，肠腔略扩张。病理：回肠末端慢性炎症，降结肠慢性炎症，直肠破碎纤维组织。诊断考虑炎症性肠病，嘱继续口服美沙拉嗪治疗。2020 年 5 月复查结肠镜，显示回肠末端多发不规则溃疡，环周分布，溃疡较深，表面覆白苔，升结肠至横结肠多发白色溃疡瘢痕（图 21-1）。病理：回肠末端慢性炎症。患者症状无明显缓解，建议停药观察。2021 年 5 月复查结肠镜，显示升结肠至横结肠多发白色溃疡瘢痕，横结肠可见多发不规则溃疡，环周分布（图 21-2）。再次加用美沙拉嗪治疗。病程中否认反复口腔溃疡、外阴溃疡、关节痛、皮疹等

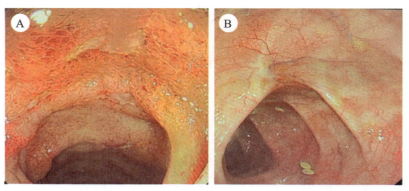

图 21-1 2020 年 5 月患者结肠镜检查结果

注：A. 回肠末端多发不规则溃疡；B. 横结肠多发白色溃疡瘢痕。

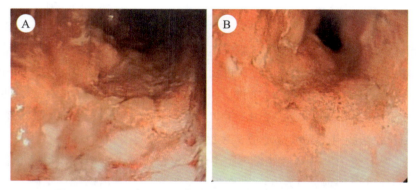

图 21-2 2021 年 5 月患者结肠镜检查提示横结肠多发溃疡

注：A. 横结肠不规则溃疡，表覆白苔；B. 横结肠黏膜充血糜烂，散在溃疡。

不适。既往史：10 余年前肛瘘手术史。个人史：吸烟 20 余年，已戒烟 10 余年；饮酒 20 余年，已戒酒 5 年。婚育史、家族史无特殊。

入院评估及辅助检查

查体：肺部呼吸音清，心脏听诊无杂音，腹软、无压痛，肠鸣音正常，双下肢无水肿。

实验室检查结果：①血常规、肝肾功能大致正常。②炎症指标，超敏 C 反应蛋白 0.62 mg/L，红细胞沉降率 13 mm/h，肿瘤坏死因子 α（tumor necrosis factor，TNF-α）、白细胞介素 6（interleukin 6，IL-6）均正常。③感染筛查：血清巨细胞病毒（cytomegalovirus，CMV）核酸检测、EB 病毒核酸检测、结核感染 T 细胞斑点试验（tuberculosis infection T cell spot test，T-SPOT.TB）均阴性；

免疫球蛋白＋补体、抗核抗体、血清免疫固定电泳均阴性；癌胚抗原正常。

影像学检查结果：①小肠 CT 重建显示结肠左曲及降结肠肠壁增厚伴强化，炎性改变可能（图 21-3）；②肠道超声显示降结肠节段性肠壁增厚。

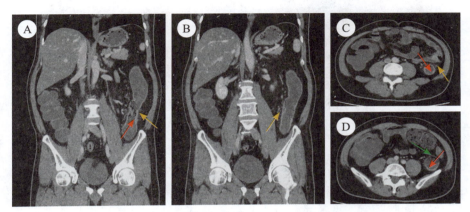

图 21-3　2022 年患者小肠 CT 造影结果

注：A、C、D. 红色箭头处提示结肠左曲及降结肠肠壁增厚伴强化；A~C. 黄色箭头处提示浆膜面毛糙；D. 绿色箭头处提示肠壁正常。

外院结肠病理与我院会诊：小肠黏膜显慢性炎症及中度活动性炎症，局灶黏膜糜烂、淋巴组织增生。外院免疫组化：CMV（－）。外院原位杂交：EB 病毒编码的小 RNA（EBV encoded RNA，EBER）（－）；结肠黏膜显慢性炎症及轻度活动性炎症，结肠隐窝结构紊乱。

病史及治疗续

综合患者上述病史及辅助检查，考虑到患者炎症性肠病和肠结核诊断依据不足，不能确定诊断，继续给予美沙拉嗪 4 g/d 口服，同时加用肠内营养支持治疗（600 kal/d）＋饮食控制（少渣饮食）。患者腹痛缓解，大便恢复至成形黄色便 1 次 / 天。2022 年 1 月复查肠道超声：结肠左曲至降结肠肠壁稍厚，较前明显好转。2022 年 6 月复查结肠镜：回肠末端见散在糜烂，距肛缘 35~40 cm 结肠左曲及降结肠黏膜光滑，见多发白色瘢痕及炎性息肉样隆起，余结直肠黏膜未见明显异常（图 21-4）。

专家点评一

患者为中年男性，慢性病程。主要临床表现为进食后腹痛伴腹泻，病

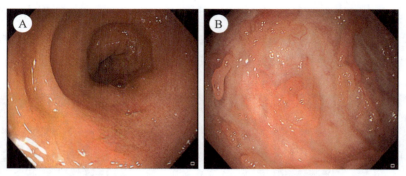

图 21-4　2022 年 6 月患者结肠镜检查所见
A. 回肠末端散在糜烂；B. 结肠左曲多发白色瘢痕及炎性息肉隆起。

变部位为回肠末端、横结肠及降结肠。

　　本病例第一个难点在于回结肠溃疡的鉴别诊断。考虑鉴别诊断如下：①肠道慢性感染，患者起病前无可疑不洁饮食史，病程中无发热，既往无结核病史及结核接触史，且多次筛查 T-SOPT.TB 阴性，内镜未见环形溃疡表现，病理未见干酪性肉芽肿且抗酸染色阴性，因此肠结核暂不能诊断；同样，巨细胞病毒及 EB 病毒阴性，未提示相关感染。②炎症性肠病，支持证据为节段性病变，且有肛瘘病史，病理可见炎细胞浸润及结肠隐窝结构紊乱；不支持证据为患者影像学虽有肠壁增厚，但患者肠壁增厚程度较轻，且肠壁增厚不伴有肠腔狭窄。③缺血性肠病，患者为中年男性，影像学可见以肠系膜动脉供血区为表现的节段性肠壁异常（图 21-3），结合患者进食后腹痛的临床表现，考虑缺血性肠病不能除外。另外，药物性肠炎以及肿瘤、免疫病相关肠道病变均无相关支持证据，因此暂不考虑。

　　本病例第二个难点是诊断尚不能确定，很难根据原发病病因进行针对性治疗，但患者肠道病变似乎有进展，影像检查提示缺血性改变不能除外，因此寻找一个合适且合理的治疗方案迫在眉睫。治疗方案的拟定需满足既不延误原发病的治疗，同时又能避免不必要的药物不良反应，综合患者情况，首先尝试肠内营养支持治疗。从本病例治疗的临床实践中也展示了肠内营养在肠道溃疡患者治疗中发挥的重要作用。

（中国医学科学院北京协和医院　杨　红）

专家点评二

该患者反复出现肠道炎症、溃疡，并伴有腹痛。这些症状可引起食欲减退、经口摄食减少，最终会影响营养状况。营养不良可导致体重减轻、肌肉衰减、骨病和/或微量营养素缺乏。

医师可通过临床病史、体格检查、身体成分测量以及综合的营养评价量表来评估患者的营养状况。调查患者的饮食摄入情况，设法保证患者能量和蛋白质维持适当的摄入量，努力达到最佳营养状况、避免摄入可加重症状的食物。

如经评估后患者存在营养不良或经口摄入不足，可使用肠内营养补充剂来增加能量和蛋白质的摄入，同时给予饮食建议如食物的种类及数量，限制加工食品和人工甜味剂的摄入。有慢性狭窄性疾病的患者建议遵循低纤维膳食。

（中国医学科学院北京协和医院　陈　伟）

指南背景

1.《炎症性肠病营养支持治疗专家共识（第二版）》 肠内营养可以改善肠道菌群失衡，维持肠道内环境稳定和免疫调控功能，改善必需营养素供给以及调节炎症因子变化。

2. 2023 年《欧洲临床营养与代谢协会发布的炎症性肠病临床营养指南》（*ESPEN guideline on clinical nutrition in inflammatory bowel disease*） 轻度至中度活动性克罗恩病患者，可考虑排除饮食联合或不联合肠内营养。

目前，肠内营养的地位已经由单独的营养支持提升为在疾病治疗中发挥重要作用。

循证背景

一项针对 183 例重症监护病房急性肠系膜缺血再通患者的回顾性研究发现，肠内营养组较全胃肠外营养组感染发生率（7.4% *vs*. 20.5%，P=0.01）和急性呼吸窘迫发生率（4.2% *vs*. 13.6%，$P <$ 0.01）更低。在肠系膜梗死的患者中，肠内营养组较全肠外营养组的 30 天病死率（7.3% *vs*. 26.1%，P=0.01）更低。

核心体会

并非所有的肠道溃疡都能很快被明确诊断，但当拟定的几个诊断之间治疗方案有悖时，可以先考虑肠内营养治疗。对于未能明确诊断的病例，且未能根据病因进行治疗的患者，一定要密切随访，根据病情变化，及时调整治疗方案。本例患者在治疗过程中，每 3 个月复查肠道超声，肠道超声提示病变逐渐好转，因此继续肠内营养联合饮食控制治疗。

总之，这是一例诊断尚不清楚的肠道溃疡病例，经过部分肠内营养达到黏膜愈合，提示了肠内营养在肠道疾病治疗中的重要作用，当然，应清醒地认识到，明确诊断、针对病因治疗才是临床医师不懈追求的目标。

参考文献

［1］ 中华医学会消化病学分会炎症性肠病学组. 炎症性肠病诊断与治疗的共识意见（2018 年·北京）［J］. 中国实用内科杂志，2018，38（9）：796-813.

［2］ 黄艳，薛玲，许晶虹，等. 缺血性肠病的诊断［J］. 中华炎性肠病杂志，2020，4（2）：161-164.

［3］ 中华医学会消化病学分会炎症性肠病学组，中华医学会肠外与肠内营养学分会胃肠病与营养协作组. 炎症性肠病营养支持治疗专家共识（第二版）［J］. 中华炎性肠病杂志，2018，2（3）：154-172.

［4］ BISCHOFF S C, BAGER P, ESCHER J, et al. ESPEN guideline on clinical nutrition in inflammatory bowel disease［J］. Clin Nutr，2023，42（3）：352-379.

［5］ YANG S F, GUO J M, NI Q H, et al. Enteral nutrition improves clinical outcome and reduces costs of acute mesenteric ischaemia after recanalisation in the intensive care unit［J］. Clin Nutr，2019，38（1）：398-406.

病例 22 小肠溃疡合并肠系膜上动脉狭窄的营养支持

李融融　李晓青
中国医学科学院北京协和医院

病史及治疗

患者，女性，60岁。主因"腹泻7年，反复腹痛5年"于2019年9月入院。

现病史：患者2015—2016年出现排便次数增多，1~2次/天，黄色糊状便，无黏液脓血，未予重视。2017年5月患者出现脐周及右下腹阵发性绞痛，营养风险筛查2002（nutritional risk screening 2002，NRS 2002）评分3~4分，排便3~5次/天，与进食、排便无明显关系，伴午后低热，体温38 ℃，伴盗汗，排便次数、性状同前，伴里急后重。2017年6月外院肠镜提示"直肠炎"，未治疗。2017年7月低热自行好转，后未再发热。2017年、2018年腹痛、排便情况稳定，基本同前。2019年8月自觉腹痛较前加重，NRS 2002评分7~8分，排便5~6次/天，以晚上为主，自触及右下腹直径约5 cm较韧包块，有压痛，排气排便后缓解，排便3~4次/天，黄色糊状便，无黏液脓血。自诉当地医院行腹部CT检查见回盲部增厚（未见报告）。2019年9月进一步就诊，查血清白蛋白30.3 g/L，C反应蛋白40.97 mg/L，肠镜：回肠末端见多发溃疡，余部位未见异常。病理显示慢性溃疡。

既往史和其他病史：平素身体健康状况一般，1993年因桥本甲状腺炎行右侧甲状腺切除术，目前口服左甲状腺素钠片75 μg，每天1次。否认高血压、冠心病、糖尿病等慢性病史，否认肝炎、结核、伤寒、疟疾等传染病史，可疑花粉过敏，疑似过敏性哮喘病史。否认药物、食物过敏史。母亲患有类风湿关节炎，父亲因肺癌去世，2个妹妹、1个弟弟均体健。

辅助检查

上腹部增强 CT 提示：脾动脉、肠系膜上动脉异常改变。

腹盆腔增强 CT + 小肠重建：回肠、结直肠多发肠壁增厚、水肿，回肠为著，可见靶征，肠系膜血管稍粗，呈梳齿征。

结核筛查：结核菌素试验（－）。

胸部增强 CT：双肺散在结节影，多考虑炎性增殖钙化灶，双侧肺尖胸膜帽增厚粘连；右肺中叶内侧段少许纤维灶；纵隔内部分淋巴结稍大，纵隔及右侧肺门多发淋巴结钙化。

病史及治疗续一

2019 年 9 月予美沙拉秦缓释颗粒剂 1 g（每天 4 次）＋枯草杆菌二联活菌肠溶胶囊 2 粒（每天 3 次），连用 3 个月，腹痛、腹泻无明显好转，并出现腹胀，进食后明显，自行改为流食，换用美沙拉秦肠溶片 1 g（每天 3 次），腹痛症状好转，NRS 2002 评分 5~6 分，发作频率下降，3~4 次 / 天，排便 1~2 次 / 天，黄色糊状便。2020 年 1 月开始口服中药＋美沙拉秦＋益生菌，腹痛、排便性状一度好转明显，腹痛 NRS 2002 评分 2~3 分，症状发作 1~2 次 / 天，1 次 / 天成形便。2020 年 3 月发现双下肢水肿，查白蛋白 22.4 g/L，腹部超声见腹腔内可及液性暗区，右侧腹深约 37 mm，脾肾间隙约 9 mm，下腹深约 29 mm；2020 年 4—5 月，白蛋白最低 19 g/L 左右，予白蛋白输注（共计输入 370 g），但改善不明显。排便次数增多，3~5 次 / 天，糊状水样便，未见明显黏液脓血，腹痛情况同前，自觉乏力逐渐加重。

2020 年 6 月 19 日至 2020 年 7 月 17 日再次入院治疗，完善血常规：白细胞计数 2.11×10^9/L，血红蛋白 90 g/L，血小板计数 266×10^9/L。肝肾功能：血钾 2.3 mmol/L，白蛋白 23 g/L，总胆红素 4.9 μmol/L，直接胆红素 1.3 μmol/L，谷丙转氨酶 11 U/L，血肌酐 39 μmol/L。粪便常规＋隐血试验：白细胞 0/HPF，红细胞 0/HPF，粪便隐血试验（＋）。炎症指标：超敏 C 反应蛋白 4.64 mg/L，红细胞沉降率 7 mm/h。血清铁 36 μg/dl，铁蛋白 40 ng/ml。血清维生素 B_{12} 444 pg/ml。血清叶酸 16.9 ng/ml。总 25 羟基维生素 D 4.4 ng/ml。免疫球蛋白：IgG 7.15 g/L，IgA 1.65 g/L，IgM 0.33 g/L。补体：C3 0.827 g/L，C4 0.158 g/L。抗核抗体谱：抗 RNP 抗体弱阳性（＋），抗 SSA 抗体强阳性（＋＋＋），抗核抗体（＋），斑点核型 1∶80，余阴性。抗中性粒细胞胞质

抗体（－）。TB 细胞亚群：B 细胞 52/μl，T 细胞 509/μl，CD4$^+$T 细胞 254/μl，CD8$^+$T 细胞 245/μl。乙肝 5 项（－），巨细胞病毒 –DNA、巨细胞病毒 pp65 抗原检测、EB 病毒 –DNA（－）。粪便细菌培养及药敏试验、真菌涂片、抗酸染色、寄生虫（－），便梭状芽孢杆菌毒素测定（＋），结核感染 T 细胞斑点试验：56.36 pg/ml（＋），结核菌素试验（－）。肿瘤标志物：CA125 116.0 U/ml，余阴性。腹水常规：外观黄色微浊，黎氏试验（＋），比重 1.017，细胞总数 746×10^6/L，白细胞总数 237×10^6/L，单核细胞百分比 82.7%。腹水生化：总蛋白 24 g/L，腺苷脱氨酶 2.3 U/L，白蛋白 16 g/L，乳酸脱氨酶 94 U/L，血糖 4.1 mmol/L，胆固醇 1.00 mmol/L，甘油三酯 0.23 mmol/L，氯 113 mmol/L，乳糜试验（＋），腹水肿瘤标志物（－），腹水细菌涂片培养、真菌涂片、结核 / 非结核分枝杆菌核酸测定、结核分枝杆菌及利福平耐药检测（Xpert）均为阴性。胸部高分辨率 CT：右肺中叶及两肺下叶斑片影，考虑炎性病变；双侧胸腔积液，两肺下叶膨胀不全；左肺多发小结节；右肺上叶钙化灶；两肺门及纵隔钙化淋巴结。肠道超声：第 3 组小肠肠壁增厚，伴肠系膜上动脉血管畸形，盆腔小肠、末段回肠肠壁增厚，腹水。腹盆腔增强 CT ＋ 小肠重建：盆组小肠、回肠末段、升结肠及阑尾肠壁增厚伴异常强化，考虑炎性肠病改变可能，继发不完全性小肠梗阻；肠系膜上动脉局部管腔重度狭窄，侧支循环开放伴局部瘤样扩张；脾动脉局部中断，侧支循环形成伴多发瘤样扩张；盆腔积液。肠镜：回盲瓣开放，瓣口下唇可见不规则片状溃疡，近瓣口处小肠黏膜可见 2 处小溃疡，回盲瓣口略狭窄。直乙交界另见一处 3 mm 充血息肉，活检 1 块，钳除。病理回报：（回肠末段）炎性渗出物、肉芽组织及肠黏膜急性及慢性炎症，部分结肠隐窝结构紊乱，偶见隐窝炎。（回盲部）慢性溃疡，未见肉芽肿，原位杂交局灶见巨细胞病毒阳性，考虑巨细胞病毒感染。（直肠和乙状结肠交界处）腺管状腺瘤。胃镜未见明显异常。

结合上述检查，诊断：小肠溃疡，肠结核可能性大，肠系膜上动脉重度狭窄，甲状腺切除术后，重度营养风险（NRS 2002 评分 4~5 分）。

病史及治疗续二

结合临床情况，予患者万古霉素 125 mg（每天 4 次，口服，连用 10 天），2020 年 7 月 3 日复查便梭状芽孢杆菌毒素转阴。7 月 4 日予四联异烟肼、乙胺丁醇、左氧氟沙星、利福喷丁抗结核，同时口服肠内营养混悬液（SP），耐受不佳，逐渐调整为经空肠管饲泵入肠内营养混悬液（SP）肠内营养（泵速由 30 ml/h 到 60 ml/h 再到 100 ml/h），1000 ml/d。同时给予对症补钾、补蛋白、补铁等支持治疗。7 月 13 日复查血常规：白细胞计数 3.86×10^9/L，血红蛋白 104 g/L，血小板计数 286×10^9/L。肝肾功能：血钾 4.3 mmol/L，白蛋白 29 g/L，碱性磷酸酶 62 U/L，谷丙转氨酶 8 U/L，血肌酐 45 μmol/L。炎症指标：超敏 C 反应蛋白 3.25 mg/L，红细胞沉降率 14 mm/h。

患者出院后继续抗结核治疗，居家继续家庭肠内营养，予以空肠鼻饲泵入肠内营养混悬液（SP），视胃肠耐受情况逐渐加量至 1500 ml/d。间断有轻微下腹痛，右下腹轻度鼓包。2020 年 10 月 22 日（抗结核治疗 3 个月）复查肠镜：回盲瓣开放，瓣口下唇可见溃疡及瘢痕改变，溃疡较前缩小，回盲瓣口狭窄。抗结核治疗 6 个月，继续家庭空肠营养，开始经口进少量流食 / 半流食，偶有右下腹鼓包、肠鸣，排便 1~2 次 /d，成形。双手、双肩、双膝关节疼痛，无肿。2021 年 1 月 4 日复查肠道超声示末端回肠、3~6 组小肠节段性肠壁增厚。2021 年 1 月 6 日腹盆腔增强 CT + 小肠重建：对比 2020 年 7 月 1 日检查结果，第 4 组小肠、第 6 组小肠肠壁及第 5 组小肠右侧壁增厚伴异常强化，病灶范围变化不大，受累肠管增厚强化程度较前减轻，原继发不完全小肠梗阻较前好转。2021 年 3 月拔除空肠营养管，逐渐恢复进食流食，排便 1 次 /d，成形，偶有右下腹鼓包，无腹痛。2021 年 7 月 30 日复查肠道超声：第 5~6 组小肠节段性肠壁增厚，较 2021 年 1 月 4 日无明显变化，末段回肠肠壁稍增厚。继续抗结核治疗至 1 年半，2022 年 3 月 4 日复查结肠镜：末段回肠可见一处似略偏纵行溃疡，周边充血，另见两处小椭圆形浅溃疡，回盲瓣持续开放，瓣口可见多处不规则小溃疡。整体较 2020 年 6 月好转。病理：（回肠末段）小肠黏膜显示中度慢性炎症及轻度活动性炎症；（回盲瓣口）炎性渗出物、肉芽组织及少许肠黏膜显示中度慢性炎症及轻度活动性炎症。

病程中无光过敏、视物模糊，偶有眼干，无口腔、外阴溃疡，无关节红肿、雷诺征、黄疸等肠外表现。起病以来精神尚可，睡眠稍差，排尿正常，饮食、排便见前述。2017 年患者体重 52 kg，病程中体重逐渐减轻，2020 年 6 月体重最低至 33 kg，经持续抗结核治疗 1 年半，维持空肠营养 8 个月，体重增至 43 kg，营养状况改善，拔除空肠营养管后体重无变化。

至 2022 年 1 月，逐渐调整抗结核治疗为口服利福喷丁、左氧氟沙星片。在接受 8 个月家庭肠内营养后，患者体重增加，营养状况改善，目前已由肠内营养过渡至进食流质 / 半流质饮食，偶有右下腹痛，鼓包，排便 1 次 / 天，黄色成形便。

阶段小结

　　患者为 60 岁女性，主诉"腹泻 7 年，反复腹痛 5 年"来诊，合并低白蛋白血症与高炎症状态，肠镜提示回肠末段见多发溃疡。上腹部增强 CT：脾动脉、肠系膜上动脉异常改变。腹盆腔增强 CT + 小肠重建：回肠、结直肠多发肠壁增厚、水肿，回肠为著，可见靶征，肠系膜血管稍粗，呈梳齿征。肠道超声提示第 3 组小肠肠壁增厚，伴肠系膜上动脉血管畸形，盆腔小肠、末段回肠肠壁增厚，腹水。腹盆腔增强 CT + 小肠重建提示盆组小肠、回肠末段、升结肠及阑尾肠壁增厚伴异常强化，考虑炎症性肠病改变可能，继发不完全性小肠梗阻；肠系膜上动脉局部管腔重度狭窄。胸部增强 CT：双肺散在结节影，多考虑炎性增殖钙化灶，双侧肺尖胸膜帽增厚粘连；右肺中叶内侧段少许纤维灶；纵隔内部分淋巴结稍大，纵隔及右侧肺门多发淋巴结钙化。结核感染 T 细胞斑点试验：56.36 pg/ml（＋）。考虑结核不除外，持续抗结核治疗。原发病治疗期间经空肠鼻饲泵入肠内营养，视胃肠耐受情况逐渐加量至肠内营养混悬液（SP）1500 kcal/d，逐渐过渡至家庭肠内营养，肠内营养给予过程中曾出现右下腹鼓包、肠鸣等可疑梗阻症状，调整并维持肠内营养，营养状况改善，维持体重逐渐增长。最终逐渐过渡至经口进流食 / 半流食，顺利进行了足疗程的抗结核治疗。

专家点评

　　患者为老年女性，慢性病程，以腹痛、腹泻起病，逐渐出现不完全肠梗阻表现。结合患者合并右下腹包块、低热、盗汗、消瘦、单侧胸腔积液表现，炎症指标升高突出，有纵隔、肺门淋巴结钙化，有大量腹水、盆腔积液，细胞学以单核细胞为主，考虑患者结核感染可能性大。患者病程中存在贫血、白细胞减少及显著的体重减轻，也需考虑到营养状况是影响血常规和免疫功能的重要因素。因此，在抗结核治疗的过程中，通过营养支持积极改善患者营养状况是改善其免疫状态、改善抗结核治疗耐受性的重要基础治疗。在治疗期间患者无机械性肠梗阻等肠内营养的禁忌证表现，因此积极开放加强肠内营养摄入是营养支持的首选途径。然而，患者同时存在腹腔血管受累，影像学提示肠系膜上动脉局部管腔重度狭窄，需考虑潜在的肠缺血可能影响肠内营养的摄入吸收。基于改善肠内营养耐受、促进营养支持的考虑，给患者留置了空肠营养管，予以要素性肠内营养制剂的管饲泵入，从病房住院向居家社区过渡的治疗期间也维持着家庭肠内营养的支持。通过逐级上调肠内营养的泵速，逐渐增加肠内营养的给予量，在不出现肠梗阻、肠缺血症状的情况下达到 1500 kcal/d 的营养摄入量，促进体重改善，在接受家庭肠内营养支持的 8 个月内体重增加 10 kg，为患者坚持足疗程完成抗结核治疗建立了营养基础。最终使患者能够在营养状况、胃肠功能改善的情况下逐渐过渡至经口饮食，在拔除空肠营养管后体重无显著减轻。

（中国医学科学院北京协和医院　陈　伟）

指南背景

《肠外肠内营养临床指南及操作规范（2006 版）》、欧洲肠外肠内营养学会（ESPEN）教育委员会主编教材（第 3 版）　营养风险（nutritional risk）是指现存的或潜在的营养和代谢状况所导致的疾病或手术后出现相关的临床结局的机会。经筛查提示存在营养风险的患者，应进一步评价并予以积极营养支持。肠道功能状态许可的患者，应积极进行肠内营养。

循证背景

《ESPEN 家庭肠内营养指南》2019 年版　推荐对存在营养风险或营养不良、长期需要接受肠内营养的患者给予家庭肠内营养。营养不良的评价可依据如下表现：患者 1 周不能进食，或 1~2 周进食量 < 60%，相当于日常摄入 < 10 kcal/（kg·d）或每天少摄入 600~800 kcal，或近 1 个月体重减轻 > 5%，近 3 个月体重减轻 ≥ 15%。出现其中任一表现时，即可启用肠内营养。

出院患者，家庭肠内营养的管理尚需注意监测：喂养管放置在位，对肠内处方（体积和配方）耐受，患者和 / 或护理人员具有适当的知识和技能来管理家庭肠内营养。住院患者在出院前应该制订稳定的肠内营养计划，确定出院后可耐受现有配方及剂量。患者或护理家属应该具备足够独立完成有关管饲的基本能力，包括喂养相关设备的操作等。接受空肠营养支持者建议予以连续喂养，使用泵注的方法，能更精确地控制喂养量，喂养量应循序渐进。最终希望通过长期的家庭肠内营养维持患者营养状况，加强疾病支持，改善临床结局。

核心体会

本例患者是一位小肠溃疡、不除外结核感染的老年女性，慢性病程，病史以腹痛、腹泻起病，有显著的体重下降及营养不良的表现，积极的抗结核治疗离不开充足的营养支持。但伴随着疾病的进展与治疗，患者同时存在反复不完全性肠梗阻发作的表现，同时进一步的影像检查证实同时存在"肠缺血"、肠系膜上动脉局部管腔重度狭窄的临床情况，均显著增加了充分予以营养支持的难度。在对患者的长期观察与监测中，借助家庭肠内营养支持的方式缓慢启动空肠营养支持，视胃肠道动力与消化吸收功能缓慢增加肠内营养剂量，在不诱发肠梗阻、缺血症状的情况下逐渐达到了相对较高的营养摄入水平，使患者的体重显著增加，也为原发病的治疗提供了良好的保障，进一步体现了家庭肠内营养的精细调整与坚持不懈的营养管理对此类复杂重症肠病的重要意义。

参考文献

［1］ BISCHOFF S C，AUSTIN P，BOEYKENS K，et al．ESPEN guideline on home enteral nutrition［J］．Clin Nutr，2020，39（1）：5-22.

［2］ ARENDS J，BODOKY G，BOZZETTI F，et al．ESPEN guidelines on enteral nutrition：non-surgical oncology［J］．Clin Nutr，2006，25（2）：245-259.

［3］ BOZZETTI F，ARENDS J，LUNDHOLM K，et al．ESPEN guidelines on parenteral nutrition：non-surgical oncology［J］．Clin Nutr，2009，28（4）：445-54.

［4］ ARENDS J，BARACOS V，BERTZ H，et al．ESPEN expert group recommendations for action against cancer-related malnutrition［J］．Clin Nutr，2017，36（5）：1187-1196.

［5］ ARENDS J，BACHMANN P，BARACOS V，et al．ESPEN guidelines on nutrition in cancer patients［J］．Clin Nutr．2017，36（1）：11-48.

腹部多脏器损伤术后合并胰瘘的长期肠内营养支持

周宇石　张　鹏　杜　哲　叶颖江　梁　斌

北京大学人民医院

病史及治疗

患者，男性，56岁。主因"外伤后行剖腹探查术后9天"于2020年11月2日经急诊收入我院（北京大学人民医院）。

患者2020年10月24日夜间驾驶小轿车发生车祸，伤后腹部疼痛，就诊于外院急诊抢救中心，完善辅助检查后考虑腹部闭合性损伤/胃破裂，十二指肠球部破裂，胰头破裂，腹水，肺挫伤，左侧第6、7及右侧第6肋骨折。患者当时意识模糊，血压80/50 mmHg，心率120次/分，考虑存在低血容量性休克，紧急补液后急诊行"剖腹探查术、胰腺破裂缝合术、十二指肠球部破裂修补术、胃破裂修补术、横结肠破裂修补术、胃网膜左静脉破裂缝扎止血术、胃脾韧带破裂缝扎止血术"，术中留置左上腹引流管1枚（左胰上）、右上腹引流管2根（十二指肠球部、右胰下），术后积极输血补液抗休克、抗感染、抑制胰酶分泌。患者术后镇静状态，持续呼吸机辅助呼吸，化验白细胞计数增多，引流液淀粉酶升高，谷丙转氨酶、谷草转氨酶升高，不能脱机拔除气管插管，经救护车转运至我院继续治疗。

入院评估及辅助检查

查体：患者镇静状态，体温37.2 ℃，心率80次/分，气管插管接呼吸机辅助呼吸，腹部可见剖腹探查手术切口，伤口愈合尚可，腹部可见左侧1根、右侧2根引流管，引流液为血性混浊引流液。

实验室检查结果：白细胞计数 23.60×10^9/L，中性粒细胞百分比92.4%，红细胞计数 2.42×10^{12}/L，血红蛋白64 g/L，总蛋白62.8 g/L，白蛋白33.1 g/L，

谷丙转氨酶 105.4 U/L，谷草转氨酶 142.3 U/L。右侧引流液淀粉酶 18 323 U/L，左侧引流液淀粉酶 727 U/L。

　　胸腹及盆腔增强 CT 示：双侧胸腔积液，心包积液，左侧第 7、8 及右侧第 6 肋骨折。腹部外伤术后，肝脏 Ⅰ 段、肝胃间隙、胰头前下方团块影，考虑包裹性积液、积血可能性大，且不除外肝尾叶损伤。胰腺饱满，周围及上腹部腹膜炎表现。腹盆腔散在积液（图 23-1）。

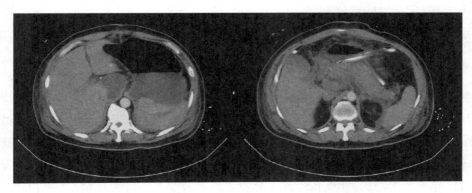

图 23-1　2020 年 11 月 4 日胸腹及盆腔 CT 平扫结果

诊断与鉴别诊断

　　1. 诊断　①腹部闭合性损伤、腹腔出血、十二指肠损伤、胰腺损伤、结肠损伤、肝脏损伤：患者为中年男性，车祸致伤，车祸后于外院行剖腹探查术，术中见十二指肠、胰腺、结肠等多脏器损伤，同时可见胃脾韧带、胃网膜血管破裂出血，腹部 CT 显示肝脏 Ⅰ 段、肝胃间隙、胰头前下方团块影，考虑包裹性积液、积血可能性大，不除外肝尾叶损伤可能；胰腺饱满，周围及上腹部腹膜炎表现；腹盆腔散在积液。实验室检查提示血红蛋白 64 g/L，谷丙转氨酶 105.4 U/L，谷草转氨酶 142.3 U/L，故考虑上述诊断成立。②胸部闭合性损伤：患者为车祸致伤，胸部 CT 可见双侧胸腔积液，心包积液，左侧第 7、8 及右侧第 6 肋骨折，故考虑该诊断成立。③腹腔感染：患者有腹部外伤史，引流液性质为血性混浊引流液，CT 显示原手术创面、肝周、胰周积液，实验室检查提示白细胞计数 23.60×10⁹/L，中性粒细胞百分比 92.4%，故考虑该诊断成立。④胰瘘：患者因腹部闭合性损伤行胰腺损伤术后，CT 显示胰周和肝周积液，引流液持续淀粉酶升高，考虑胰瘘诊断成立。⑤中度贫血：患者为车祸致胸腹部闭合性损伤，有剖腹探查手术史，实验室检查提示血红蛋白 64 g/L，考虑该诊断成立。

2.鉴别诊断 ①消化道出血：患者腹部闭合性损伤、腹腔多脏器破裂修补术后，实验室检查提示血红蛋白 64 g/L，不能除外消化道出血可能，但患者无明显呕血、便血、黑便等症状，该诊断可能性较小。②肠瘘：患者因腹部闭合性损伤行腹腔多脏器破裂修补术后，引流液淀粉酶持续升高，不能除外肠瘘可能，故给予患者经胃管注入亚甲蓝观察引流液情况，引流液未变蓝，因此可暂时除外肠瘘可能。

病史及治疗续一

1.胰瘘、腹腔感染 患者经胰腺损伤术后，其引流液淀粉酶持续升高，腹部 CT 提示胰周包裹性积液，考虑患者目前存在胰瘘、腹腔感染，引流效果不佳，故于 2020 年 11 月 4 日将双侧胰腺周围引流管更换为滴水双套管，持续冲洗引流。1 周后引流液从血性混浊液体逐渐变为淡血性清澈液体，2 周后逐渐变为淡黄色清亮液体，3 周后胰周引流液血性成分逐渐减少（图 23-2）。至 2021 年 1 月 14 日，胰周积液基本吸收。患者入院 2 个月腹盆腔 CT 平扫结果变化见图 23-3。

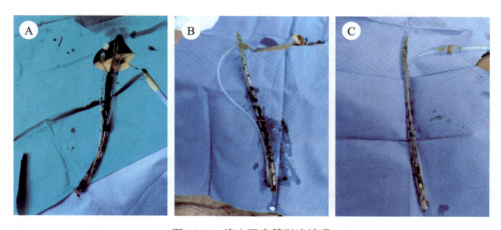

图 23-2 滴水双套管引流情况
注：A.冲洗 1 周；B.冲洗 2 周；C.冲洗 3 周。冲洗 3 周后，胰周引流液血性成分逐渐减少。

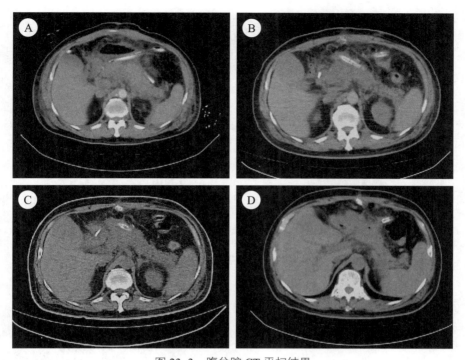

图 23-3　腹盆腔 CT 平扫结果

注：A. 2020 年 11 月 4 日腹盆腔 CT 平扫结果；B. 2020 年 11 月 22 日腹盆腔 CT 平扫结果；C. 2020 年 12 月 4 日腹盆腔 CT 平扫结果；D. 2021 年 1 月 14 日腹盆腔 CT 平扫结果，提示胰周和肝周积液逐渐吸收。

2. 脱机　腹腔感染得到控制后，逐步降低呼吸机条件，转入我院治疗 3 天后，患者顺利脱机并拔除气管插管。

3. 营养评估及营养支持治疗　术后患者营养风险筛查 2002（nutritional risk screening 2002，NRS 2002）评分 6 分，存在营养风险，应进行营养支持治疗。已在外院行全肠外营养，但患者腹腔感染仍未完全控制，血白细胞及中性粒细胞仍多，肝功能异常，故于 2020 年 11 月 11 日于数字减影血管造影（digital subtraction angiography，DSA）下放置鼻空肠营养管至空肠近段（图 23-4），并经营养管给予肠内营养，开始给予葡萄糖氯化钠注射液 250 ml/d，逐渐过渡至肠内营养乳剂 1500 ml/d，并逐步减少肠外营养用量。

4. 支持治疗　除放置双套管加强胰周冲洗、引流，经空肠营养管持续给予肠内营养，以及补充性肠外营养治疗外，根据病情给予患者呼吸机辅助呼吸、抗感染、补液、抑制胰酶分泌等对症支持治疗。

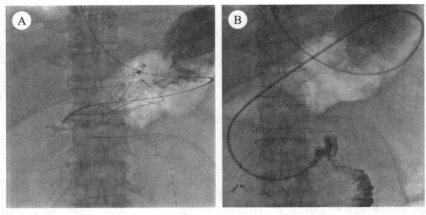

图 23-4　2020 年 11 月 11 日数字减影血管造影（DSA）结果

注：A. 对比剂不能通过幽门，提示十二指肠球部狭窄；B. 经导丝引导将空肠营养管留置于空肠近段，对比剂可以顺利通过空肠近段。

病史及治疗续二

1. **出院**　2021 年 2 月 1 日患者一般状态良好，可经口进食半流食，右侧引流管已拔除，保留左侧引流管（不冲洗），复查 CT 提示：胰周积液、积血基本吸收，病情稳定，予以带管出院。

2. **随访**　1 个月后门诊随访：患者饮食基本恢复正常，体重较出院时增加 10 余千克，引流量 < 5 ml/d，复查引流液淀粉酶阴性，CT 提示胰周无明显积液，故拔除左侧引流管（图 23-5）。

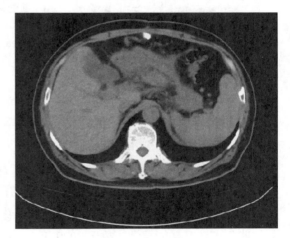

图 23-5　2021 年 3 月 8 日腹盆腔 CT 平扫提示胰周积液已吸收

阶段小结

患者发生车祸后胸腹部多发脏器损伤，经急诊手术后出现胰瘘及腹腔感染，转入我院后在抗感染、补液、抑制胰酶等对症治疗基础上，首先积极给予双套管冲洗、引流，同时放置空肠营养管给予肠内、肠外营养支持治疗，并且在治疗过程中结合患者病情变化逐渐过渡到全肠内营养治疗。在患者病情稳定，且逐渐恢复经口进食后，准许患者带管出院，1 个月后拔除引流管。

专家点评

本例患者为腹部外伤后合并胰腺损伤及腹腔感染，充分的引流和恰当的营养支持在这类患者的治疗中是至关重要的。该病例在剖腹探查、胰腺损伤修补术后 9 天转入我院，当时腹腔出血已经得到控制，内稳态失衡初步纠正，腹腔感染虽基本稳定，但仍存在肝功能异常，胰周积液引流不畅，营养治疗仍采用全肠外营养，亟待建立肠内营养通路和充分引流胰周积液。在早期通过手术控制出血和初步纠正内稳态失衡后应尽快建立肠内营养通路，启动肠内营养。转入我院后，给予介入下放置鼻空肠营养管至空肠近段，并经营养管给予肠内营养，逐步减少肠外营养用量，逐渐过渡至全肠内营养，患者的肝功能和营养状态均迅速改善。

在营养给予方式的选择上，应根据患者实际病情选择合适的肠内营养给予方式。虽然一些研究结果提示，鼻胃管较鼻空肠营养管具有成本更低、放置简单等优点，同时可以取得相同的治疗效果，但是在本病例中，患者可能存在十二指肠损伤、狭窄的情况，且患者全身多发损伤，病情较重，误吸风险较高，最终采用了经空肠营养管给予肠内营养的方式，患者共带管 2 个月，无严重不耐受鼻空肠管事件发生。

在本例患者的治疗中如何实现充分引流也是治疗的关键。患者在外院手术中虽然已经留置双侧胰周引流管，但由胰腺损伤及胰瘘导致的出血及胰周坏死组织持续存在，继发腹腔感染，这种被动式引流难以充分引流坏死组织及胰周积液，感染原控制不满意，胰瘘很难自愈。转入我院后即更换双侧普通引流管为滴水双套管，利用主动式冲洗引流方式充分引流胰周坏死组织，即便如此，在最初的 2~3 周，每周还是需要更换 2 次双套管才能保证引流通畅，待管周坏死组织减少，引流液逐渐清亮，淀粉酶含量逐渐减少，表明胰瘘和腹腔感染逐渐得到控制。

综上所述，合并胰腺损伤的复杂外伤患者的治疗应充分评估患者病情，重视肠内营养支持，充分腹腔引流是治疗成功的基础，实现全肠内营养是治疗成功的保证。

（北京大学人民医院　梁　斌）

指南背景

《中国腹腔感染诊治指南（2019 版）》 推荐腹腔感染患者应早期行感染源控制［最佳实践声明（best practice statement，BPS）］。在影像学明确存在腹腔感染性积液的前提下，应早期主动行穿刺引流（BPS）。对于腹腔感染患者，若存在营养不良风险，推荐使用肠内或肠外营养对其进行营养治疗，以改善其预后。对能够进行胃肠喂养的腹腔感染患者，应考虑在早期（24~72 h）给予肠内营养治疗；无法进行胃肠喂养或胃肠喂养不耐受的腹腔感染患者，应尽早给予肠外营养治疗（极低质量证据，强烈推荐）；若单纯给予肠内营养无法达到目标能量供给，可联合肠外营养进行治疗（低或极低质量证据，条件推荐）。严重创伤的患者创伤后处于高分解代谢状态，进行营养支持可以减轻营养底物不足，防止细胞代谢紊乱，调节免疫与器官功能，减少器官功能障碍的发生，并加速组织修复，促进患者康复。

循证背景

1. Dickerson 等的研究提到，腹部闭合性损伤的患者中 1%~4% 合并胰腺损伤，合并胰腺损伤的外伤通常创伤复杂程度更高，同时胰腺损伤进一步加重了创伤患者的高代谢状态，病死率高，最高可达 32%。

2. Sun 等的研究指出，对急性重症胰腺炎患者，早期给予肠内营养对于控制腹腔高压和腹腔感染的效果优于晚期肠内营养，远端空肠喂养为肠黏膜细胞提供营养底物，保护肠屏障，防止肠道菌群移位，增加向肝血流，均有利于控制腹腔感染、改善肝功能和促进胰周积液的吸收。

3. Lakananurak 等的研究认为，重症胰腺炎或胰腺损伤的患者，肠内营养给予途径可选择经鼻胃管或鼻空肠营养管喂养。传统观点认为，食物通过十二指肠会增加胰酶分泌，经鼻空肠营养管喂养可以"旷置"胃、十二指肠和部分空肠，使胰腺处于"休息状态"，因此，对于胰腺损伤的患者建议通过鼻空肠营养管给予肠内营养。但是最新的研究表明，受损的胰腺腺泡细胞不能对生理刺激做出完全反应，进而否定了"胰腺休息"理论。多项临床研究也发现，在急性胰腺炎的患者中，应用鼻胃管喂养可以取得与经鼻空肠营养管喂养相同的临床结果，同时鼻胃管具有成本更低、放置简单等优点。鼻胃管的主要问题在于具有更高的误吸风险，不适用于胃轻瘫和胃出口梗阻的患者。

核心体会

　　合并胰瘘的腹部严重创伤患者往往伴有腹腔感染、腹腔出血以及营养不良，营养治疗对改善该类患者的临床预后具有重要意义。通过病史、腹部症状结合 CT、造影等影像学检查可明确胰瘘部位，了解胰周积液、肠道水肿及腹腔感染情况。治疗的关键是建立通畅的引流和有效的肠内营养通路。变被动的普通引流管为主动式滴水双套管引流可以稀释胰周积液中胰酶浓度，充分引流坏死物质和血凝块，有利于控制腹腔感染，为肠内营养创造条件。肠内营养治疗是非手术治疗的核心内容，能够实现完全性肠内营养的患者，其胰瘘自愈的机会更大。

参考文献

［1］中华医学会外科学分会外科感染与重症医学学组，中国医师协会外科医师分会肠瘘外科医师专业委员会. 中国腹腔感染诊治指南（2019 版）［J］. 中国实用外科杂志，2020，40（1）：1–16.

［2］黎介寿. 严重创伤病人营养支持的研究进展［J］. 中华创伤杂志，1999，15（6）：405–406.

［3］刘允怡，迟天毅. 胰腺损伤的诊断和处理［J］. 中国实用外科杂志，2002，22（1）：24–26.

［4］J ABŁOŃSKA B，MROWIEC S. Nutritional support in patients with severe acute pancreatitis–current standards［J］. Nutrients，2021，13（5）：1498.

［5］KUMAR A，SINGH N，PRAKASH S，et al. Early enteral nutrition in severe acute pancreatitis：a prospective randomized controlled trial comparing nasojejunal and nasogastric routes［J］. J Clin Gastroenterol，2006，40（5）：431–434.

重症胰腺炎穿刺术后并发十二指肠降部肠瘘的营养治疗

王 畅 梁 斌

北京大学人民医院

病史及治疗

患者，女性，43 岁。主因"急性重症胰腺炎穿刺术后 5 个月，食欲减退 1 个月，呕吐 5 天"于 2021 年入院。

患者 5 个月前进食油腻食物后突发急性上腹痛，就诊于当地医院，确诊"急性重症胰腺炎"，行气管插管、液体复苏、床旁血液滤过、抗感染、营养支持等治疗，其间腹部 CT 提示：急性胰腺炎，胰周低密度液体影，腹水。经超声引导下胰周积液置管引流，引流液呈黄褐色，每天引流 5~10 ml。4 个月前病情好转恢复自主进食，拔除胰周引流管后出院。1 个月前患者进食后出现胸骨后不适，食欲减退，无腹痛腹胀、发热等。5 天前出现呕吐症状，呕出胆汁样胃内容物，200~300 ml/d。外院复查腹部 CT 提示：急性胰腺炎、继发性腹膜炎、包裹性腹水并积气。胃镜提示：胃小弯可见 0.6 cm × 0.5 cm 圆形开口，有脓液流出，周围黏膜充血。十二指肠球部 – 降部交界下角可见 1 cm × 1 cm 开口，胃镜可进入，内有脓苔和食物残留。放置小肠营养管，1 天前拔除。既往高血压病史 1 年。

入院评估及辅助检查

查体：腹平软，上腹深压痛（+），无反跳痛、肌紧张，肝脾肋下未触及，肠鸣音减弱。

2020 年 11 月 25 日行常规胃镜检查：通过胃、十二指肠球部，进入十二指肠降部，降部黏膜粗糙、水肿、糜烂，可见多个脓腔开口，降部肠腔分辨不清；暂将营养管放置于十二指肠降部，空肠营养管放置失败（图 24-1）。

　　2020 年 11 月 25 日行腹盆腔增强 CT：胰腺形态欠佳，周围包裹性积气积液形成，局部与空肠肠腔相通，与横结肠关系密切，腹盆腔渗出性改变，局部软组织结节形成；十二指肠降部软组织密度影，邻近肠腔狭窄，周围渗出；胃、直肠及乙状结肠壁水肿（图 24-2）。

　　2020 年 11 月 27 日行上消化道造影：十二指肠球部 - 降部交界区肠瘘形成（图 24-3）。

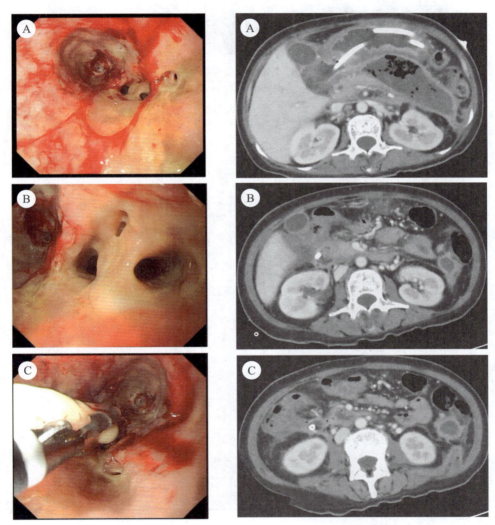

图 24-1　胃镜检查结果

注：A.十二指肠降部；B.十二指肠降部脓腔；C.十二指肠降部留置营养管。

图 24-2　腹盆腔增强 CT 表现

注：A.胰腺周围包裹性积气积液；B、C.十二指肠降部软组织密度影伴渗出。

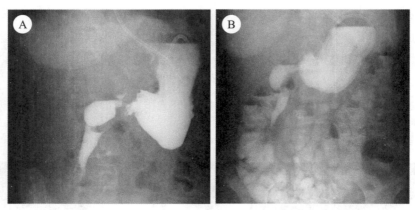

图 24-3　上消化道造影检查结果

注：A. 十二指肠球部 – 降部交界处可见肠瘘形成；B. 十二指肠球部变形，降部管腔狭窄。

病史及治疗续一

患者入院后第 1~8 天诊疗情况见表 24-1。

表 24-1　患者入院后第 1~8 天诊疗情况

诊疗项目	入院后时间			
	第 1 天	第 2 天	第 3 天	第 4~8
最高体温 /℃	37.2	37.5	37.2	36.5
症状 / 体征	乏力；上腹部深压痛			
白细胞计数 /（×10^9·L^{-1}）	23.0	—	15.0	5.6
中性粒细胞百分比 /%	84.0	—	80.3	54.5
降钙素原 /（ng·ml^{-1}）	0.89	—	0.65	0.11
C 反应蛋白 /（mg·L^{-1}）	93.1	—	63.1	46.3
白蛋白 /（g·L^{-1}）	30.0	—	27.7	37.8
血淀粉酶 /（U·L^{-1}）	50	—	45	—
抗感染用药	奥硝唑 0.5 g，每天 2 次 + 头孢哌酮舒巴坦 3 g，每 12 h 1 次			
肠外 / 肠内情况	全肠外营养；严格禁食、水			
其他		完善胃镜及腹盆增强 CT		完善上消化道造影

注：—. 无内容。

2020 年 12 月 2 日，患者入院第 9 天时进行介入诊疗：①胃无扩张，蠕动尚可，十二指肠球部变形，幽门部明显狭窄，对比剂通过幽门不畅。以超滑导丝配合造影导管，尝试通过幽门，进入十二指肠，造影示十二指肠球部-降部交界处可见肠瘘形成，十二指肠降部局部管腔狭窄。以超滑导丝配合造影导管尝试通过狭窄肠管，进入十二指肠水平部，交换加硬导丝，沿导丝送入胃空肠营养管，营养管头端位于空肠近段。②十二指肠球-降部交界处肠瘘形成，幽门及十二指肠降部狭窄，行胃空肠营养管留置术（图 24-4）。

患者入院后第 9~18 天诊疗情况见表 24-2。

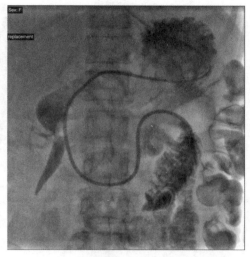

图 24-4　介入引导下成功留置三腔营养管

表 24-2　患者入院后第 9~18 天诊疗情况

诊疗项目	入院后时间			
	第 9 天	第 10~11 天	第 12~14 天	第 15~18 天
最高体温 /℃	36.5	36.3	36.7	36.5
白细胞计数 /（×10^9·L^{-1}）		正常		
中性粒细胞百分比 /%		正常		
淀粉酶 /（U·L^{-1}）		正常		
C 反应蛋白 /（mg·L^{-1}）		正常		
抗感染用药	奥硝唑 0.5 g，每天 2 次 + 头孢呋辛 1.5 g，每 12 h 1 次		—	
肠内情况	留置空肠营养管 250 ml 葡萄糖氯化钠注射液鼻饲	250 ml 预消化混悬液配方鼻饲	1000 ml 鼻饲	1500 ml 鼻饲
其他	—	—	复查腹部 CT 好转	顺利出院

注：—. 无内容。

2020 年 12 月 8 日，患者入院第 15 天，行腹部 CT 平扫：空肠营养管置入术后，腹腔脓肿明显吸收，胃内容物较多（图 24-5）。

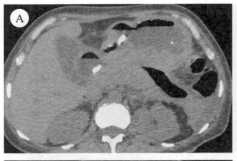
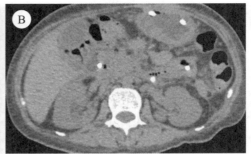
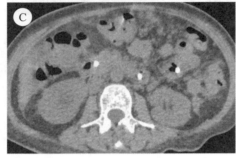

图 24–5　患者入院第 15 天腹部 CT 平扫结果
注：A、B.积气积液消失，胃内容物较多，十二指肠降部周围渗出明显吸收；C.后腹膜炎症渗出吸收。

病史及治疗续二

2021 年 1 月 28 日上消化道造影：十二指肠球部 – 降部交界区肠瘘范围较前缩小；原十二指肠水平部肠瘘，此次显示不清（图 24–6）。2021 年 3 月 25 日上消化道造影：十二指肠降部憩室。

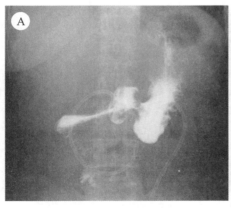
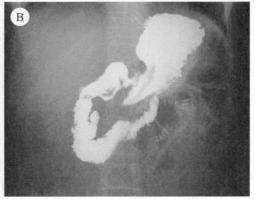

图 24–6　上消化道造影结果
注：A.十二指肠球部 - 降部交界处肠瘘较前明显缩小；B.原十二指肠瘘消失，十二指肠形态基本正常。

患者空肠营养支持 3 个月，每日肠内营养供给热量 1150 kcal，维持体重约 47 kg。复查影像未见明显异常，拔除空肠营养管，恢复自主进食。无特殊不适，无十二指肠狭窄等并发症。出院 6 个月后复查腹部 CT 未见明显异常。

阶段小结

患者主因"急性重症胰腺炎穿刺术后 5 个月，食欲减退 1 个月，呕吐 5 天"至我科（胃肠外科）就诊。完善胃镜、腹盆腔增强 CT、上消化道造影评估，考虑患者为急性胰腺炎穿刺引流术后，十二指肠狭窄合并十二指肠瘘。通过肠外营养、抗感染等支持治疗改善患者一般情况及营养状态，于入院后第 9 天完善介入治疗，留置胃空肠营养管至近段空肠，逐步由肠外联合肠内营养过渡至全管饲肠内营养，定期复查腹盆腔 CT 及上消化道造影评估肠瘘恢复情况，患者体重维持在 47 kg 左右（身高 155 cm），体重指数稳定在 19.5 kg/m² 左右，每天肠外营养供给能量约 1150 kcal。最终在管饲肠内营养 3 个月后肠瘘愈合，拔除营养管，恢复自主进食。

专家点评

消化道瘘是急性重症胰腺炎的严重并发症之一，2019 年全国多中心肠外瘘诊治情况调查显示，在 1521 例肠外瘘患者中，重症胰腺炎继发的肠瘘有 20 例，占 1.3%。急性重症胰腺炎导致的消化道瘘可发生于胃、十二指肠、小肠或横结肠，部分由腹腔感染进展引起，大多数继发于处理急性重症胰腺炎造成的腹腔感染、腹腔脓肿、腹腔内出血时的医源性损伤。本例患者前期治疗在急性重症胰腺炎处理胰周积液时，行经超声引导下穿刺置管引流，胰腺炎缓解 3 个月后出现腹痛、发热及上消化道不完全性梗阻症状，腹部 CT 显示胰腺周围包裹性积气积液，胃镜显示胃小弯、十二指肠球部、十二指肠降部多个脓腔开口，远端肠腔狭窄不能分辨，因此十二指肠瘘诊断明确。肠瘘发病早期的突出问题是严重的腹腔感染和内环境紊乱，治疗目标是控制感染和恢复内稳态，建立通畅的引流、恰当的液体治疗和抗生素治疗是实现这一目标的重要手段。对于本例患者，早期给予禁食、抗生素和肠外营养支持治疗，提供适度的能量代谢底物，减少消化液的分泌，减少液体丢失，有利于纠正内稳态的失衡。

肠瘘患者通常存在营养风险和营养不良。在通畅引流、控制感染和初步纠正内稳态失衡后应尽快建立肠内营养通路，启动肠内营养。在该病例入院后，对其尝试内镜下留置空肠营养管失败，于入院后第 9 天介入引导下留置三腔营养管，兼顾肠瘘近端消化道的引流减压和肠瘘远端喂养通路的建立，这一治疗应是该患者治疗成功的关键点和转折点。肠瘘近端的引流减压减少了消化液的漏出，远端空肠喂养为肠黏膜细胞提供营养底物，保护肠屏障，防止肠道菌群移位，增加向肝血流，均有利于控制腹腔感染和胰周积液的吸收。原定于留置营养管 3 天后超声引导下穿刺引流胰周积液，超声检查时发现胰周积液明显吸收，复查 CT 亦证实胰周积液明显减少。

十二指肠瘘是否需要手术治疗应根据损伤的部位、程度、范围、既往手术时间与损伤时间及全身情况综合评估。急性期手术治疗主要针对腹腔感染的感染原控制和消化液引流，如开腹或腹腔镜下的腹膜后清创引流术、十二指肠转流术、十二指肠造瘘减压引流等。同时，应掌握创伤控制原则，以最小创伤治疗手段使肠瘘近端消化道减压和引流腹腔感染灶。本例患者在留置三腔营养管后迅速达成这一治疗目标，无须进行更大创伤的外科干预。非手术治疗期间密切观察病情，如非手术治疗无效，建议经多学科会诊后采取手术治疗。经恰当的引流和肠内营养，多数的管状瘘可以自愈。本例患者在急性炎症状态控制、营养通路建立和能够耐受足量的肠内营养后进行了 3 个月的家庭肠内营养治疗，营养状态稳定，复查影像学检查提示十二指肠瘘自愈，恢复经口饮食 3 个月后复查肠瘘无复发，消化道动力和完整性良好。

（北京大学人民医院　梁　斌）

指南背景

1. 2011 SIR/AGA/CIRA/CIRSE 多学科实践指南：经胃肠道置管进行肠内营养和胃肠减压　针对患者肠内通道管理，指南强调多学科团队在实施胃肠通道的肠内营养和减压中的重要性。介入放射学专家和胃肠病学专业人员之间的协作对患者的综合护理至关重要。通过胃肠通道提供肠内营养的方法包括插入鼻胃管、空肠管或结肠管等。同时，指南提供了选择合适通道的依据，以及在患者管理中的实际应用建议。

2.《中国腹腔感染诊治指南（2019 版）》　控制严重腹腔感染，控制感染源为重要原则。腹腔感染可引起肠道菌群易位和肠源性内毒素血症，进而可进展至多器官功能障碍综合征（multiple organ dysfunction syndrome，MODS）。除早期正确诊断外，还应强调感染源控制、应用抗生素、营养和脏器功能支持等综合性措施。

3.《ESPEN 家庭肠内营养实践指南（2022）》　在开始家庭肠内营养之前，对患者进行全面的评估是至关重要的。这包括患者的营养状况、食物耐受性、消化功能、肠道健康等方面的评估。同时选择合适的肠内管路和肠内营养配方。对患者及家属进行有效的管路管理培训，定期监测评估患者情况，家庭与医疗团队有效协作，实现成功肠内营养家庭管理。

核心体会

十二指肠瘘为重症急性胰腺炎严重并发症之一，大多继发于处理急性重症胰腺炎造成的腹腔感染、腹腔脓肿、腹腔内出血时的医源性损伤，因此在处理重症胰腺炎的其他并发症时应仔细评估适应证和操作入路，避免继发损伤造成肠瘘。

可通过病史、腹部症状结合 CT、造影及内镜检查明确肠瘘部位，了解腹腔感染情况。早期治疗的核心是控制感染原和恢复内环境的稳定，治疗的关键点是肠瘘近端消化道的减压引流和建立肠内营养通路，恢复消化道的连续性。营养支持治疗是非手术治疗的核心内容，早期给予肠外营养，尽早实施肠内营养，掌握创伤控制原则，建立并保持引流通畅，辅助介入治疗、内镜治疗，酌情外科手术治疗，有效控制病情，改善患者临床结局。

参考文献

［1］郑通标，彭海峰，彭俊生，等．十二指肠损伤的诊断和治疗［J］．实用医学杂志，2003，19（10）：1122-1123．

［2］郑涛，解好好，吴秀文，等．全国多中心肠外瘘诊治情况调查及预后风险因素分析［J］．中华胃肠外科杂志，2019，22（11）：1041-1050．

［3］沈波，虞洪，郭丰，等．重症急性胰腺炎合并医源性十二指肠瘘的分析和微创治疗［J］．中华医学杂志，2019，99（18）：1418-1420．

［4］CIROCCHI R，KELLY M D，GRIFFITHS E A，et al. A systematic review of the management and outcome of ERCP related duodenal perforations using a standardized classification system［J］. Surgeon，2017，15（6）：379-387.

［5］ BOOPATHY V, BALASUBRAMANIAN P, ALEXANDER T, et al. Spontaneous fistulisation of infected walled-off necrosis（WON）into the duodenum in a patient following acute necrotising pancreatitis［J］. BMJ Case Rep, 2014, 2014: bcr2013202863.

［6］ 龚昆梅，郭世奎，王昆华. 十二指肠损伤和十二指肠瘘的诊治经验［J］. 中华胃肠外科杂志，2017, 20（3）: 266-269.

［7］ 薛平，卢海武，胡以则. 内镜下逆行胰胆管造影术后并发十二指肠穿孔 14 例分析［J］. 中国实用外科杂志，2004, 24（5）: 302-303.

［8］ FUKUHARA S, KATO M, IWASAKI E, et al. Management of perforation related to endoscopic submucosal dissection for superficial duodenal epithelial tumors［J］. Gastrointest Endosc, 2020, 91（5）: 1129-1137.

［9］ MARTINDALE R G, MCCLAVE S A, VANEK V W, et al. Guidelines for the provision and assessment of nutrition support therapy in the adult critically ill patient: society of critical care medicine and American society for parenteral and enteral nutrition: executive summary［J］. Crit Care Med, 2009, 37（5）: 1757-1761.

［10］ PARIS M, MOURTZAKIS M. Assessment of skeletal muscle mass in critically ill patients: considerations for the utility of computed tomography imaging and ultrasonography［J］. Curr Opin Clin Nutr Metab Care, 2016, 19（2）: 125-130.

［11］ BARACOS V, KAZEMI-BAJESTANI S M. Clinical outcomes related to muscle mass in humans with cancer and catabolic illnesses［J］. Int J Biochem Cell Biol, 2013, 45（10）: 2302-2308.

［12］ KUMBHARI V, SINHA A, REDDY A, et al. Algorithm for the management of ERCP-related perforations［J］. Gastrointest Endosc, 2016, 83（5）: 934-943.

［13］ MACHADO N O. Management of duodenal perforation post-endoscopic retrograde cholangiopancreatography. When and whom to operate and what factors determine the outcome? A review article［J］. JOP, 2012, 13（1）: 18-25.

［14］ A M I, D D L, E J C F, et al. Multidisciplinary practical guidelines for gastrointestinal access for enteral nutrition and decompression from the Society of

Interventional Radiology and American Gastroenterological Association（AGA）Institute，with endorsement by Canadian Interventional Radiological Association（CIRA）and Cardiovascular and Interventional Radiological Society of Europe（CIRSE）［J］. J Vasc Interv Radiol，2011，22（8）：1089-1106.

［15］任建安，吴秀文. 中国腹腔感染诊治指南（2019版）［J］. 中国实用外科杂志，2020，40（1）：1-16.

［16］BISCHOFF S C，AUSTIN P，BOEYKENS K，et al. ESPEN practical guideline：home enteral nutrition［J］. Clin Nutr，2022，41（2）：468-488.

病例 25　中毒性表皮坏死松解症患儿肺移植前的营养治疗

纪　健

首都医科大学附属北京儿童医院

病史及治疗

患儿，男性，1岁5个月。主因"发热10天，全身皮疹伴瘙痒5天"入院。

患儿入院前10天无明显诱因出现发热，体温波动在37.7~38.5 ℃，外院予头孢菌素类抗生素抗感染治疗。入院前5天，患儿右侧耳前、耳后、下颌及躯干出现淡红色、粟粒样皮疹伴水疱，口唇肿胀。查血常规白细胞及细胞分类正常，考虑"病毒反应疹、多形性红斑"，予阿奇霉素、西替利嗪治疗。入院前3天，患儿皮疹加重，累及左侧面部、四肢，并泛化全身。入院前1天就诊于北京儿童医院皮肤科门诊，诊断为"药物超敏综合征、中毒性表皮坏死松解症"（图25-1），收入皮肤科病房治疗，予地塞米松抗炎、红霉素眼膏及多黏菌素B乳膏外用。入院当天因持续高热、饮食呛咳及呼吸困难进行性加重，转入儿童重症监护病房（pediatric intensive care unit，PICU）。转入后立即给予气管插管呼吸机辅助通气治疗。

既往史：入院前3个月因喉炎予醋酸泼尼松治疗后好转。入院前25天诊断"急性喉气管支气管炎、气道狭窄、Ⅱ型呼吸衰竭、上消化道出血"，给予拉氧头孢、甲泼尼龙琥珀酸钠、雾化吸入剂、抑酸剂等对症治疗。否认手术史、外伤及输血史。

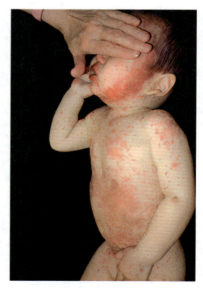

图25-1　患儿入院时皮疹分布及形态

按时预防接种，否认传染病接触史。患儿母亲孕产史无特殊。

入院评估及辅助检查

查体：神志清楚，精神反应稍差。身长 82 cm，体重 11 kg，头围 44 cm。左侧面部、眼周、躯干、四肢可见大量多形性红斑样皮疹，多数融合成片，约占体表面积的 40%；部分皮疹表面可见薄壁松弛大疱，约占全身体表面积的 32%，疱液清亮；口腔黏膜、阴茎头及肛周黏膜糜烂。经口气管插管机械通气下，双肺呼吸音对称。心律齐，心音可，无明显杂音及心包摩擦音。腹平坦，肝肋下 1.5 cm，脾肋下未及，无压痛及反跳痛。神经系统查体未见异常。

实验室检查结果：血红蛋白 106 g/L，白细胞及细胞分类大致正常，嗜酸性粒细胞数正常。总蛋白 56 g/L，白蛋白 24.3 g/L，余肝肾功能及电解质均正常。

肺部 CT：两肺少量渗出。

病史及治疗续一

根据患儿急性病程，临床表现为发热、皮疹，皮损主要表现为以面部、躯干为著的大小不等的暗红色、水肿性斑丘疹，局部融合成片，口腔黏膜、双眼、龟头及肛周水肿性暗红斑、糜烂及少许渗出，尼科利斯基征阳性，皮损面积约为 32%，故中毒性表皮坏死松解症诊断成立。分析原因，患儿曾应用头孢菌素类抗生素，考虑药物相关性的可能性大。

治疗过程：患儿因呼吸困难转入 PICU，转入后立即给予多参数监护仪监测生命体征，气管插管连接呼吸机辅助通气。在原发病方面，给予糖皮质激素联合免疫球蛋白冲击治疗。因患儿入院时皮损严重，为急性期炎症反应，首先以甲泼尼龙 10 mg/（kg·d）冲击治疗，同时给予保护性隔离，加强皮肤、黏膜护理，以康复新液清洁口腔黏膜、外生殖器及肛周。因患儿合并低蛋白血症、贫血，给予白蛋白补充及输血对症支持治疗。但甲泼尼龙冲击治疗 3 天后患儿皮疹较前鲜红，考虑原发病控制不佳，将甲泼尼龙加量至 20 mg/（kg·d），连用 3 天，患儿皮损颜色逐渐转暗，无加重表现，将甲泼尼龙减至 10 mg/（kg·d），连用 3 天，再减至 5 mg/（kg·d）连用 3 天，之后减至 2 mg/（kg·d），3 天后改为泼尼松 1 mg/（kg·d）口服治疗原发病。后期患儿无新发皮损。治疗期间患儿合并噬血细胞综合征，予血浆置换治疗。同时给予充分的营养支持治疗，以保证患者的体液电解质平衡，减轻患者疼痛并防止感染。

病史及治疗续二

营养状况评估：体重 11 kg（在 0~3 岁男童身长体重百分位曲线图中位于 50 百分位）；身长 82 cm（在 0~3 岁男童身长体重百分位曲线图中位于 50 百分位）；头围 44 cm；上臂围 23 cm；体重指数 16.35 kg/m²，营养状态正常。总蛋白 56 g/L，白蛋白 24.3 g/L，均减少，尤以白蛋白减少明显，与原发病导致的毛细血管渗漏和近期营养摄入不足有关。

膳食调查：发病前患儿饮食情况正常，发病后因口腔黏膜破损，仅摄入流食，每天约 100 g。入院前 3 天，每天予葡萄糖注射液输注，平均每天能量供给 20 kcal/kg。

营养风险筛查（采用 PYMS 量表）：体重指数在正常范围（0 分）+ 近期有体重减轻（1 分）+ 近期因口腔黏膜糜烂导致膳食摄入减少（1 分）+ 预计入院后 1 周患儿的营养状态可能受到影响（2 分），总分 4 分，存在高度营养风险。

营养诊断：患儿存在口腔黏膜糜烂，入院前 3 天仅静脉输注葡萄糖注射液，未通过胃肠道摄入营养物质，缺乏蛋白质、微量元素、膳食纤维等营养，存在能量摄入不足及高度营养风险，需要营养治疗。

营养治疗准备：首先，明确营养支持途径。患儿胃肠功能正常，无明显腹胀、腹泻及呕吐表现，首选肠内营养。考虑患儿经口气管插管、机械通气，无法经口进食，无长期肠内营养治疗指征，选择鼻胃管途径营养治疗。其次，提供个体化能量供给：选择危重症儿童常用的能量预估公式 Schofield 公式，估算基础能量消耗值为 55 kcal/（kg·d）。再次，选择合适的肠内营养制剂：考虑药物超敏综合征导致的中毒性表皮坏死松解症常合并严重消化道黏膜损害，致使肠黏膜通透性增高，表现为呕吐、腹泻、腹胀、腹痛及消化道出血等，食物中具有较强的抗原性的蛋白质大分子及其分解后的多肽可能经肠黏膜进入血流，容易导致食物蛋白质过敏，加重超敏反应，而氨基酸配方奶粉中的氨基酸不具有抗原性，可避免食物蛋白质过敏。本例患儿虽然目前尚无明显的消化道黏膜受损表现，但风险很高，故首选氨基酸配方奶粉（能量密度 67 kcal/100 ml，蛋白质含量 2 g/100 ml）。除去每天治疗药物液体量，起始剂量 120 毫升 / 次 [65 ml/（kg·d）]，开始时每 4 h 1 次，逐渐加到目标剂量 170 毫升 / 次，每 4 h 1 次，热量 60 kcal/（kg·d），蛋白质供给量 2.0 g/（kg·d）。

营养治疗过程：开始肠内营养治疗的前 2 天，患儿耐受良好，无呕吐、腹胀、腹泻等喂养不耐受表现。第 3 天，出现明显腹胀、面色苍白，血常规提示血红蛋白降至 76 g/L，床旁胃镜提示胃肠道黏膜糜烂伴出血。立即予禁食水、胃肠减压，开始全肠外营养支持治疗。因患儿皮肤大面积糜烂、渗液，蛋白丢失量大，故适度增加蛋白质、维生素供给，肠外营养配方中氨基酸由 1.0 g/kg 开始逐渐增加，第 7 天达到 2.0 g/kg，脂肪乳剂由 1.0 g/L 增加至 1.5 g/L，能量达到 40 kcal/（kg·d），约为目标值的 2/3。定期监测血脂、血糖及血小板计数等，均大致正常。补充谷氨酰胺促进肠黏膜修复。1 周后消化道出血停止。第 8 天再次加用肠内营养，仍然选择氨基酸配方奶粉，以 20 毫升 / 次（每次 2 ml/kg），每 4 h 1 次，逐渐增量，同时逐步减少肠外营养量。第 18 天（开始肠内营养第 10 天）肠内营养量达到目标剂量 170 毫升 / 次，每 4 h 1 次，能量供给 60 kcal/（kg·d）、蛋白质 2.0 g/（kg·d）；停用肠外营养，过渡到完全肠内营养支持。考虑患儿短期内撤除呼吸机的可能性较小，于住院第 21 天行气管切开，第 34 天成功撤离呼吸机，培训家长掌握气管切开置管的管理方法后于住院第 39 天带气切管出院。出院时身高 82 cm（在 0~3 岁男童身长体重百分位曲线图中位于 50 百分位），体重 11.8 kg（在 0~3 岁男童身长体重百分位曲线图中位于 50~85 百分位），体重指数 17.12 kg/m²。出院时患儿营养状态良好，肠内营养供给达标。

病史及治疗续三

患儿出院后第 36 天，因"受凉后间断发热、咳嗽 5 天，呼吸费力 2 天"再次入院。查体：神清，精神反应弱，颈部可见气切管，连接人工鼻吸氧下呼吸费力，全身可见陈旧性色素沉着。双肺呼吸音对称，两肺可闻及细湿啰音。心律齐，心音可，无明显杂音及心包摩擦音。腹平坦，肝肋下 1.5 cm，脾肋下未及，无压痛及反跳痛。神经系统反射大致正常。

营养评估：体重 11.8 kg（在 0~3 岁男童身长体重百分位曲线图中位于 50 百分位），身长 83 cm（在 0~3 岁男童身长体重百分位曲线图中位于 50~85 百分位），体重指数 17.12 kg/m²，营养状态良好。

膳食调查：出院后继续给予氨基酸配方奶粉喂养。开始时喂养量每天 800~900 ml，能量 540~600 kcal/d，蛋白质 1.5~2 g/kg。后期患儿对氨基酸奶粉接受度下降，偶诉腹部不适，精神反应可。曾每天纳奶 600~700 ml，平均能量供给 400~500 kcal/d，未达到目标剂量（约 1000 ml/d），伴体重减轻，于第 19 天降至最低。后患儿父母给予增加流食喂养，患儿体重稍有增加。患儿出院后体重变化见图 25-2。

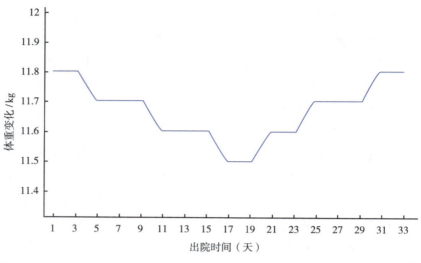

图 25-2　患儿第 1 次出院后体重变化

营养风险筛查（采用 PYMS 量表）：体重指数在正常范围（0 分）+ 近期有体重减轻（1 分）+ 近期纳奶情况稍差（1 分）+ 预计入院后 1 周患儿的营养状态可能受到影响（2 分），总分 4 分，存在高度营养风险。

营养治疗过程：入院后再次给予患儿呼吸机辅助通气，多次尝试撤机，均因离氧耐受性差失败，且逐步出现肺动脉高压，复查肺部 CT 提示存在闭塞性支气管炎。根据 Schofield 公式计算患儿基础目标能量 57 kcal/（kg·d）。因患儿出院期间体重增长不满意，对氨基酸配方耐受较差，存在喂养不足，且同时存在肺动脉高压，需要限制液体入量，因此，改用蛋白质含量高（3.0 g/100 ml）、能量密度高（100 kcal/100 ml）的深度水解短肽类配方奶粉，起始剂量 60 ml/ 次（每次 5 ml/kg），每 4 h 1 次。根据患儿胃肠耐受情况，逐渐增加肠内营养剂量，于入院第 7 天达到目标剂量 95 ml/ 次（每次 8 ml/kg），每 4 h 1 次，总能量 570 kcal/d（每次 57 kcal/kg），蛋白质供给量 17 g/d〔1.5 g/（kg·d）〕。调整肠内营养制剂后，患儿接受度有所提高，住院 20 天，再次在气切管连接人工鼻吸氧下出院。出院时体重 12.4 kg（在 0~3 岁男童身长体重百分位曲线图中位于 50~85 百分位），身长 84 cm（在 0~3 岁男童身长体重百分位曲线图中位于 50~85 百分位），体重指数 17.57 kg/m²，营养状况良好。第 2 次住院期间患儿体重变化见图 25-3。

出院后 35 天回访，患儿继续使用深度水解配方奶粉 1 个月后，每天纳奶 900~1000 ml，并可经口摄入部分流食。营养状况良好，体重增长至 12.7 kg，身长 84 cm，体重指数 18.00 kg/m²。

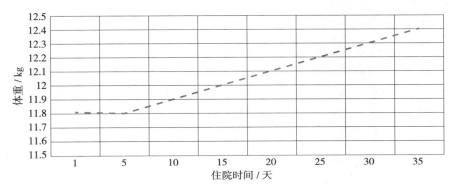

图 25-3　第 2 次住院期间患儿体重变化

病史及治疗续四

围手术期口服补充营养制剂，为肺移植全力以赴。出院后 3 个月，患儿再次因 "反应弱 3 天、发热伴气促 1 天" 第 3 次入住 PICU。查体：神清，精神反应弱，全身散在陈旧性色素沉着，予气切管连接呼吸机辅助通气下，双肺呼吸音粗，未闻及明显干湿啰音。心律齐，心音可，无明显杂音及心包摩擦音。腹平坦，肝肋下 2.0 cm，脾肋下未及，无压痛及反跳痛。神经系统反射大致正常。

营养评估：体重 13.4 kg（在 0~3 岁男童身长体重百分位曲线图中位于 50~85 百分位），身长 84 cm（在 0~3 岁男童身长体重百分位曲线图中位于 15~50 百分位），体重指数 18.99 kg/m²。营养状况正常。

膳食调查：既往每天给予深度水解配方奶粉 500~600 ml，可摄入正常幼儿饮食（主食以流食为主，少量摄入肉、蛋、鱼、青菜等，每天主食约 100 g，蛋白质约 30 g，青菜约 20 g，热量约 600 kcal）。入院前 1 周经口正常饮食较前减少（与正常幼儿饮食摄入量相比减少，患儿每天仅摄入流食约 100 g，少量摄入肉、蛋 10~20 g，热量 450 kcal），每天纳奶 700~800 ml，全天能量摄入约 1000 kcal。

营养风险筛查（采用 PYMS 量表）：体重指数正常范围（0 分）+ 近期体

重无减轻（0 分）+ 近 1 周膳食摄入减少（1 分）+ 预计入院后 1 周患儿的营养状态可能受到影响（2 分），总分 3 分，仍存在重度营养风险。

营养治疗：患儿因中毒性表皮坏死松解症累及肺部，诊断为闭塞性支气管炎，需在家间断给予呼吸机辅助通气，虽可短暂撤机，但无法完全离氧且活动后缺氧和呼吸费力表现玥显。家长经过反复考虑，最终决定肺移植。为了使患儿在肺移植前保持最佳状态，保证体重的稳步增长、降低感染风险，再次调整营养治疗方案，以尽可能地为手术做充分准备。

此时患儿超敏反应已得到控制，在逐步过渡到正常饮食的同时，仍坚持给予患儿口服补充营养。采用"3+3 模式"，即除早、中、晚饭以外，上午、下午及晚上各补充 1 次营养制剂，根据实际吃饭的量决定补充量，每次100~150 ml，以达到每天的营养量，维持体重及体力状态。因患儿肺部情况不佳，我们严格限制体液摄入，最终选择高能量密度（100 ml/100 kcal）、高蛋白（3.1 g/100 ml）的整蛋白配方作为口服补充营养制剂。

患儿住院 28 天，间断给予呼吸机辅助通气，治疗期间无明显感染表现，出院时体重 14.1 kg，身长 84 cm，体重指数 19.98 kg/m²。营养状况良好。后由救护车转运至外院等待肺移植。

在数月的耐心等待和悉心调理下，患儿最终成功完成双肺移植，成为我国最低年龄实施双肺移植的患儿。术后约 1 个月患儿成功撤离呼吸机支持。

阶段小结

危重症患儿营养治疗中营养评估和风险筛查是必不可少的环节，个体化的营养治疗方案是营养治疗的关键。该患儿急性期选择氨基酸配方奶粉以减轻严重过敏反应和皮肤黏膜损害；超敏状况控制后的恢复期则选择短肽类配方，以改善口感，保证患儿营养制剂摄入的配合度及接受度，维持良好的营养状态；肺移植围手术期正常饮食与口服营养剂补充相结合，保证能量摄入及体重的增长，为肺移植的顺利实施提供有力的保障。

专家点评一

中毒性表皮坏死松解症是药物性皮炎中最严重的一个类型，多数为"迟发"的严重过敏反应，又称药物超敏反应综合征（drug induced hypersensitivity syndrome，DIHS），皮肤黏膜损害一般于应用致敏药物后2~6 周（平均 3 周）出现，伴高热和内脏多系统损害，最常累及淋巴结、血液系统和肝脏，约 1/3 的患者可见肺脏损害，表现为肺功能减退、急性间质性肺炎、胸膜炎等，部分患儿因气道黏膜损害和纤维化增生，导致小气道严重狭窄和 / 或闭塞，继发闭塞性支气管炎，患儿出现持续性缺氧和呼吸困难。闭塞性支气管炎严重影响患儿生活质量，持续缺氧可继发肺动脉高压进一步引起心功能障碍，严重者需要肺移植治疗。因此，早期诊断和停用致敏药物和其他可疑致敏原对减轻皮肤黏膜和内脏损害，改善预后至关重要。该患儿在病程早期严重超敏反应阶段胃肠功能差，应用氨基酸配方以避免食物引起的过敏反应，并易于消化吸收，维持肠道的屏障功能，减少继发感染等；待病情稳定、胃肠功能好转后及时改为短肽配方以增加能量供给，因其口感好于氨基酸配方可增加患儿的配合度，有利于保障能量供应；待胃肠功能完全恢复后，在肺移植的围手术期，在自主进食的基础上适当补充整蛋白型制剂，对患儿体重增加，提高手术的耐受性至关重要。由此病例的诊治过程可以看出，合理营养治疗贯穿危重症患儿治疗的各个阶段，也是手术等其他治疗措施顺利实施的保障。

（首都医科大学附属北京儿童医院　钱素云）

专家点评二

本例患儿为药物超敏综合征、中毒性大疱性表皮细胞松解症，伴多器官损害，以肺损害最为突出，遗留严重的肺功能障碍，经长期机械通气后肺功能损害仍逐渐恶化，最终需要肺移植。在肺移植前的治疗过程中，除针对原发病的治疗外，适当的营养支持治疗维持了患儿的营养状况，使患儿最终顺利接受了肺移植。回顾本例患儿的营养支持治疗过程，详细分析患儿原发病情况及其对营养支持的影响，规范执行营养支持治疗流程，包括入院后及出现病情变化时及时准确地评估营养状态和营养风险、确定能量和营养素需求、选择营养支持的途径和制剂、监测营养支持治疗的耐受情况及并发症、定期评估营养支持效果等是营养支持顺利进行的基本保证。在上述基础上，根据患儿病情变化及营养支持过程中出现的问题，对营养支持治疗方案进行及时、适当、灵活的调整，如在病情早期胃肠道黏膜损害严重的情况下选择氨基酸制剂进行肠内营养；当病情加重，出现消化道出血时及时改用肠外营养；随病情控制，消化道出血停止，及时恢复肠内营养；在第 2 次再住院时，发现第 1 次出院后患儿出现肠内营养效果不佳、体重下降的情况，及时明确原因，改用口感稍好的深度水解配方，同时提高了能量和蛋白质的供给，很快扭转了体重减轻的趋势；在第 2 次住院、第 2 次出院后及第 3 次住院期间，都根据评估的结果对营养支持治疗方案做了适当调整，保证了营养支持的效果。最终患儿虽然接受了长达半年余的长期机械通气，在肺移植前仍维持了基本正常的营养状态，使肺移植顺利进行。这一过程再次说明了规范的营养支持治疗流程、及时的评估监测，以及根据评估结果及时适当调整营养支持方案、维持适当的营养状态对改善危重患儿预后的重要性。

（首都医科大学附属北京儿童医院　高恒妙）

指南背景

1. 2017 年美国危重症协会和肠外与肠内营养学协会共同发布的新版《危重患儿营养支持治疗实施和评价指南》　该指南适用于需要在 PICU 内治疗 2 天以上的患儿，再次强调营养评估的重要性、准确的能量需求测定是 PICU 营养支持治疗的重点，早期肠内营养仍然是理想的治疗选择，推荐蛋白质摄入剂量，明确了营养支持小组或专用营养师在优化营养治疗中的作用。为 PICU 患儿的临床营养规范化治疗提供了帮助。

2.《危重症儿童营养评估及支持治疗指南（2018，中国，标准版）》　该指南适用于 29 天至 18 岁住 PICU 的危重症患儿。其重点关注了营养风险筛查、能量摄入是否充分、危重症儿童病程急性期目标能量预估值、间断喂养和持续喂养差异；原创性汇总得出 1~8 岁危重症儿童静息能量消耗参考值为 50 kcal/（kg·d），5~12 岁危重症儿童静息能量消耗参考值为 880 kcal/d，推荐作为急性期危重症儿童预估能量消耗的参考目标值；为无条件实施静息能量消耗测定法（IC 法）测定每天能量需求或因不方便测定身高、体重无法使用公式计算时实施营养支持提供了更具体、便捷的参考。

核心体会

营养支持治疗是危重症学科继呼吸支持、循环支持的第三大重要手段。合理的营养支持需要及时地进行动态营养评估，并根据评估结果调整营养治疗方案，能够为临床复杂病例预后的改善提供有力保障。

参考文献

［1］ 陈金波，王宝玺. 重症多形红斑及中毒性表皮坏死松解症治疗进展［J］. 临床皮肤科杂志，2008，37（8）：551-553.

［2］ 冷德文，范学朋. 营养支持在重症中毒性坏死性表皮松解型药疹病人中的应用［J］. 肠外与肠内营养，2014，21（1）：27-30.

［3］ 钱素云，张崇凡. 危重症儿童营养评估及支持治疗指南（2018，中国）解读（1）［J］. 中国循证儿科杂志，2018，13（1）：32-34.

［4］ LI J，MAO M Y，TANG N，et al. Clinical characteristics and prognosis for 126 patients with severe drug eruption［J］. Zhong Nan Da Xue Xue Bao Yi Xue Ban，2017，42（8）：953-957.

病例 26 慢加亚急性肝衰竭患者的营养支持

姜敏杰 首都医科大学附属北京佑安医院
陈 伟 中国医学科学院北京协和医院

病史及治疗

患者，男性，48岁。主因"乏力、食欲减退20余天，加重1周"于2019年7月8日就诊。

患者20余天前无明显诱因出现乏力，肢体稍倦，可坚持轻体力工作，食欲减退，进食略有减少，尿色深黄，未予重视。近1周患者自觉乏力、恶心较前加重，尿色浓茶样，皮肤黄染不伴皮肤瘙痒，灰白色便。患者门诊检查提示：谷丙转氨酶1148 U/L，谷草转氨酶605 U/L，总胆红素374.7 μmol/L、凝血酶原活动度33%、乙型肝炎表面抗原（＋），即刻收入院。患者既往高血压病史4年余，未规律治疗；糖尿病病史10年，口服格列美脲联合二甲双胍治疗；高脂血症病史7年，近1年自服土三七粉治疗。否认外伤史、手术史、药物和食物过敏史。饮酒史30年，折合酒精量约200 g/d，已戒酒6个月；否认吸烟史。有乙肝家族史，其2个妹妹乙型肝炎表面抗原均为阳性，否认遗传性家族疾病史。

入院评估及辅助检查

查体：身高165 cm，体重75 kg，体重指数27.5 kg/m²。生命体征平稳，神志清，精神差，皮肤巩膜中重度黄染，腹部平软，肝脾触诊不满意，无腹壁静脉曲张，移动性浊音阴性，墨菲征阳性，双下肢无水肿。

实验室检查结果：白细胞计数 5.61×10^9/L，红细胞计数 4.71×10^{12}/L，血红蛋白151 g/L，血小板计数 101×10^9/L。凝血酶原活动度27%，国际标准化比值2.26。谷丙转氨酶678.5 U/L，谷草转氨酶266 U/L，总胆红素

352.1 μmol/L，直接胆红素 255.9 μmol/L，白蛋白 25.3 g/L，γ-谷氨酰转肽酶 209.5 U/L，碱性磷酸酶 161 U/L，胆碱酯酶 3187 U/L。甘油三酯 1.76 mmol/L，总胆固醇 4.44 mmol/L，高密度脂蛋白胆固醇 0.11 mmol/L，低密度脂蛋白胆固醇 2.42 mmol/L。乙型肝炎表面抗原（+），乙型肝炎 e 抗体（+），乙型肝炎核心抗体（+）。乙型肝炎病毒核糖核酸定量 1.72×10^5 IU/ml。甲胎蛋白 179.9 ng/ml。甲型肝炎病毒、戊型肝炎病毒、丙型肝炎病毒、巨细胞病毒及 EB 病毒未见异常。

影像学检查结果：① 2019 年 7 月 6 日肝胆胰彩超提示，弥漫性肝病表现，肝内钙化灶（多发），胆囊壁毛糙增厚，右肾囊肿，腹水（微量）。② 2019 年 7 月 9 日胸部 CT 提示，双肺上叶陈旧病灶可能，双胸膜增厚，双侧腋窝及纵隔多发淋巴结。③ 2019 年 7 月 11 日腹部 CT+CT 三维成像提示，肝脏炎性改变，伴少量腹水，肝门部及腹膜后淋巴结轻度增大；胆囊炎；双肾囊肿。

病史及治疗续一

住院治疗　患者亚急性起病，以皮肤巩膜黄染及乏力为主要症状，有明确的乙肝家族史，乙型肝炎表面抗原（+），凝血酶原活动度＜40%，总胆红素＞10× 正常值上限。追问病史，患者曾口服恩替卡韦抗病毒治疗，但在 5 个月前自行停药，考虑病毒反跳所致慢加亚急性肝衰竭（subacute on chronic liver failure，SACLF）的可能性大。患者饮酒史超过 5 年，每天折合酒精量＞ 49 g/d，酒精性肝病不除外，酒精因素虽然在肝损伤中发挥了一定作用，但此次肝衰竭与酒精性肝病关联性较小。考虑诊断为：慢加亚急性肝衰竭，乙型病毒性肝炎，低蛋白血症，腹水，酒精性肝病，胆系感染，2 型糖尿病，高脂血症。入院后加强护理监护，嘱患者清淡饮食，并给予恩替卡韦抗病毒治疗。入院后予以甲泼尼龙 80 mg/d，连用 3 天，同时给予保肝、降糖及抗感染治疗。给予维生素 K_1 及凝血酶原复合物改善凝血功能。在营养支持方面，因为患者住院期间饮食差，仅为平日摄入量的 1/2，评估患者营养状况后给予静脉补充葡萄糖及维生素支持治疗。此外，在患者睡前 1 h 给予 200 kcal 的以糖类为主的食物进行睡前加餐，24 h 经口摄入加静脉给予能量共约 1184 kcal。在患者住院期间虽然给予积极的治疗，包括二次人工肝治疗，但患者的病情仍然持续进展，胆红素不降，凝血功能进行性恶化，患者及家属拒绝选择肝移植，住院 21 天后出院居家养护，每周 1 次门诊随诊。出院时患者凝血酶原时间显示 1 min 不凝，谷丙转氨酶 21.1 U/L，谷草转氨酶 52.6 U/L，总胆红素 396.9 μmol/L。患者终末期肝病模型（model for end-stage liver disease，MELD）评分 35 分，提示 3 个月病死率为 52.6%。

病史及治疗续二

居家养护治疗 患者出院后除抗病毒治疗及保肝利胆退黄治疗外，还给予患者积极的营养干预。营养干预措施包括：复方氨基酸胶囊 2 粒，1 日 3 次；200 kcal 的糖类睡前加餐；补充维生素及微量元素；四联活菌胶囊 3 粒，每日 3 次；保持大便每日 1~2 次。患者出院后 24 h 能量总摄入量约 1400 kcal，随着病情恢复，出院 1 个月后饮食逐渐恢复到病前状态，24 h 能量摄入量 1650~1800 kcal，步行运动每天 1500~3000 步。2021 年 5 月 20 日随访时患者身高 165 cm，体重 68 kg，体重指数 25 kg/m^2，凝血酶原活动度 97%，国际标准化比值（international normalized ratio，INR）1.02，总胆红素 21.4 μmol/L，HBV-DNA 16 IU/ml，能够胜任工作，现仍规律随访中。

阶段小结

患者 SACLF 诊断明确，住院期间给予了积极对症支持治疗后转为家庭养护治疗。在家庭养护治疗期间除给予抗病毒、保肝、抗感染等治疗外，还着重强调了营养干预的重要性。患者出院时 24 h 能量总摄入量约 1300 kcal，出院 1 个月后患者饮食逐渐正常，能量摄入 1650~1800 kcal/d。同时给予患者口服复合氨基酸胶囊、口服 B 族维生素及微量元素纠正营养不良情况。患者每晚睡前加餐 200 kcal 富含糖类的食物，以改善机体代谢情况。

专家点评

本例患者为 1 例 SACLF 患者，疾病主要由不规律停用抗病毒药引起的病毒反跳导致，病情进展迅速，因此规律的抗病毒治疗非常重要。对于各类肝衰竭患者，除病因治疗及对症处理外，营养支持治疗也非常重要。肝硬化患者处于加速饥饿状态，有研究显示，肝硬化患者禁食一夜后肝糖原储备耗竭，而且 SACLF 患者存在糖代谢障碍，因此合适的营养支持非常重要。关于慢加急性肝衰竭（acute on chronic liver failure，ACLF）或 SACLF 的能量供给，国内外尚无推荐意见，但持续的高代谢状态得不到改善可能提示预后较差，因此恰当的能量供给非常重要。而允许性低热卡喂养可以降低代谢水平，进而降低住院重症患者的病死率。同时睡前加餐等营养干预也可改善 ACLF 患者的代谢状况。ACLF 及 SACLF 患者，住院期间的关注重点在于并发症的处理和肝功能的恢复，而出院后的营养干预重点在于改善患者的营养状态。因此，家庭养护对于肝硬化及 SACLF 恢复期的患者非常重要，需要有效落实睡前加餐等营养措施，转变"不饿就不用加餐"的观念，使肝硬化和肝衰竭患者从营养支持中获益。本文通过对 1 例 SACLF 患者的营养支持过程的描述，向人们展示了合适的营养支持在 ACLF 或 SACLF 患者治疗中的重要作用。

（首都医科大学附属北京佑安医院　孟庆华）

指南背景

1.《肝衰竭诊治指南（2018 年版）》 ACLF 患者预后差，有研究显示，HBV–ACLF 患者 90 天无肝移植病死率为 36.7%。目前 ACLF 及 SACLF 的救治措施包括内科综合治疗、人工肝治疗和肝移植治疗。营养支持治疗是内科综合治疗中的重要组成部分。肝衰竭指南建议患者卧床休息，减少体力消耗，减轻肝脏负担；推荐肠内营养，包括高糖类、低脂、适量蛋白质饮食。进食不足者每天静脉补给热量、液体、维生素及微量元素，推荐夜间加餐补充热量。

2. 欧洲肠外肠内营养学会（European Society of Parenteral and Enteral Nutrition，ESPEN）指南 推荐肝硬化患者进行夜间加餐，可以减少空腹时体内脂肪、蛋白质的分解。有关 ACLF 患者能量代谢研究发现，睡前给予 200 kcal 的糖类能够改善患者的呼吸商，增加糖类的有效利用，减少蛋白质及脂肪的分解代谢，降低患者的病死率。

循证背景

1. 一项 ACLF 能量代谢研究发现，急性肝衰竭呈高代谢状态，而 ACLF 表现为偏低代谢。先前研究发现，在 ACLF 患者中，死亡组患者三大营养物质代谢失衡更为严重，相较于存活组，死亡组患者多处于高代谢状态；通过对患者能量代谢的动态监测发现，存活组患者在出院时高代谢比例较入院时显著下降，并且存活组有 50.0% 的患者在出院时为低代谢状态，低代谢状态可能更有助于 ACLF 患者的恢复，也是机体降低消耗、自我保护的一种体现。

2. 有关 ICU 住院患者的一项 RCT 研究显示，允许性低热卡喂养可以降低患者的住院病死率。且有研究发现，住院期间低于 25% 推荐摄入量的低热卡喂养不会影响患者的生存率。

核心体会

慢性肝病患者营养合成能力下降，发生 SACLF 时患者厌食、恶心、腹胀等消化道不适症状较前加重，应积极评估营养状态及饮食摄入量，如经口进食不足，及时给予口服肠内营养补充，必要时鼻饲营养支持、静脉营养支持。该患者糖原储备能力差，血糖调节能力弱，营养给予模式建议少食多餐，包括睡前加餐。

患者出院后，肝功能较前好转，建议饮食均衡、增加富含蛋白质和微量营养素食物的摄入，可继续通过口服肠内营养补充食物来源的能量和营养素摄入不足，改善营养状态，改变"不饿不加餐"的观念，可在医师的指导下监测营养状态，定期门诊随访、评估、酌情调整营养干预方案。

关于 SACLF 的热量供给，国外尚无推荐意见。ESPEN 指南推荐慢性肝病患者的能量消耗最好使用间接热量测定仪测定，根据患者的实际能量消耗进行营养干预。疾病状态下的低代谢是机体自我保护的一种机制，降低代谢水平有利于保护机体重要器官的代谢。有研究显示，允许性低热卡喂养可以降低机体代谢水平。如果供能超出疾病状态下机体代谢负荷将加重代谢紊乱和脏器功能损害，允许性低热卡喂养可以避免营养支持的相关并发症，但在应激期过后应逐渐增加并达到目标喂养值。鉴于目前我国关于 ACLF 代谢状态的一些研究结果，笔者对该患者在住院期间及出院后一段时间内尝试了允许性低热卡喂养。根据 Harris-Benedict 公式计算本患者的静息能量消耗为 1600 kcal/d，在住院期间和出院后 1 个月内分别达到 1148 kacl/d 和 1400 kcal/d 的营养支持治疗。要特别强调的是，在总能量中包括了 200 kcal 的睡前加餐，鉴于肝病患者各种微量元素的缺乏，还给予患者各种维生素和微量元素的补充，并给予益生菌以保持患者排便通畅。经过积极的对症治疗及营养干预，患者症状明显改善，目前已完全恢复正常工作生活状态。因此，恰当的营养支持治疗在 SACLF 的治疗中发挥重要的作用。ACLF 或 SACLF 患者，应给予个体化的营养评估和干预，可按照患者疾病状态及不同时期给予恰当能量的营养支持，尽管本例只是个例，但体现了居家养护中患者心情愉悦、饮食可口、科学的营养支持是在住院治疗的基础上居家治疗成功的关键。

参考文献

［1］ 吴娟，贾琳，李元元，等. 乙型肝炎病毒相关慢加急性肝衰竭患者器官功能衰竭的特点与预后［J］. 中华肝脏病杂志，2018，26（10）：737–743.

［2］ 中华医学会感染病学分会肝衰竭与人工肝学组，中华医学会肝病学分会重型肝病与人工肝学组. 肝衰竭诊治指南（2018 年版）［J］. 临床肝胆病杂志，2019，35（1）：38–44.

［3］ BISCHOFF S C，BERNAL W，DASARATHY S，et al. ESPEN practical guideline：clinical nutrition in liver disease［J］. Clin Nutr，2020，39（12）：3533–3562.

［4］ HOU W，LI J，LU J，et al. Effect of a carbohydrate–containing late–evening snack on energy metabolism and fasting substrate utilization in adults with acute–on–chronic liver failure due to hepatitis B［J］. Eur J Clin Nutr，2013，67（12）：1251–1256.

［5］ 赵娟，王金环，李胜利，等. 急性肝功能衰竭与亚急性肝功能衰竭患者能量代谢特点比较［J］. 中华传染病杂志，2016，34（2）：75–79.

［6］ MENG Q H，WANG J H，YU H W，et al. Resting energy expenditure and substrate metabolism in Chinese patients with acute or chronic hepatitis B or liver cirrhosis［J］. Intern Med，2010，49（19）：2085–2091.

［7］ 赵娟，王金环，李娟，等. 慢加急性肝衰竭患者的能量代谢状况［J］. 广东医学，2015，36（2）：203–207.

［8］ ARABI Y M，TAMIM H M，Dhar G S，et al. Permissive underfeeding and intensive insulin therapy in critically ill patients：a randomized controlled trial ［J］. Am J Clin Nutr，2011，93（3）：569–577.

［9］ HUYNH D K，SELVANDERAN S P，HARLEY H A，et al. Nutritional care in hospitalized patients with chronic liver disease［J］. World J Gastroenterol，2015，21（45）：12835–12842.

［10］ 吴牧晨，孟庆华. 慢加急性肝衰竭患者的营养评估及临床管理［J］. 临床肝胆病杂志，2021，37（4）：770 –774.

［11］ HEILBRONN L K，DE JONGE L，FRISARD M I，et al. Effect of 6–month calorie restriction on biomarkers of longevity，metabolic adaptation，and oxidative stress in overweight individuals：a randomized controlled trial［J］. JAMA，2006，295（13）：1539–1548.

病例 27 乙状结肠癌并发恶性肠梗阻的治疗和营养支持

张小田　刘 华

北京大学肿瘤医院

病史及治疗

患者，男性，67 岁。主因"乙状结肠癌肝转移 6 个月，腹痛加重 5 天"入院。

现病史：2020 年 11 月因"肺癌根治"后定期复查发现肝内转移结节，基于患者肺癌病史，考虑肺癌肝转移不除外。完善病理、肠镜等检查后考虑乙状结肠癌肝转移。2021 年 2 月开始一线 FOLFOX（氟尿嘧啶＋奥沙利铂）＋西妥昔单抗方案治疗：奥沙利铂 85 mg/m²，160 mg（第 1 天），氟尿嘧啶 2.4 g/m²，4.5 g 持续静脉泵入 46 h，西妥昔单抗 500 mg/m²，900 mg（第 1 天），每隔 14 天 1 次。治疗 4 个周期后评估疗效为部分缓解（partial remission，PR），但降结肠乙状结肠交界（简称降乙交界）处肠壁较前增厚且出现挛缩。2022 年 4 月 1 日开始患者出现腹胀腹痛并逐渐加重，排气排便减少直至停止，完善腹盆腔 CT 检查示肠梗阻，予禁食水、补液、抑酸、抑酶、抗感染治疗，无明显好转。

既往史：2012 年因肺癌行"左肺上叶切除＋部分下叶切除术"及辅助放化疗，后定期行包括胸部增强 CT、腹部超声、头部磁共振成像等影像学检查复查至 2020 年 11 月，未见疾病复发。

入院评估及辅助检查

一般情况：身高 177 cm，体重 75.5 kg，体重指数 24.1 kg/m²。

2020 年 10 月超声检查：肝内多发结节，考虑肝转移。

2020 年 11 月 26 日肝占位穿刺病理：形态及免疫组化结果符合肠型腺癌肝转移，考虑结直肠来源可能，其次考虑肺肠型腺癌肝转移。

基因检测：未检测到表皮生长因子受体（epidermal growth factor receptor，*EGFR*）、*KRAS*、*NRAS*、*BRAF*、人表皮生长因子受体 –2（human epidermal growth factor receptor，*HER-2*）、*MET*、*PIK3CA* 基因突变。未检测到 *ALK*、*ROS1*、*RET* 融合基因表达。

2021 年 1 月 20 日腹盆腔增强 CT：降乙交界处结肠壁增厚，考虑恶性可能，建议结合肠镜病理；肝多发转移；肝门区、腹膜后多发肿大淋巴结（图 27-1）。

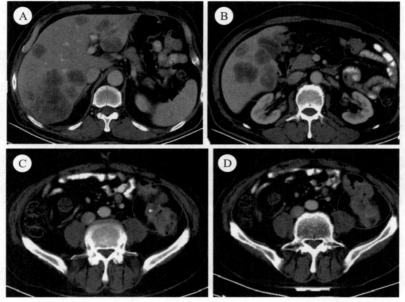

图 27-1　2021 年 1 月 20 日腹盆腔 CT 表现
注：A、B. 腹盆 CT 横断面上肝转移灶；C、D. 腹部 CT 横断面上原发灶乙状结肠管壁增厚。

2021 年 1 月 22 日肠镜：降乙交界处环状溃疡隆起型肿物，阻塞肠腔，内镜无法通过，不完全性梗阻（图 27-2）。降乙交界处活检病理：中分化腺癌，免疫组化显示 EGFR（2+），HER-2（0），抗原 Ki-67（90%+），DNA 错配修复完整（proficient DNA mismatch repair，pMMR），程序性死亡受体配体 1（programmed death–ligand 1，PD–L1）（22C3）（CPS 评分 8 分）。

基因检测：*RAS*、*RAF* 均为野生型。*UGT1A1*28* 野生型，*UGT1A1*6* 杂合型。

2021 年 4 月 7 日腹盆腔 CT：经 FOLFDX 治疗 4 个周期后，肝转移灶明显缩小，小肠扩张，肠内液体充盈（图 27-3）。

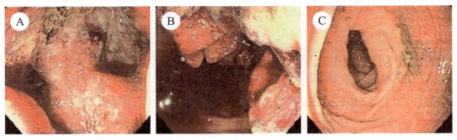

图 27-2　2021 年 1 月 22 日肠镜示降乙交界肠腔狭窄，内镜无法通过，不完全性梗阻
注：A.降乙交界肠腔狭窄；B.肠镜下可见降乙交界肠壁表面隆起及溃烂出血；C.退镜中病变部位以下肠道通畅。

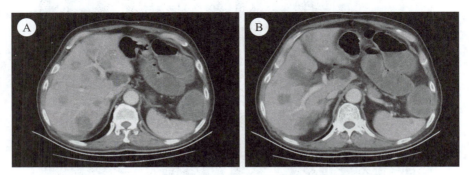

图 27-3　2021 年 4 月 7 日腹盆腔 CT 表现
注：A.腹盆腔 CT 横断面示肝转移灶明显缩小；B.腹盆腔 CT 横断面示小肠扩张，肠内液体充盈。

病史及治疗续一

考虑患者出现小肠梗阻，给予非手术治疗后症状无明显改善。内镜中心会诊考虑先尝试置入肠梗阻引流管引流胃肠积液积气，通过肠梗阻导管随肠蠕动下移辅助解除肠梗阻，但也可能无法通过梗阻部位。2021 年 4 月 7 日胃镜下置入肠梗阻导管。患者夜间腹痛及排便情况无缓解，引流效果不佳，且导管外移，腹部 X 线片可以看到明显气液平面（图 27-4）。2021 年 4 月 9 日腹部 CT 检查发现小肠梗阻略减轻，结肠梗阻无变化。

内镜中心、胃肠外科、肝胆外科会诊讨论非手术治疗及肠梗阻引流管控制不佳，患者肿瘤原发灶梗阻，有必要行手术切除，优先行内镜下梗阻部位支架置入桥接，择期手术。如置入困难或术中穿孔，考虑紧急行外科手术干预。2021 年 4 月 9 日患者肠镜下见降乙交界处肠腔缩窄明显，内镜无法通过，在导丝引导下置入肠道支架后大量肠内容物涌出。后患者恢复自主排便，腹痛缓解，腹部 X 线片未见气液平面（图 27-5）。

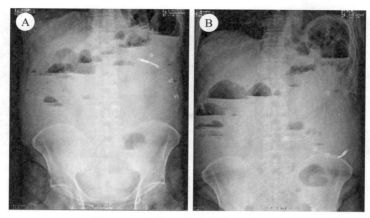

图 27-4　腹部 X 线片检查结果对比
A. 2021 年 4 月 8 日腹部 X 线片检查结果；B. 2021 年 4 月 9 日腹部 X 线片检查结果。

病史及治疗续二

因考虑患者梗阻部位肠壁较薄，存在穿孔风险，2021 年 4 月 25 日患者接受腹腔镜下乙状结肠癌姑息性切除术，术中探查：肝脏表面可见转移灶，腹盆腔未见种植转移结节。肿物位于降乙交界处，浸透浆膜，侵袭邻近侧腹膜。肠管内可见支架置入。肿瘤近端肠管可见明显水肿并扩张。术中清扫肠系膜下动脉根部及肠系膜下静脉右侧淋巴结、乙状结肠动脉根部淋巴结，并完整切除肿瘤。行降结肠 - 乙状

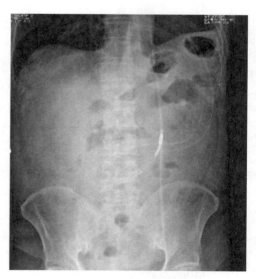

图 27-5　2021 年 4 月 11 日腹部 X 线片表现

肠端端吻合。术后病理：溃疡性中分化腺癌，肿瘤退缩分级（tumor regression grading，TRG）2 级，癌侵袭肠周纤维脂肪组织；未见脉管癌栓及神经侵袭；近端、远端及环周切缘未见癌；肠周淋巴结可见癌转移（1/10），未见被膜外侵袭；肿瘤病理分期：ypT_3N_{1a}。

患者术后恢复好，因新型冠状病毒感染未及时返院，至 2021 年 6 月 25 日复查腹部 CT 发现腹腔内肠管积液扩张减轻，原肠内高密度影消失，肝脏转移灶较前增大（图 27-6）。2021 年 7 月 7 日至 2021 年 10 月 13 日继续进行 6

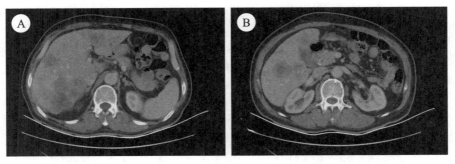

图 27-6 2021 年 6 月 25 日腹部 CT 表现

注：A. 肝脏转移灶较前增大；B. 小肠积液和扩张好转。

周期（第 6~11 周期）FOLFOX+ 西妥昔单抗治疗，第 8 周期治疗后评估疗效为 PR。

病史及治疗续三

初步抗肿瘤治疗期：营养风险筛查 2002（nutritional risk screening 2002, NRS 2002）评分 1 分，无营养风险，膳食及营养支持方案见表 27-1。

表 27-1 患者治疗期间膳食及营养支持方案

时期	膳食	口服营养剂	肠外营养
不完全性肠梗阻期	普食	+	−
完全性肠梗阻期	禁食、禁水	−	+
肠梗阻缓解期	少渣流食→半流食	+	+ → −
乙状结肠癌姑息性手术围手术期			
术前	禁食	−	+
术后	禁食→流食→半流食	+	+ → −
抗肿瘤治疗期	普食	+	−

完全性肠梗阻期：NRS 2002 评分 4 分，存在营养风险，禁食、禁水，根据患者体重、身高、年龄计算患者推荐的每天总能量 2000~2400 kal，每天推荐蛋白质量 110 g 左右。肠外营养提供能量 1500 kcal 和蛋白质 63 g。

肠梗阻缓解期：逐步过渡为半流食，营养支持以半流食、口服为主，每天营养剂维持能量摄入在 1800 kal 左右，蛋白质 80 g 左右。

围手术期：根据手术要求，患者需禁食。围手术期 NRS 2002 评分 5 分，存在营养风险，患者术前由口服营养剂补充 + 配合性肠外营养→全肠外营养

（手术）→肠内营养为主＋配合性肠外营养→口服营养剂补充逐步过渡。手术前后肠外营养提供每天总能量 1600 kcal，蛋白质 63 g。

经过营养干预，患者体重及营养状态控制在可观的状态下，在术后继续治疗和随访中，患者体重未见明显波动。

阶段小结

该乙状结肠癌患者在接受抗肿瘤治疗后获益，但原有不完全性肠梗阻演变为完全性肠梗阻。经评估后考虑可能是由肠壁纤维化而非肿瘤进展导致的。非手术治疗后效果不佳。考虑患者肿瘤的偏心性生长，在经过多学科讨论及对患者穿孔、出血、后续手术难度及患者生活质量多方面评估后，给予患者肠道支架置入实现梗阻缓解，并择期手术解决梗阻灶，使抗肿瘤治疗和疾病控制得以顺利持续。良好的营养支持配合使患者的体重及营养状态在连续的处理过程中保持稳定，避免恶病质的出现。

专家点评

1. 胃肠外科　①考虑患者乙状结肠癌肝转移，腹膜后淋巴结转移，化疗后出现间断腹部绞痛，排气或排便后可缓解，后出现腹痛加重及排气排便停止，CT 检查示低位肠梗阻，给予经鼻肠梗阻导管置入，复查 CT 示结肠小肠梗阻较前有所减轻。查看患者，诉腹痛缓解，未排气排便，腹膨隆，肠鸣音弱，未闻及气过水声，考虑急性单纯性低位完全性肠梗阻，继续禁食、禁水，胃肠减压，肠外营养，抑酸、抑酶支持治疗，可以考虑经肛肠支架或肠梗阻导管置入缓解肠梗阻，完善肠道准备，择期手术切除原发灶。②肠梗阻导管可以起到引流的作用，质地较软，可以拔除，对后续手术治疗的影响较小。但肠腔占位的机械性完全性肠梗阻，缓解梗阻的作用有限，且容易出现自发性脱出。该例患者在经鼻置入肠梗阻导管后，缓解肠梗阻的作用有限，后患者置入肠道支架后梗阻缓解，择期行原发灶切除，解决了梗阻问题，后期继续肝脏病灶的抗肿瘤治疗。③在整个治疗过程中良好的营养支持保证患者的状态足够承受肠梗阻和手术事件，避免了恶病质的出现。

2. 肝胆外科　①考虑患者乙状结肠癌肠梗阻非手术治疗无效，拟开腹探查及急诊手术，根据后续肝转移瘤是否可能继续缩小，评估肝转移灶处理方式。②肿瘤患者机械性肠梗阻非手术治疗无效，主要的解决办法是手术切除患者的梗阻部位，从源头上解决梗阻问题。本例患者保守治疗和经鼻置入肠梗阻导管均未能明显改善梗阻情况，具有手术指征。但是肠梗阻急性期患者肠道水肿，手术难度及手术后感染风险增大。③患者采取肠道支架置入，缓解了梗阻，转急诊手术为择期手术，在营养治疗的支持下，提供了更好的手术条件，降低了术后可能并发症的风险，后续肝脏病灶在抗肿瘤治疗下也得到了控制。

3. 内镜中心 ①考虑患者肠梗阻非手术治疗效果不佳，优先考虑梗阻部位肠道支架置入，如置入困难或术中穿孔，考虑急诊手术干预；②最终综合考虑患者肠梗阻病因、急诊手术风险、肠道支架置入及择期手术的可能获益，决定先置入肠道支架，由此解决了原发灶肠壁狭窄，缓解了肠梗阻。

4. 营养支持 患者乙状结肠癌化疗后出现低位肠梗阻，嘱禁食，胃肠减压，纠正代谢异常，给予肠外营养支持。置入鼻肠梗阻导管后肠梗阻较前缓解。给予进食营养液或无渣或少渣流质饮食，少食多餐，避免加重肠梗阻。如果排便不通畅，应更加严格地控制饮食，密切关注患者的腹痛、排便情况。待患者肠梗阻缓解，一般情况稳定后给予择期手术，术后继续抗肿瘤治疗。在整个治疗过程中常规进行营养风险筛查、营养评估，并根据患者的营养需求选择合适的营养支持方式，结合患者对营养支持的耐受情况，动态调整营养治疗方案。

（中国医学科学院北京协和医院　陈　伟）

指南背景 ────

1.《恶性肿瘤相关急腹症多学科管理中国专家共识》 恶性肠梗阻的处理需要多学科评估药物、介入、手术处理的可能性。手术主要用于可切除患者，而晚期转移患者以支持及姑息性治疗为主。

2.《营养风险筛查》指南 肿瘤患者易出现营养不良，可以通过 NRS 2002 进行营养筛查，并根据患者需要制订适宜的营养计划和实施营养干预。

3.《自膨式金属支架治疗梗阻性结肠癌和结肠外癌：欧洲胃肠内镜学会（ESGE）指南》 结直肠支架被首选用于结直肠癌肠梗阻的姑息性治疗。可能治愈的左半梗阻性结肠癌，可选择支架置入桥接择期手术。根据支架置入技术能力可评估选择。穿孔患者可行急性手术切除。

循证背景

1. 恶性结肠梗阻结肠支架置入的技术和疗效 – 单中心经验　临床回顾性研究发现，结直肠支架可以有效缓解肠梗阻并避免急诊手术（49/67），83.7% 的患者可以成功置入，61.2% 患者可避免因急诊手术产生的造瘘。并发症主要为穿孔（2/49）、直肠出血（2/49）、支架移动（1/49）。

2. 恶性结肠梗阻中结肠支架联合择期手术与急诊手术的比较　回顾性分析美国 2009—2016 年 3059 例结直肠肿瘤肠梗阻患者，尽管极大部分人群（95.4%）选择了急诊手术切除，但是仍有 142 例患者选择了肠道支架和择期手术，择期手术可以减少造口，极大地提高患者生活质量。

核心体会

恶性结直肠癌易发生肠梗阻，会严重影响患者生存质量并阻碍正常抗肿瘤治疗的进程。发生肠梗阻之后如果非手术治疗效果不佳，肠道支架是合适的选择。但考虑到肠道支架置入后肿瘤患者手术的困难及可能的并发症，应对患者谨慎评估适应证。肿瘤患者的营养支持十分重要，特别是在遭受肠梗阻及后续必要的手术事件时，适宜的营养支持可避免患者出现恶病质，并维持良好的生活质量。

参考文献

［1］刘华，张小田. 乙状结肠癌并发恶性肠梗阻处理的临床决策讨论［J］. 中国肿瘤临床，2022，49（9）：467–473.

［2］中国医师协会外科医师分会，中国医师协会外科医师分会肿瘤外科医师委员会，中国医师协会外科医师分会多学科综合治疗专业委员会. 恶性肿瘤相关急腹症多学科管理中国专家共识［J］. 中华胃肠外科杂志，2020，23（5）：421–437.

［3］中国抗癌协会，中国抗癌协会肿瘤营养与支持治疗专业委员会，中国抗癌协会癌症康复与姑息治疗专业委员会，等. 营养风险筛查［J］. 肿瘤代谢与营养电子杂志，2016，3（2）：100–101.

［4］PAL A, SAADA J, KAPUR S, et al. Technical and clinical outcomes after colorectal stenting in malignant large bowel obstruction：a singlecenter experience

[J]. Ann Coloproctol，2021，37（2）：85-89.

[5] DOLAN P T，ABELSON J S，SYMER M，et al. Colonic stents as a bridge to surgery compared with immediate resection in patients with malignant large bowel obstruction in a NY state database［J］. J Gastrointest Surg，2021，25（3）：809-817.

[6] VAN HOOFT J E，VELD J V，ARNOLD D，et al. Self-expandable metal stents for obstructing colonic and extracolonic cancer：European society of gastrointestinal endoscopy（ESGE）guideline-update 2020［J］. Endoscopy，2020，52（5）：389-407.